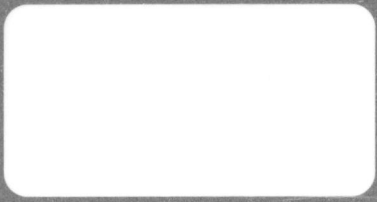

住院医师规范化培训
超声医学诊断要点解析与习题集

心脏超声分册

丁云川 ◎ 主　审

王庆慧　罗庆祎 ◎ 主　编

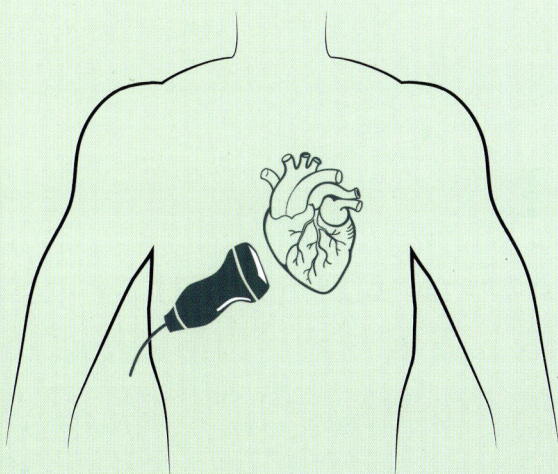

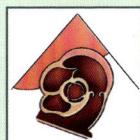

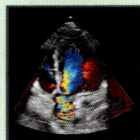

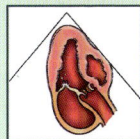

科学技术文献出版社
SCIENTIFIC AND TECHNICAL DOCUMENTATION PRESS

·北京·

图书在版编目（CIP）数据

住院医师规范化培训超声医学诊断要点解析与习题集.
心脏超声分册 / 王庆慧，罗庆祎主编. --北京：科学
技术文献出版社，2025. 7. -- ISBN 978-7-5235-2552-4

Ⅰ. R445.1-44

中国国家版本馆 CIP 数据核字第 2025JW9341 号

住院医师规范化培训超声医学诊断要点解析与习题集. 心脏超声分册

策划编辑：张　蓉　责任编辑：张　蓉　危文慧　责任校对：张永霞　责任出版：张志平

出　版　者	科学技术文献出版社
地　　　址	北京市复兴路15号　邮编 100038
编　务　部	（010）58882938，58882087（传真）
发　行　部	（010）58882868，58882870（传真）
邮　购　部	（010）58882873
官 方 网 址	www.stdp.com.cn
发　行　者	科学技术文献出版社发行　全国各地新华书店经销
印　刷　者	北京地大彩印有限公司
版　　　次	2025 年 7 月第 1 版　2025 年 7 月第 1 次印刷
开　　　本	889×1194　1/32
字　　　数	417千
印　　　张	13.625
书　　　号	ISBN 978-7-5235-2552-4
定　　　价	139.00元

编委会

杨　萍　昆明市延安医院

肖秀群　昆明市延安医院

宋晓蕾　昆明市延安医院

张　进　昆明市延安医院

张　键　昆明市延安医院

陈　冬　文山壮族苗族自治州人民医院

陈雨薇　昆明市延安医院

陈瑞艳　昆明市延安医院

现丽妮　昆明市延安医院

范兴琳　昆明市延安医院

周春蕊　昆明市延安医院

钟　蕾　昆明市延安医院

程　艳　曲靖市第一人民医院

序　言

　　祝贺丁云川教授团队又一本专著《住院医师规范化培训超声医学诊断要点解析与习题集.心脏超声分册》即将出版发行。短短5年时间，在繁忙的医教研工作之余，丁云川教授团队笔耕不辍，接连出版了5本心脏超声专著，可喜可贺。

　　认真阅读完本书后，我欣喜地发现其编写手法新颖独特。本书从心脏超声的基础知识入手，疾病章节则以典型病例为切入点，通过综合运用心脏超声技术，全面而深入地展示了心脏超声在心血管疾病诊断中的应用及其重要价值。本书的亮点突出，资料翔实、图文并茂，切实提高对超声图像的识别能力是学习心脏超声的重点，大量精美的超声图像尤其是动态图像，生动有趣，令人爱不释手，有助于读者深入理解心脏超声。"要点与讨论"深入浅出、引人入胜，实战性、针对性强，"答案解析"知识点梳理详尽，可帮助读者厘清超声心动图的诊断思路。为了提高学习的互动性和实操性，每一章节后均配有习题和案例分析，通过阅读解题过程让读者加深对知识点的理解和掌握。

　　丁云川教授团队的参编者均从事心脏超声多年，具有丰富的超声心动图专业知识，依托所在医院每年数万例的心脏病例和丰富的病种，为本书的编写奠定了基础。在编写过程中，相关的最新临床应用指南贯穿始终，编者们分享了宝贵的临床经验，并介绍了学科最新的科研成果，使读者能够了解到心脏超声诊断的前沿进展。

超声心动图作为医学影像学的重要组成部分，具有非侵入性、实时快速成像和诊断准确率高等优点，是目前心血管疾病诊断的常规技术。本书旨在帮助住院医师在规范化培训期间学习掌握心脏超声基础知识及常见心血管疾病的超声诊断思路，是一本内容优质且兼具实用性和前瞻性的工具书，相信会深受读者的喜爱。

唐红

2024 年 5 月 11 日

前　言

在当代医学领域，心脏超声技术因其直观、无创和高效的特性而被广泛应用于心血管疾病的诊断和治疗过程中。作为心脏病学的重要分支，心脏超声不仅能提供关于心脏结构和功能的宝贵信息，还是评估患者预后、指导临床决策的关键工具。本书的编写，旨在为住院医师及从事心脏疾病诊疗的医务工作者提供一份全面、系统的学习材料。

本书从心脏超声的基础知识出发，系统地解析了现代心脏超声技术的核心要点。内容涵盖二维和三维成像技术、多普勒超声评估，以及对常见和多发心脏病的超声诊断。此外，书中还详细探讨了一些疑难及少见病例的心脏结构和功能评估，全面展示了心脏超声在临床诊断中的广泛应用和重要价值。全书内容依托最新的临床指南和科研成果，确保读者能够了解到心脏超声诊断最前沿的应用和进展。

书中的每一章节都配有大量的图片和示例，并配有动态图，使理论与实际操作紧密结合，更有助于读者深入理解心脏超声的每一个细节。为了提高学习的互动性和实践性，每章后均配有习题和案例分析，旨在通过阅读解题过程，帮助读者加深对知识点的理解和掌握。

我们深知心脏超声技术的学习和掌握是一个不断进步的过程，因此在编写本书时，特别强调实用性和前瞻性，希望能为读者的未来职业生涯打下坚实的基础。无论是住院医师在规范化培训中的需要，还是心脏科医师在临床实践中遇到的问题，本书都将提供科学、系统、实用的解答。

在此，我们要对所有参与本书编写的专家表示衷心的感谢。他们不仅提供了丰富的专业知识，还分享了宝贵的临床经验，使本书的内容更具权威性和实用性。同时，也感谢您选择本书作为学习和参考的工具。愿本书能成为您在心脏超声学习道路上的坚实桥梁，帮助您在未来的医疗实践中更好地服务患者，提高诊治水平，最终实现挽救更多生命的崇高目标。

目　录

第一章　心脏超声检查技术及正常解剖 ············· **1**

第一节　超声物理学基础 ············· 2

第二节　心脏超声检查技术 ············· 17

第三节　经胸超声心动图解剖及标准切面 ············· 29

第二章　心脏功能评估 ··························· **41**

第一节　左心室收缩功能评估 ············· 42

第二节　左心室舒张功能评估 ············· 56

第三节　右心室功能评估 ············· 68

第三章　心脏瓣膜病 ··························· **81**

第一节　二尖瓣狭窄 ············· 82

第二节　二尖瓣关闭不全 ············· 92

第三节　主动脉瓣狭窄 ············· 103

第四节　主动脉瓣关闭不全 ············· 113

第五节　三尖瓣与肺动脉瓣 ············· 123

第六节　人工心脏瓣膜 ············· 134

第七节　感染性心内膜炎 ············· 143

第四章　冠状动脉粥样硬化性心脏病 ············· **153**

第五章　高血压心脏病 ··························· **165**

第六章　主动脉相关疾病 ························ **177**

第一节　马方综合征 ············· 178

第二节　主动脉夹层与主动脉壁间血肿 ············· 187

第三节　主动脉窦瘤 ············· 198

第四节　主动脉缩窄与主动脉弓离断 ············· 210

第七章　先天性心脏病・・・・・・・・・・・・・・・・・・・**225**

　第一节　房间隔缺损・・・・・・・・・・・・・・・・・・・・ 226

　第二节　室间隔缺损・・・・・・・・・・・・・・・・・・・・ 236

　第三节　动脉导管未闭・・・・・・・・・・・・・・・・・・ 245

　第四节　法洛四联症・・・・・・・・・・・・・・・・・・・・ 256

　第五节　右室双出口・・・・・・・・・・・・・・・・・・・・ 266

　第六节　完全型大动脉转位・・・・・・・・・・・・・・ 276

　第七节　冠状动脉异常・・・・・・・・・・・・・・・・・・ 285

　第八节　肺动脉异常起源・・・・・・・・・・・・・・・・ 295

　第九节　心内膜垫缺损・・・・・・・・・・・・・・・・・・ 305

　第十节　肺静脉异位引流・・・・・・・・・・・・・・・・ 314

第八章　心肌病・・・・・・・・・・・・・・・・・・・・・・・・・**325**

　第一节　肥厚型心肌病・・・・・・・・・・・・・・・・・・ 326

　第二节　扩张型心肌病・・・・・・・・・・・・・・・・・・ 336

　第三节　限制型心肌病・・・・・・・・・・・・・・・・・・ 344

　第四节　致心律失常性右室心肌病・・・・・・・・ 354

第九章　心包疾病・・・・・・・・・・・・・・・・・・・・・・・**369**

　第一节　心包积液・・・・・・・・・・・・・・・・・・・・・・ 370

　第二节　缩窄性心包炎・・・・・・・・・・・・・・・・・・ 380

第十章　心脏占位・・・・・・・・・・・・・・・・・・・・・・・**389**

　第一节　血栓・・・・・・・・・・・・・・・・・・・・・・・・・・ 390

　第二节　其他心脏肿瘤・・・・・・・・・・・・・・・・・・ 401

参考文献・・・・・・・・・・・・・・・・・・・・・・・・・・・・・・**421**

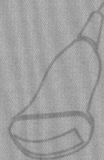

第一章

心脏超声检查技术及正常解剖

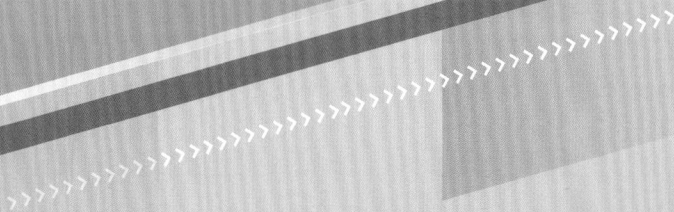

第一节 超声物理学基础

医学超声影像学是一门基于超声波技术的影像学科，广泛应用于临床医学领域，特别是在诊断学和影像引导的介入性诊疗过程中。医学超声成像主要包括B模式、M模式和Doppler模式等不同成像模式，用于观察器官结构、心血管功能、血流速度等。其在产科、腹部、心脏和血管等领域应用广泛，为临床医师提供了非侵入性、实时性和无辐射的诊断手段。

只有深入学习超声物理基础，才能在临床工作中解决以下关键点：影响临床判断的基础知识的掌握、超声成像质量的优化、安全操作与生物效应的认识、伪影的识别与排除、专业水平和独立工作能力的提高、对临床决策的指导作用。

一、超声波的定义

超声图像的产生基于脉冲波原理，由电脉冲引发换能器中压电晶体变形，所产生的高频声波，称为超声波。换能器产生的声波可以通过介质传播，从而产生声学压缩波，该压缩波将以大约1530 m/s的速度通过软组织传播。与所有声波一样，每个压缩波都跟着一个减压波，两者的速率决定了波的频率。在超声诊断设备中，频率通常在2.5～10 MHz。

二、超声波的物理参数

1.超声波的三个主要参数

（1）波长（λ）：代表两个相邻压缩波之间的空间距离。

（2）频率（f）：与波长成反比。

（3）声速（c）：对于给定的介质，其为常数（图1-1-1）。

这三个参数之间有一个固定的公式关系，即$c = \lambda f$。

波长和频率的相关要点如下。

（1）波长是轴向分辨率的主要决定因素，理论上图像分辨率小于1/2波长。

（2）超声波进入体内的穿透深度与波长直接相关；较短波长的穿透距离比较长波长的短，因为随着频率的增加，更大的黏性效应导致衰减产生得更快，从而穿透深度减少（表1-1-1）。

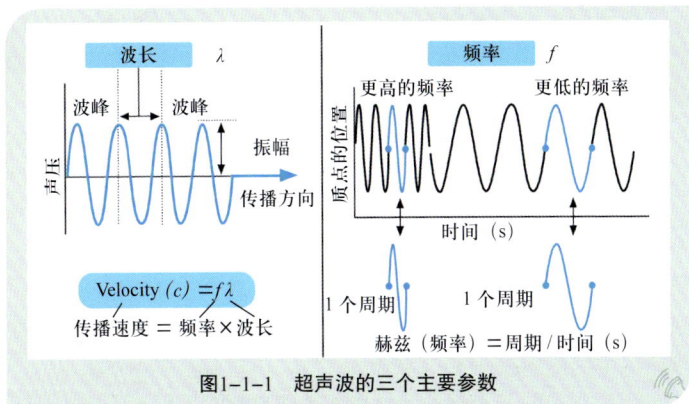

图1-1-1 超声波的三个主要参数

表1-1-1 频率与波长的关系

频率（MHz）	波长（mm）
2	0.77
5	0.31
7.5	0.21

关于声速：声音在不同介质中的传播速度因介质的性质而异（表1-1-2），特别是其密度，介质越密集，传输越快。在不同类型的人体组织中，声音的传播速度是不同的。

表1-1-2 不同介质的传播速度

介质	传播速度（m/s）
骨	4080
血	1570
肝	1560
脂肪	1440
空气	330

2.声能
声能是指声波携带的能量，是由物体振动产生的机械波传播的能量形式。在声波传播的过程中，物体的振动引起周围介质中分子的振动，这些分子之间相互传递能量，形成了声波。

3.声功率
声功率是指声波在单位时间内传播的能量。声功率表示声源产生声波的能力，是声波的能量传递速率。

4.声强

声强是指声波在单位面积上传播的能量流量。它表示声波的强度或能量传递的速率。声强与声波的振幅和频率有关：$I=P/A$。I是声强，单位是瓦特每平方米（W/m^2）；P是声波传播的功率，单位是瓦特（W）；A是单位面积，通常取1（m^2）。

三、超声图像产生及其基本原理

超声波在体内传播所产生的超声图像和多普勒数据由传播组织的声阻抗决定。声阻抗（Z）取决于组织密度（ρ）和超声波在该组织中的传播速度（c）：$Z=\rho c$。

不同组织间的声阻抗的差异导致超声波在不同组织边界产生反射。当声波穿过组织时，组织特性的变化将导致声波传播的改变，如导致其产生部分反射和散射（图1-1-2）。通常反射源于不同类型组织的界面，而散射源于组织内，产生的与原声波方向相反的散射称为背向散射。反射和背向散射都向后传播到压电晶体，再次导致其变形，从而产生电信号。电信号的振幅与晶体的变形量成正比。反射幅度和深度的数据被用于形成扫描线，在图像采集过程中，换能器以一定的持续时间、一定的速率发射超声波，称为脉冲重复频率（F），这是回波图像时间分辨率的决定因素之一，进一步阐明见图1-1-3。

1.反射

反射超声成像的基础是从内部结构反射超声信号。超声波在组织边界和界面上反射，超声波的反射量取决于两个组织之间的声阻抗差异和反射角度。

根据图像中灰阶的不同强度可以将回波信号分为以下6种。

（1）强回声波：灰阶明亮，后方常因衰减而形成声影，如结石和各种钙化灶的回声。

（2）高回声波：灰阶较明亮，后方常不伴声影，如肾窦和纤维组织的回声。

（3）等回声波：灰阶强度中等，如正常肝、脾和其他实质器官的回声。

（4）低回声波：灰暗回声，如肾皮质的回声。

（5）弱回声波：声波通透性好，回声含量低，如肾锥体和正常淋巴结的回声。

左室
短轴切面

SVC

RA

RV LV

入射的超声波
脉冲

接收到的回声信号
每个入射脉冲在不同深度
发出的一系列反射信号

皮肤
肋骨

衍射
传播

非镜面反射
（点散射）

微小反射器
（如红细胞）

吸收
衰减

LUNG

镜面反射：
入射波束呈90°

镜面反射：
入射波束倾斜

折射光束

非镜面反射
（背向散射）

强反射：
心包-胸膜界面

BE Bulwer MD

波幅灰度标尺

扫描扇区

镜面反射（强回声信号）

非镜面反射（弱回声信号）

背向散射：低回声斑点

衰减（信号丢失）

左室短轴：乳头肌水平

RV

LV

左心室腔：无回声
心内膜：高回声
心内膜：高回声

左心室腔：无回声
左心室壁：低回声

心外膜：高回声
心包-胸膜横隔面：强回声

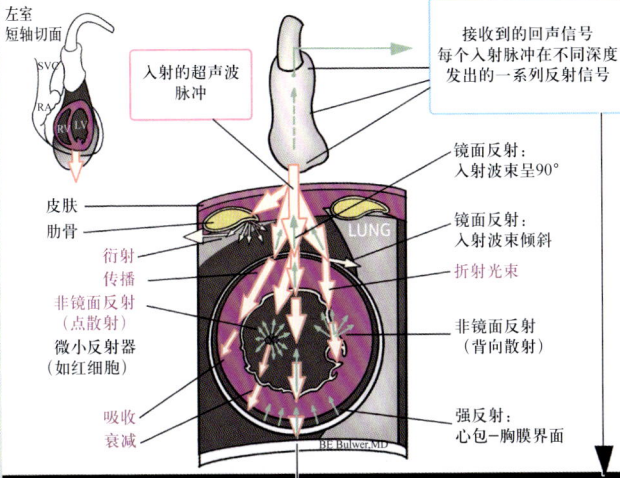

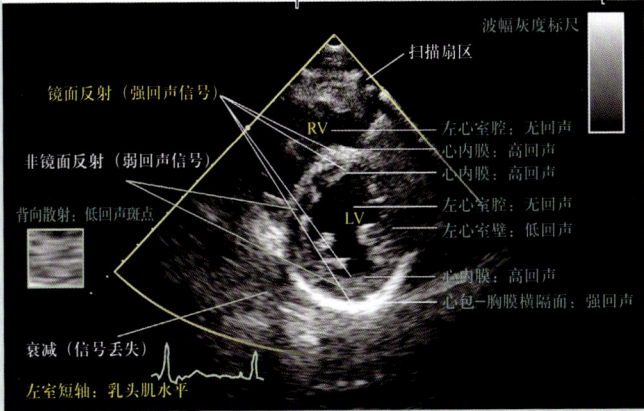

图1-1-2　超声波与组织之间的交互作用

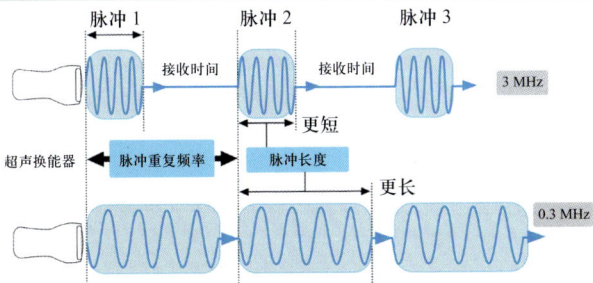

脉冲1　　　　脉冲2　　　　脉冲3

接收时间　　　　接收时间　　　　　3 MHz

超声换能器

脉冲重复频率

更短

脉冲长度

更长

0.3 MHz

图1-1-3　脉冲重复频率

（6）无回声波：均匀液体中无阻抗差异的界面，如正常充盈的胆囊和膀胱的回声。

2.散射

超声波的散射不同于反射，散射主要发生在小于波长的散射界面。散射的方向是四面八方的，只有少量散射信号到达接收传感器，称为背向散射。

散射的程度取决于以下几点。

（1）散射体的大小。

（2）散射体的数目。

（3）超声换能器的频率。

（4）血细胞和血浆的可压缩性。

散射的主要决定因素是传感器频率。散射也发生在组织内，如心肌，组织散射产生散射斑点，现代超声设备可以通过逐帧跟踪这些散射斑点来测量组织运动，即所谓的斑点追踪成像。

3.折射

超声波通过具有不同声阻抗的介质时可以产生折射，这时会产生超声伪影。

4.衰减

衰减是指超声波与组织相互作用时信号强度的损失。随着超声波穿透人体，信号强度逐渐衰减。

衰减程度与以下几个因素有关。

（1）组织衰减系数。

（2）传感器频率。

（3）与传感器的距离。

（4）超声强度。

5.多普勒效应

由于声源与接收器相对运动而使发射频率与接收频率发生改变的现象称为多普勒效应（Doppler effect）（图1-1-4）。假设原有波源的波长为λ，波速为u，观察者的移动速度为v，那么当观察者走近波源时观察到的波源频率为$u^2/\lambda（u-v）$，反之则观察到的波源频率为$u^2/\lambda（u+v）$。

频率变化的大小称为频移，频移的大小与相对运动速度成正比。

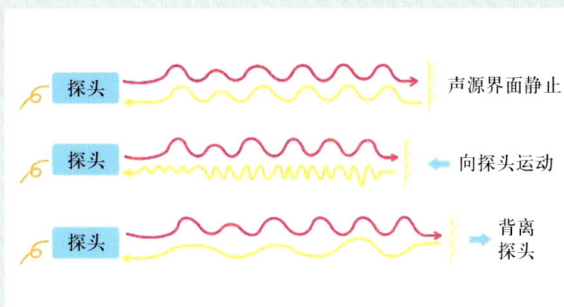

图1-1-4　多普勒效应

6.超声探头

超声探头的重要组成部分是压电陶瓷或晶体。压电陶瓷的作用是压力信号和电信号的相互转换，把电信号转为压力信号叫作逆压电效应，把压力信号转变成电信号叫作压电效应。超声换能器使用压电晶体来产生和接收超声波。常用的超声探头有凸阵、线阵和相控阵探头（图1-1-5）。

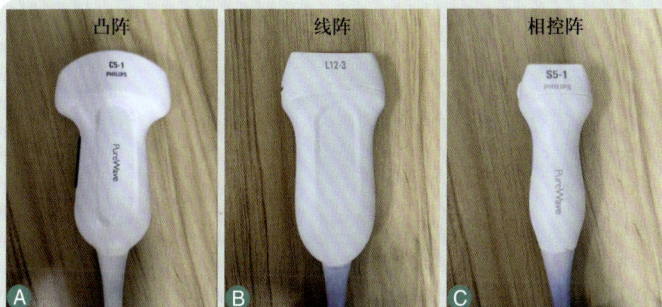

图1-1-5　常用的超声探头

7.声束形状和聚焦

非聚焦超声光束的形状类似于手电筒发出的光，短距离内呈管状光束，随后发散为一个宽大的光锥。波束的形状和大小取决于换能器的频率、换能器锥孔的大小和形状、波束聚焦孔径的大小和形状等。这些均可在设计换能器时加以控制，但频率和深度对声束的影响由超声波物理特性决定，且无法改变（图1-1-6）。

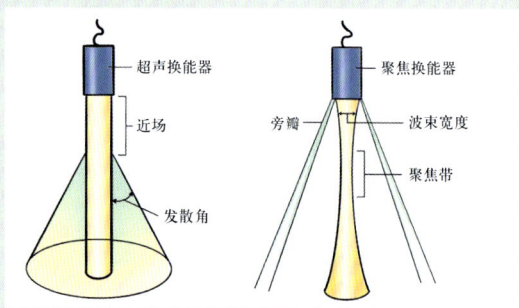

图1-1-6　声束形状与聚焦

8.分辨率

超声成像的分辨率又分为空间分辨率、时间分辨率和对比分辨率。

空间分辨率是三维方向的分辨率，指仪器能够区分两个相邻反射体的最小距离的能力，包括轴向分辨率、侧向分辨率和横向分辨率（图1-1-7）。

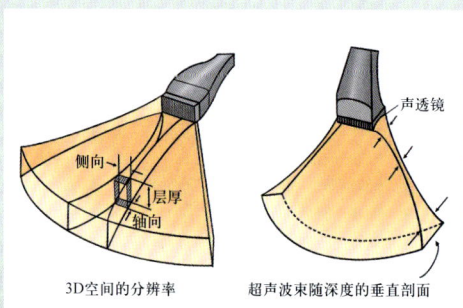

图1-1-7　声束的轴向、横向、侧向分辨率示意

（1）轴向分辨率（图1-1-8）最精确，将感兴趣区置于声束的轴向（纵轴方向）上时，测量最可靠精确。轴向分辨率取决于传感器的频率、带宽和脉冲长度，与深度无关。

（2）侧向分辨率也称厚度分辨率，是指分辨垂直于扫查平面且与声束垂直方向的两个回声源最小距离的能力。最小的侧向分辨率大约等于声束在扫查方向上的宽度。

（3）横向分辨率（图1-1-9）随反射深度而变化，主要与不同深度的声束宽度有关。在声束宽度较窄的聚焦区域，横向分辨率接近轴向分辨率。

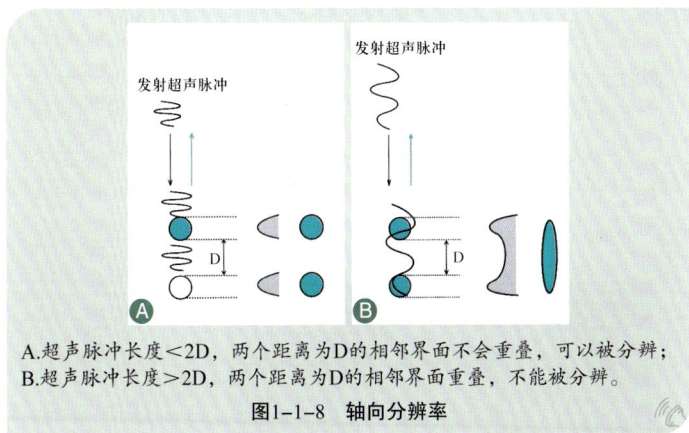

A.超声脉冲长度<2D，两个距离为D的相邻界面不会重叠，可以被分辨；
B.超声脉冲长度>2D，两个距离为D的相邻界面重叠，不能被分辨。

图1-1-8　轴向分辨率

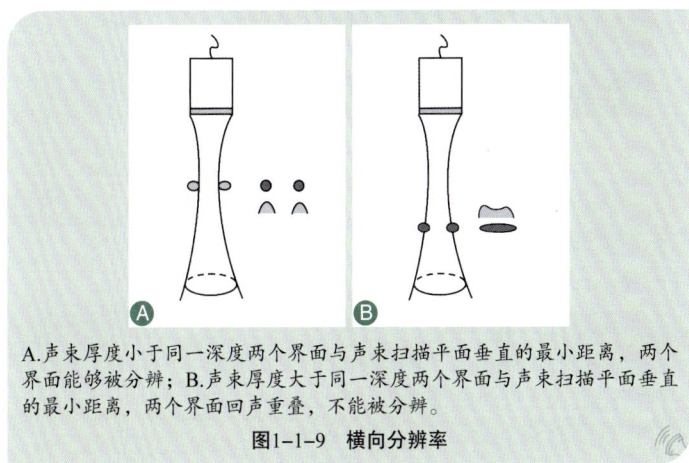

A.声束厚度小于同一深度两个界面与声束扫描平面垂直的最小距离，两个界面能够被分辨；B.声束厚度大于同一深度两个界面与声束扫描平面垂直的最小距离，两个界面回声重叠，不能被分辨。

图1-1-9　横向分辨率

四、仪器调节

成像过程中的许多因素都是由特定传感器和仪器的工程学特点决定的，不能对其进行修改。最佳图像质量取决于探头选择和仪器设置。大多数超声系统中提供的标准成像控制包括以下几方面。

1.功率输出

此控制可调整换能器在发射脉冲中传递的总超声能量。

2.增益

应用的增益量或程度是输出信号与输入信号的比率。通常显示为整体增益和时间补偿增益。

3.时间增益补偿（time gain compensation，TGC）（图1-1-10）

时间增益补偿是超声设备用来克服因为超声波能量衰减导致信号减弱的一种处理方法，主要是将从脉冲发射开始后的回声信号随着时间的延长而逐渐增加增益，这种校正使位于不同深度的同一组织或结构在声像图上看起来相对一致。

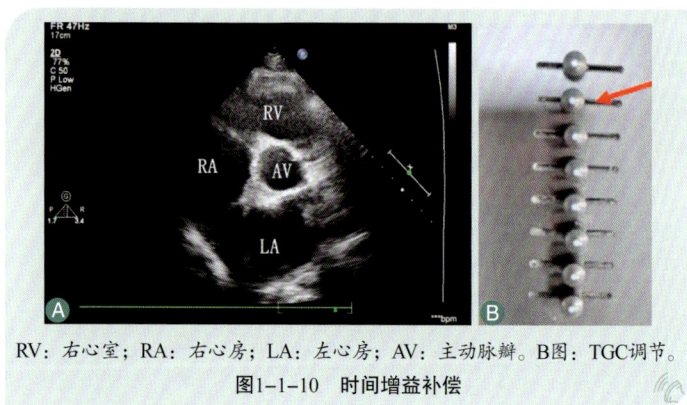

RV：右心室；RA：右心房；LA：左心房；AV：主动脉瓣。B图：TGC调节。
图1-1-10　时间增益补偿

4.深度

显示深度影响图像的脉冲重复频率和帧速率。

5.动态范围或压缩

反射信号的幅度大于超声系统的显示容量，因此信号被压缩为从白到黑或灰度级的值范围。

6.脉冲多普勒和连续多普勒调节

包括脉冲输出、增益、壁滤波或高通滤波器、基线调节动态范围、彩色多普勒的调节、彩色标尺。

7.速度范围

速度范围为彩色标尺上的数值。对于传统的脉冲多普勒，可以通过移动零基线、改变脉冲重复频率或改变显示图像的深度来改变该范围。速度范围可以设置为低于奈奎斯特极限的值，以增强低速流动的显示。调整彩色多普勒功率输出和增益，使增益略低于出现随机背景噪声的水平。某些情况下，仪器也有可能在无回声区（如肝囊肿内）显示血流信号（图1-1-11）。

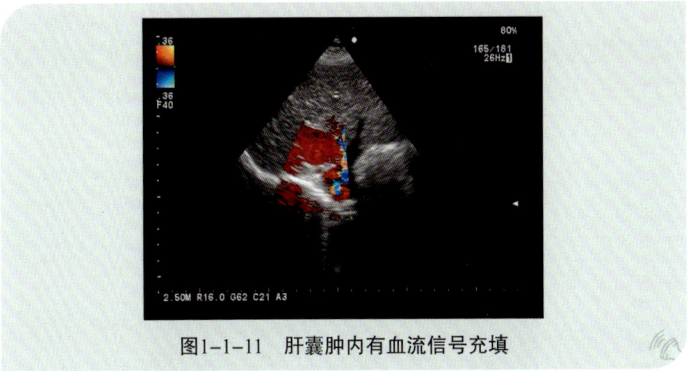

图1-1-11　肝囊肿内有血流信号充填

8.彩色多普勒血流成像的帧速率优化

彩色流帧速率取决于扇区宽度、深度、脉冲重复频率和每扇区线的采样数。通过缩小扇区、减少深度来优化帧速率。当帧速率仍然不足以显示血流异常时相时，运用彩色M型超声通常是有帮助的。

五、超声伪像

1.超声伪像

（1）导致实际不存在的"结构"出现在图像中。

（2）真实的结构未能显示。

（3）显示的结构大小或形状与实际不符。

2.常见的超声伪像

（1）声影：当声阻抗明显不同的结构阻止超声波超过该点时，就会产生声影。

（2）混响：源自两个强镜面反射镜的多个线性高幅度回波信号，导致超声信号在返回换能器之前来回反射。混响表现为从结构延伸到远场的相对平行、不规则、密集的线（图1-1-12）。

（3）声束宽度伪像：第一种声束宽度伪像是超声波束三维体积内的所有结构都显示在一个平面中。声束旁瓣中的强反射也会显示在主声束相对应的超声图像上（图1-1-13）。

第二种声束宽度伪像是在不同成像深度处横向分辨率的改变结果，导致点目标显示为一条线，其长度取决于该深度处的声束特性和反射信号的幅度。

（4）折射伪像：并排出现的双图像是由于超声折射通过近感兴趣结构的组织而产生的。这种伪像的解释是透射的超声波束在穿过换能器附近的组织时通过折射偏离直线路径（扫描线）。
当该折射光束通过组织界面反射回换能器时，仪器假定反射信号
源自传输脉冲的扫描线（图1-1-14，图1-1-15），因此显示在图
像上的错误位置。

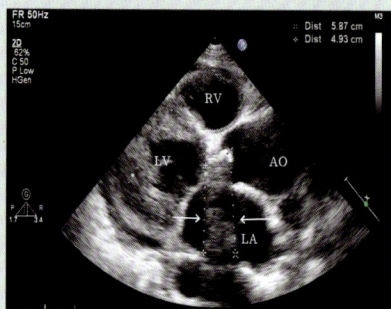

RV：右心室；LV：左心室；LA：左心房；AO：主动脉。

图1-1-12　人工主动脉瓣后方的混响伪像（箭头）

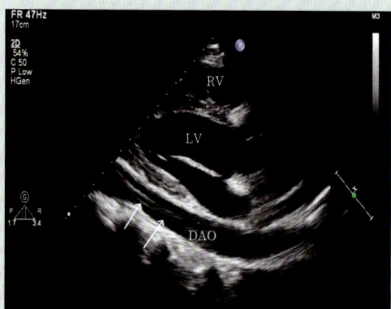

RV：右心室；LV：左心室；DAO：降主动脉。

图1-1-13　声束宽度伪像，降主动脉内类似夹层的强回声（箭头）

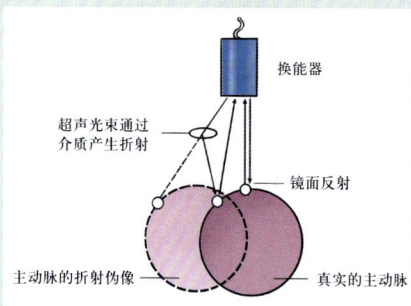

图1-1-14　折射伪像示意

图1-1-15中的房间隔看上去似乎有两层。

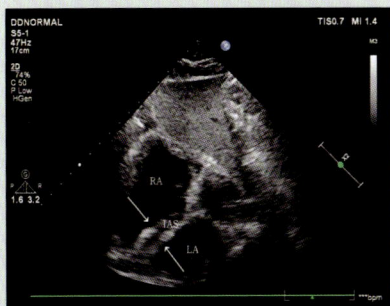

RA：右心房；LA：左心房；IAS：房间隔。
图1-1-15 房间隔折射伪像，类似双层（箭头）

（5）镜面伪像（图1-1-16）：这种伪像的产生是由于声波在靠近换能器的强反射界面（如心包、血管壁等）时发生二次反射，导致回声信号以双倍于到达实际目标的时间返回换能器，从而在图像上显示为对称的虚像。

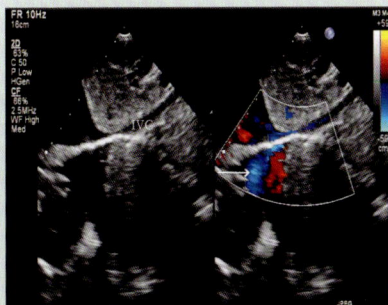

IVC：下腔静脉。
图1-1-16 下腔静脉彩色血流镜面伪像（箭头）

（6）多普勒伪像：声束宽度会影响多普勒信号，就像二维成像一样，并导致频谱显示上空间相邻的流动信号叠加。

（7）镜像伪影：强度略低于相反流动方向的实际流动信号。从接近垂直的角度询问流量信号也可能导致基线两侧的流量信号。

（8）彩色多普勒血流成像（color Doppler flow imaging，CDFI）伪影：声影的远端，在声影内没有血流信号显示。

（9）混叠：任何深度超过奈奎斯特极限的血流流速都会导致信号混叠（图1-1-17）。彩色流图像上的混叠非常普遍。

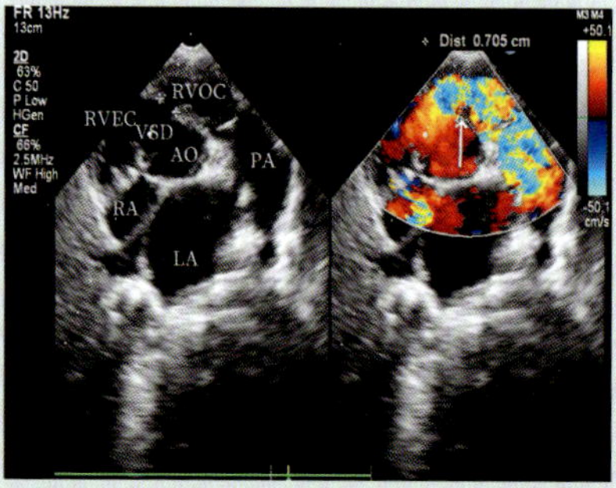

RVOC：右室流出腔；RVEC：右室流入腔；VSD：室间隔缺损；AO：主动脉；RA：右心房；LA：左心房；PA：肺动脉。

图1-1-17 室间隔缺损、双腔右室，右室分隔处血流混叠（箭头）

（10）强回声后的快闪伪像：由于粗糙强回声界面导致相邻两个脉冲在声束与界面间产生轻微位移，进而导致辐射频率的较大差别，被仪器认为是多普勒频移，从而在强回声后方产生红蓝镶嵌快速闪烁的伪像，类似于彩色"彗星尾征"（图1-1-18）。

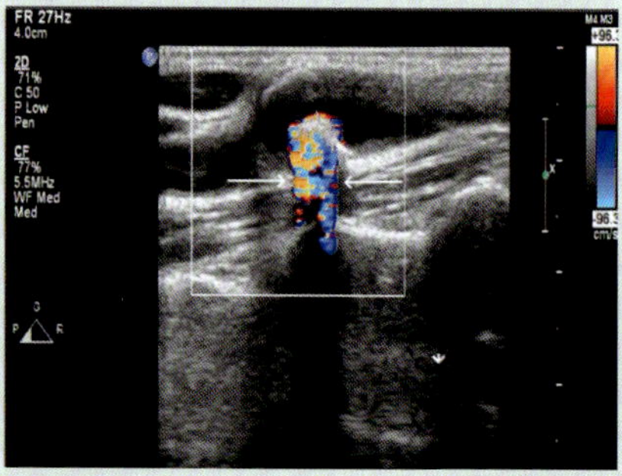

图1-1-18 强回声后的快闪伪像（箭头）

（11）闪烁伪像：是简短的大的彩色血流显像，其覆盖的区域与有血流的解剖结构并不对应。这种伪影是由呼吸、心脏跳动等引起的，通常为大片的红色或蓝色信号，并且每次都不一致。

（12）角度依赖：任何多普勒技术，每个扫描线的超声波束和血流方向之间的夹角在方向和速度方面均影响彩色显示。

（13）电子干扰：彩色显示器上的电子干扰取决于仪器。与其他电干扰伪影一样，它最有可能发生在使用许多其他仪器或设备的设置中。

【思考题】

1.（单选题）超声波的频率与分辨率之间的关系是（　）。

A.频率越低，分辨率越高

B.频率越高，分辨率越高

C.频率与分辨率无关

D.频率与分辨率呈负相关

【答案解析】B

超声波的图像分辨率是由波长决定的，波长与频率成反比，所以波长越短的超声波频率越高，图像分辨率越高，穿透距离越浅；相反，波长越长的超声波频率越低，图像分辨率越低，穿透距离越深。

2.（单选题）脉冲多普勒和连续多普勒调节方式有（　）。

A.脉冲输出

B.增益

C.基线调节

D.彩色标尺

E.以上都是

【答案解析】E

脉冲多普勒和连续多普勒调节包括脉冲输出、增益、壁滤波或高通滤波器、基线调节动态范围、彩色多普勒的调节、彩色标尺等。

3.（多选题）超声图像中的伪像对诊断有潜在影响，应特别注意的伪像类型是（　）。

A.混响伪像

B.后方回声增强

C.旁瓣伪像

D.镜像伪像

E.部分容积效应

【答案解析】ABCDE

超声伪像表现在回声信息与实际解剖结构不符，主要原因是介质之间声阻抗差异太大或反射界面过大或主、旁瓣问题。超声图像的常见伪像有多重反射、多次内部混响、厚度伪像（部分容积效应）、旁瓣伪像、镜像伪影、混响伪像、后方回声增强、声影等。

4.（问答题）脉冲多普勒与连续多普勒超声的区别有哪些?

【答案解析】

脉冲多普勒和连续多普勒各有其特点。

脉冲多普勒：发射与接收的超声波均为间断脉冲式，显示声束上某一深度的血流速度、方向和性质。优点：有距离分辨能力，可定点测定心血管内某一小块区域（取样线）的瞬时血流频谱，因此可定位异常血流，并可鉴别正常血流和异常血流。缺点：易受奈奎斯特频率的影响，若流速超过最大显示频率，则在频谱上出现频谱混叠现象，因此不能定量测定高速血流。

连续多普勒：发射与接收的超声波均为连续性，是整个声束通道上血流信号的总和。优点：速度分辨率高，其频谱可反映高速血流的速度，而不受奈奎斯特频率的影响。缺点：无距离选通性能，缺乏距离分辨力，声束所经的途径各点信息重叠，被探头同时接收，从而使得输出信号无法定位。

（杨萍、叶娜）

第二节　心脏超声检查技术

一、医学超声成像方式

1. A模式（amplitude mode）

A模式又称振幅模式。在A模式下，声波的振幅（amplitude）被用来表示被测物体内不同结构的特征，而不涉及横截面图像。

A模式的主要特点和应用如下。

（1）图像表示：A模式垂直轴表示振幅，水平轴表示时间。A模式图像呈现为一系列垂直的振幅峰值，反映了声波在不同组织结构中的反射强度。

（2）应用领域：A模式广泛应用于眼科、超声心动图，以及一些其他生物医学领域。在眼科中，A模式用于测量眼内结构的深度。在超声心动图中，A模式可用于评估心脏的运动。

（3）单一维度：A模式是一种单一维度的表示方式，主要用于提供特定方向上的信息。

2. M模式（motion mode）

心脏超声以换能器重复的脉冲发送和接收，允许快速更新振幅-深度信息，以便检测快速移动的结构，如主动脉或二尖瓣瓣叶，通过其特征的运动时间和模式来识别（图1-2-1）。通过在水平轴上显示时间维度，并且沿超声波束长度的每个幅度信号被转换成相应的灰度级，产生运动（M）模式显示。M型成像最能显示心内快速运动的其他结构，包括主动脉瓣反流患者的二尖瓣前叶高频扑动和瓣膜赘生物的快速摆动。

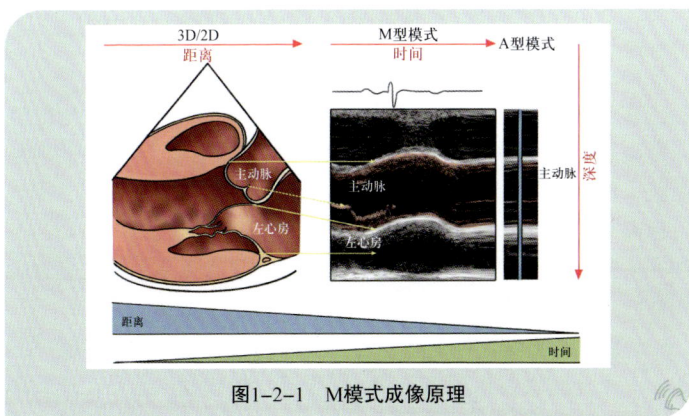

图1-2-1　M模式成像原理

3. B模式（brightness mode）

二维超声心动图图像通过电子"扫描"超声波束穿过断层平面获得的数据生成。脉冲重复周期是从脉冲到脉冲的总时间，每个扫描数据线需要有限的时间，因此获取一个图像帧的所有数据所需的时间与扫描线的数量和成像深度直接相关。在扫描线密度和图像帧速率（每秒图像数量）之间存在折中。对于心脏应用，需要高帧速率（≥30帧/秒）以准确显示心脏运动。每个扫描线的反射超声信号由压电晶体接收，并产生一个小电信号：

·幅度与入射角和声阻抗成比例。

·该电信号经过放大、滤波、模数转换（A/D转换）及数字信号处理（如动态聚焦、波束合成等），最终通过扫描转换器（scan converter）生成二维超声图像，并实时显示在监视器上。

典型的处理包括信号放大、时间增益补偿、滤波（以降低噪声）、压缩和整流。图像经过进一步的"后处理"以增强断层解剖结构的视觉效果，并在监视器屏幕上"实时"显示。尽管标准超声成像基于来自组织界面的基本透射频率的反射，但是组织谐波成像（tissue harmonic imaging，THI）基于超声信号在组织中传播时产生的谐波频率能量。这些谐波频率是由超声波与组织相互作用的非线性效应及关键特性产生的：

·谐波信号强度随传播深度的增加而增加。

·在典型的心脏成像深度，谐波频率最大。

·更强的基频产生更强的谐波。

谐波成像减少了近场和旁瓣伪影，并改善了心内膜的清晰度，特别是在基频图像较差的患者中（图1-2-2）。组织谐波成像改善了左心室心内膜的可视化，这允许边界追踪来计算射血分数，减少测量变异性。

4. D模式（Doppler mode）

多普勒超声心动图基于由超声波束截取的小移动结构的反向散射信号的频率变化。移动的目标可以向换能器反向散射超声波，使得当目标向换能器移动时观察到的散射频率更高，而当目标离开换能器时观察到的频率比原始频率低。发射频率（F_T）和在换能器（F_s）处接收到的散射信号之间的频率差就是多普勒频移。

（1）连续多普勒原理：连续多普勒超声使用两个超声晶体，一个连续发射超声信号，另一个连续接收超声信号。连续多普勒超声的主要优点是可以精确地测量非常高的频移（速度）。连续多普勒超声的潜在缺点是同时记录来自整个超声束的信号。但是，连续多普勒超声的信号通常在定时、形状和方向上具有特征，从而可以正确地识别信号的来源。

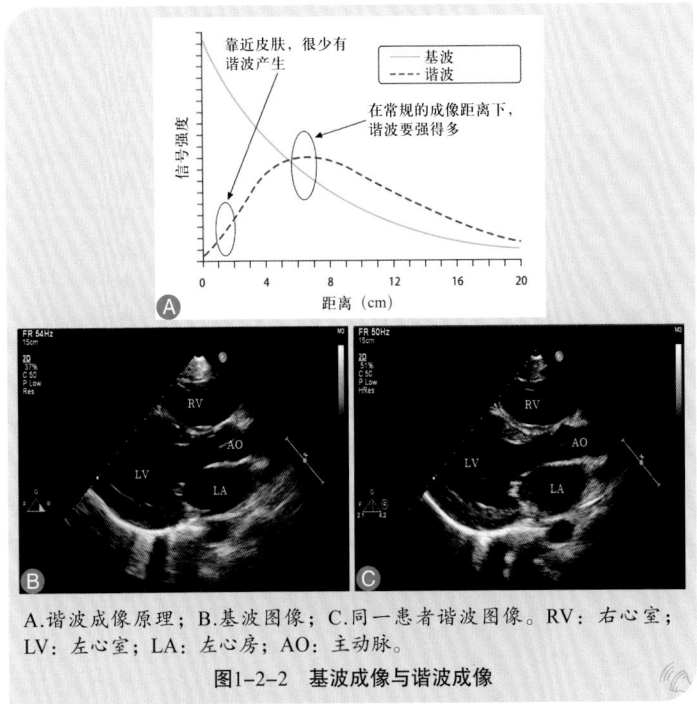

A.谐波成像原理；B.基波图像；C.同一患者谐波图像。RV：右心室；LV：左心室；LA：左心房；AO：主动脉。

图1-2-2 基波成像与谐波成像

（2）脉冲多普勒原理：脉冲多普勒超声允许从特定的心内深度采样血流速度。传输超声脉冲，然后在由感兴趣的深度确定时间间隔之后，换能器短暂地采样背散射信号，以称为脉冲重复频率的间隔重复该发射–等待–接收的换能器循环。脉冲多普勒超声心动图有明确地测量频移（或速度）的最大限制。如果感兴趣区的速度在很小程度上超过了奈奎斯特极限，则在显示器边缘的信号被切断且波形的"顶部"出现在反向通道中时会看到信号混叠（图1-2-3）。解决混叠的方法包括：

·使用连续多普勒超声。

·将脉冲重复频率减小到该深度的最大值（奈奎斯特极限）。

·减小样本量（高脉冲重复频率多普勒）。

· 使用低频传感器。

· 将基线移至显示器边缘。

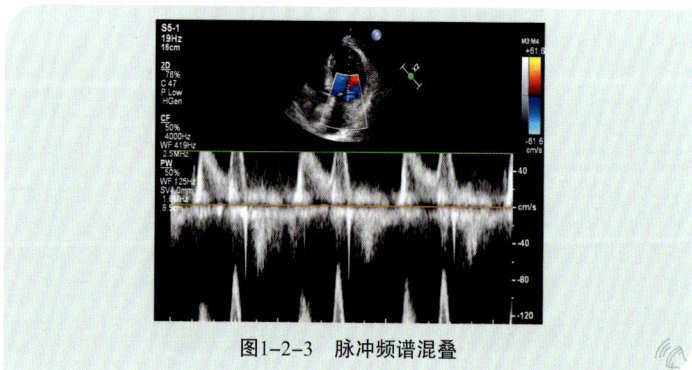

图1-2-3　脉冲频谱混叠

（3）彩色多普勒血流成像原理：彩色多普勒血流成像是基于脉冲多普勒超声心动图的原理，然后沿该扫描线从每个深度接收背向散射信号，通过组合来自相邻线的数据，生成血流的二维图像。速度用色标显示，红色表示朝向换能器，蓝色表示背离换能器，颜色的深浅表示速度的快慢及最高可达到的奈奎斯特极限（图1-2-4）。

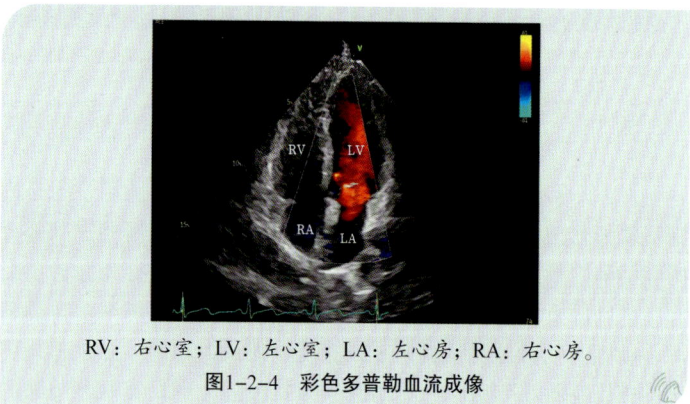

RV：右心室；LV：左心室；LA：左心房；RA：右心房。

图1-2-4　彩色多普勒血流成像

（4）组织多普勒原理：多普勒成像也可以用来测量心肌的运动，多普勒超声的基本原理也适用于组织多普勒。组织多普勒信号振幅较高，因此功率输出和增益设置得较低，而组织多普勒速度较低，所以速度范围很小（图1-2-5）。脉冲和彩色、组织多普勒速度都是角度相关的，因而有角度依赖性。

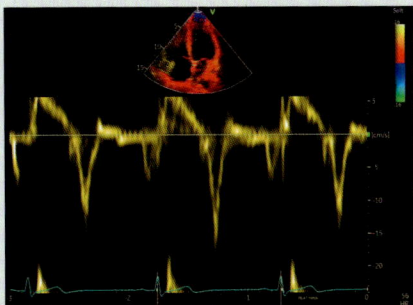

图1-2-5 组织多普勒超声

二、心脏超声的特殊检查

在面对特殊的心脏病例或需要更深入评估时，需要借助一些特殊的心脏超声检查技术，提供更精细的图像分辨率，包括经食管超声心动图、血管内超声、三维/四维心脏超声、注射超声造影剂等。

1.经食管超声心动图（transesophageal echocardiography，TEE）

经食管超声心动图是一种通过食道插入超声探头的心脏超声检查技术。它克服了经胸超声心动图（transthoracic echocardiography，TTE）的限制，提供了更高分辨率和更清晰的心脏图像。

经食管超声心动图可以提供更清晰、更详细的心脏图像，尤其是对于心脏的后部结构，如心房、心脏瓣膜等的评估。经食管超声心动图的主要应用包括对心房颤动患者进行左心耳血栓的评估、对心脏瓣膜疾病的详细观察，以及对心脏内畸形的检测。

（1）心房颤动的评估：心房颤动是一种常见的心律失常，心房颤动患者存在左心房内血栓形成的风险，这可能导致卒中等严重并发症。

1）左心耳血栓的检测与评估。高分辨率图像提供细致的结构信息：通过经食管超声心动图，可以获取高分辨率的心脏图像（图1-2-6），特别是对于左心耳这一相对难以观察的结构。血栓的准确定位和测量：经食管超声心动图能够准确地定位左心耳内的血栓，并测量其大小、形状，帮助医师评估血栓的危险程度。

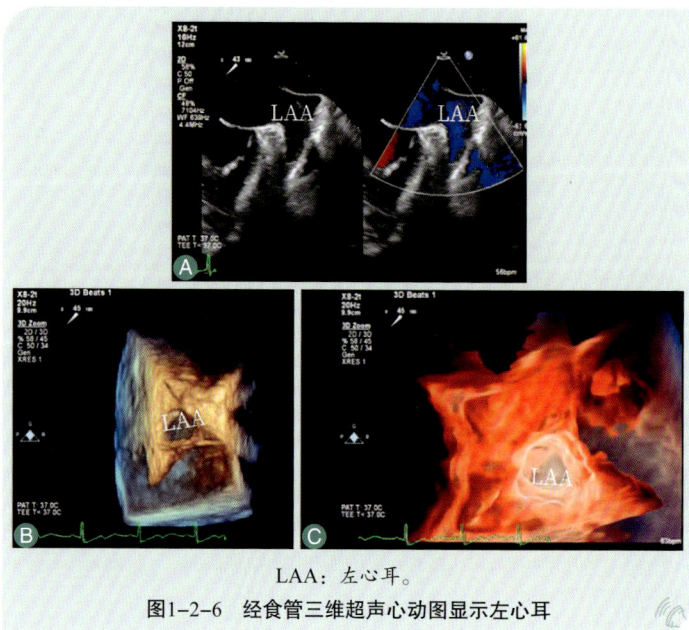

LAA: 左心耳。

图1-2-6 经食管三维超声心动图显示左心耳

　　2）抗凝治疗的指导。个体化的抗凝治疗方案：通过明确患者左心耳血栓的情况，可以更个体化地制定抗凝治疗方案，确保在减少卒中风险的同时最小化出血风险。

　　（2）心脏瓣膜疾病的详细评估：心脏瓣膜病变是一类包括瓣膜狭窄和反流的心脏结构异常。经食管超声心动图在术前的详细评估和术中的实时监测方面尤为重要。

　　1）瓣膜结构的清晰展示。高分辨率的图像：经食管超声心动图能够提供比经胸超声心动图更高分辨率的心脏图像，特别是对于瓣膜结构的详细观察，包括二尖瓣（图1-2-7）、三尖瓣、主动脉瓣和肺动脉瓣等。三维/四维心脏超声：应用三维或四维心脏超声，医师可以更全面地观察瓣膜的形态和运动，对瓣膜病变的类型和程度进行准确评估。

　　2）瓣膜功能的定量评估。血流动力学参数的测量：利用多普勒功能，经食管超声心动图可以测量血流速度，提供关于瓣膜反流或瓣膜狭窄的定量信息，有助于判断瓣膜功能的严重性。应变成像的应用：应变成像可以用于评估瓣膜的弹性和变形情况，对于早期瓣膜功能的异常有更敏感的检测。

　　3）术前评估与手术导航。

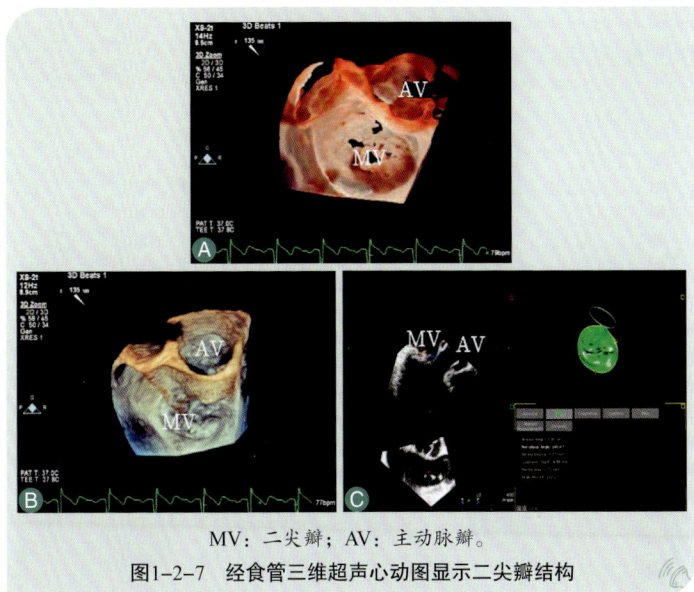

MV：二尖瓣；AV：主动脉瓣。

图1-2-7 经食管三维超声心动图显示二尖瓣结构

（3）先天性心脏病的诊断：以房间隔缺损为例，经食管超声心动图可以提供以下信息。

1）高分辨率的图像：经食管超声心动图提供了卓越的分辨率，能够详细显示心房和心室之间的结构。对于房间隔缺损，经食管超声心动图能够清晰地呈现缺损的位置、大小及与周围组织的关系（图1-2-8）。

2）三维/四维心脏超声：应用三维或四维心脏超声，医师可以更立体地观察房间隔的缺损，为术前规划提供更全面的信息。

3）血流动力学异常的检测：利用多普勒功能，经食管超声心动图可以实时测量血流速度，帮助医师评估房间隔缺损的血流动力学影响，尤其是评估左、右心室的负荷情况。

4）术前的详细评估。

5）术中的实时监测与导航。

2.血管内超声（intravascular ultrasound，IVUS）

血管内超声用于在血管内部实时获取详细的血管结构图像，能够直接在动脉或静脉血管内生成高质量的横截面图像。

血管内超声采用超声波的回波原理，通过在导管内部产生和接收超声波信号，然后利用这些信号生成实时、三维的血管结构图像（图1-2-9）。其高频率的超声波使其能够穿透组织，提供高分辨率、高清晰度和高对比度的图像，可显示血管壁的各层结构，包括内膜、中膜和外膜。

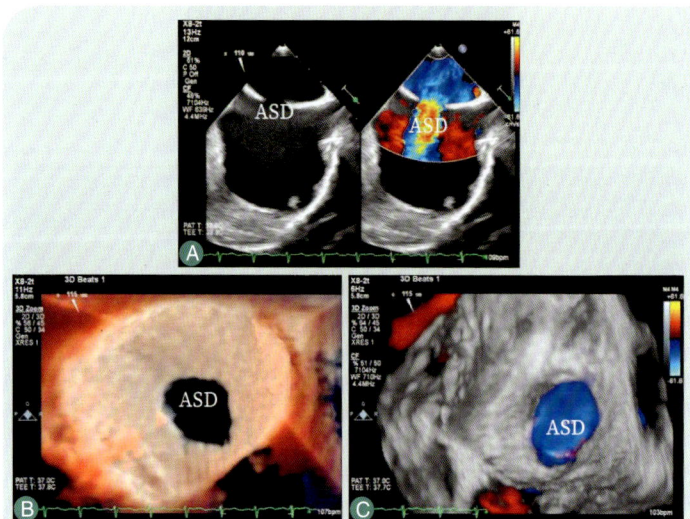

ASD：房间隔缺损。

图1-2-8　经食管三维超声心动图显示房间隔缺损

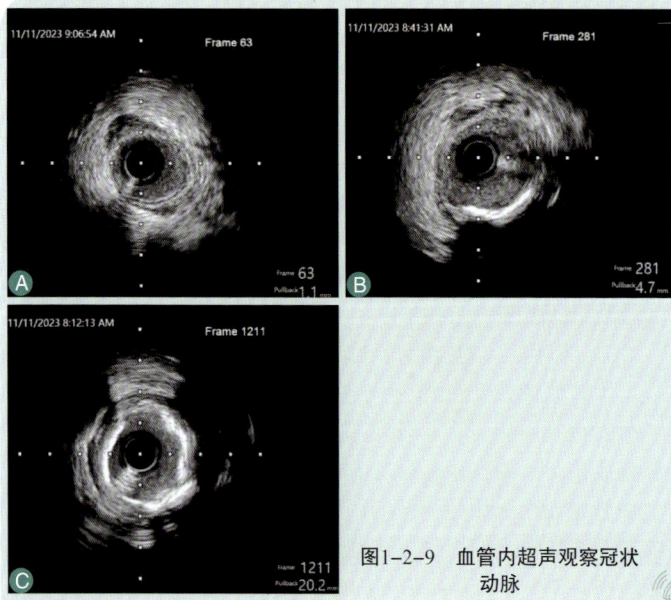

图1-2-9　血管内超声观察冠状动脉

血管内超声在心脏方面的应用包括冠状动脉病变的评估、血管内介入治疗的导航、血管腔的几何学测量、动脉瘤和溃疡的检测、导管介入后的效果评估等。

3.斑点追踪超声心动图（speckle tracking echocardiography）

通过追踪超声图像中的斑点模式（speckle），实现对心脏壁运动和变形的定量测量。通过分析斑点的位移、速度和加速度等运动参数，可以计算得到各个心脏壁的变形参数，如纵向应变、横向应变等。这些参数对心肌功能和运动提供了精准的定量评估。

其常见的显示方式又分为以下几种。

（1）应变成像（strain imaging）：应变成像用于测量组织的变形程度。基于超声波对组织运动的探测，通过对心脏或其他器官的变形进行实时而精准的定量测量，揭示组织收缩和舒张过程中的微小变化（图1-2-10）。常用的参数包括纵向应变和横向应变。应变成像在心脏病学中有着广泛的应用，特别是在评估心肌功能、检测心脏病变及监测治疗效果方面。它能够敏感地检测心肌的局部运动异常，提供早期的功能性信息，既可以用于疾病的早期诊断，也可以用于监测治疗的效果。

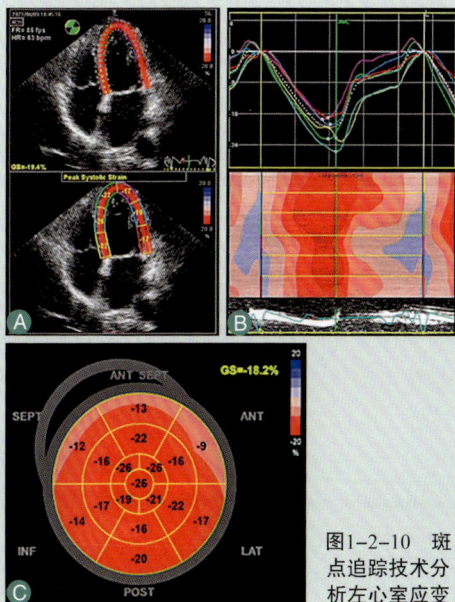

图1-2-10 斑点追踪技术分析左心室应变

（2）速度向量成像（velocity vector imaging，VVI）：速度向量成像是一种基于斑点追踪技术的超声心动图技术，通过分析心脏组织的运动速度，提供对心肌运动的详细而全面的定量评估。速度向量成像不仅能够检测心肌的线性运动，还可以描绘复杂的非线性运动，为心脏功能评估提供了更加准确的信息。

4. 三维/四维心脏超声（3D/4D echocardiography）

三维/四维心脏超声提供了更全面、真实和立体的心脏图像（图1-2-11），对于心脏结构和功能的详细评估具有独特的作用。

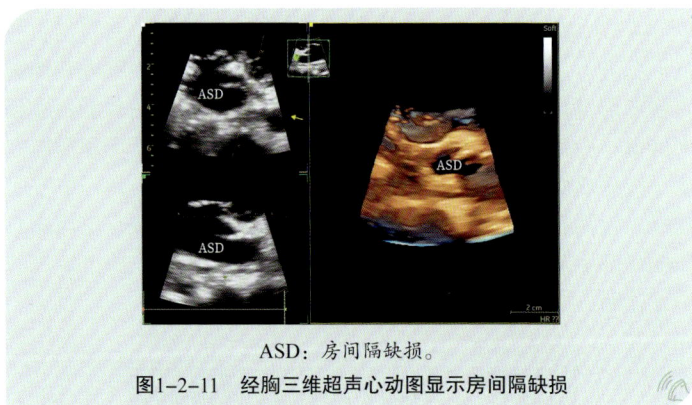

ASD：房间隔缺损。
图1-2-11　经胸三维超声心动图显示房间隔缺损

5.心脏超声造影（contrast echocardiography）

心脏超声造影通过使超声造影剂进入血液循环，提高超声图像的对比度和清晰度。超声造影剂通常由含有气体微泡的微小球体组成。这些微泡在超声波的作用下会振动，产生强烈的回波信号，使得图像中的血流和心脏结构更为鲜明。可应用于心腔充盈评估、心肌壁运动评估、冠状动脉成像、左心室功能评估等。

6.声学定量技术（acoustic quantification，AQ）

声学定量技术涉及对未经过滤的超声数据进行分析，以分离血液和组织成分，也称为自动心内膜边缘检测。

原理和特点：处理未经过滤的超声数据；区分血液和组织的声学特性；采用自动化边缘检测算法；实时性和高精度。

7.彩色动力学分析技术（color kinesis，CK）

彩色动力学分析技术基于声学定量技术，通过从整体散射数据中识别心内膜边界，将心内膜运动的轨迹按照时间顺序进行彩色编码，并实时显示在屏幕上。彩色动力学分析技术整合了声学定量技术的原理，该技术通过对未经过滤的超声数据的分析，从中分离血液和组织信号，并自动检测心内膜边界。

【思考题】

1.（单选题）超声心动图中的M模式主要用于（　　）。

A.彩色编码心内膜运动

B.测量心脏容积

C.实时显示心脏运动

D.观察心脏结构的深度

【答案解析】C

M型超声诊断仪能将人体内某些器官的运动情况显示出来，主要用于心脏血管疾病的诊断。探头固定地对着心脏的某个部位，由于心脏规律性地收缩和舒张，心脏的各层组织和探头之间的距离也随之改变，在屏上将呈现出随心脏的搏动而上下摆动的一系列亮点，当扫描线从左到右匀速移动时，上下摆动的亮点便横向展开，呈现出心动周期中心脏各层组织结构的活动曲线。

2.（单选题）血管内超声主要用于评估（　　）。

A.心肌组织

B.血流速度

C.血管壁的结构和狭窄程度

D.瓣膜结构

【答案解析】C

血管内超声采用超声波的回波原理，通过在导管内部产生和接收超声波信号，然后利用这些信号生成实时、三维的血管结构图像。其高频率的超声波使其能够穿透组织，提供高分辨率、高清晰度和高对比度的图像，可显示血管壁的各层结构，包括内膜、中膜和外膜。

3.（简答题）说明经食管超声心动图在心脏超声检查中的独特应用和适用场景。

【答案解析】

经食管超声心动图是把超声探头放到食管中段，在心脏的后方观察心脏，因探头距左心房、房间隔等部位更近，所以在显示左心房、左心耳、房间隔等方面有其独特的优势，可以弥补经胸超声心动图的不足。

适用于：

（1）房间隔缺损、卵圆孔未闭，经胸超声心动图不能确诊的病例，尤其对于怀疑反常栓塞的患者。

（2）左心房和左心耳的血栓，尤其是左心耳的血栓，心房颤动患者做射频消融术前做经食管超声心动图，检查左心房和左心耳有无血栓形成，可以减少手术并发症。

（3）瓣膜置换的患者，可进行术前、术中及术后监测，评价人造瓣膜的功能及观察瓣周情况。

（4）心脏瓣膜疾病、感染性心内膜炎、心脏占位性病变等，以及经胸超声心动图显示不清的患者。

（杨萍、叶娜）

第三节　经胸超声心动图解剖及标准切面

　　心脏位于胸廓中心的纵隔内，大部分位于左侧胸腔，横卧于膈肌之上，心脏两侧为肺组织，前方紧邻胸骨，对应胸骨体和第2～6肋软骨，后背依托于脊柱。心脏心尖部朝向左前下方，心底部朝向右后上方，心脏长轴与人体正中线成45°角。

　　经胸超声心动图探查部位及患者的体位（图1-3-1）如下。

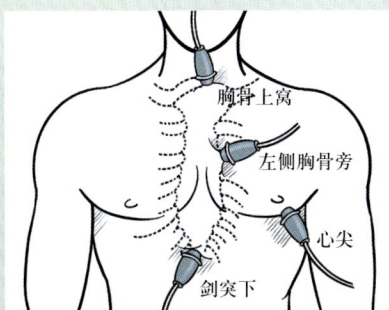

图1-3-1　经胸超声心动图探查部位示意

1.左侧胸骨旁
患者一般取左侧卧位或仰卧位。

2.心尖区
可嘱患者适当减小左倾程度。

3.剑突下区
患者取仰卧位，同时双腿屈曲，有助于放松腹肌。

4.胸骨上窝区
患者须采取头低仰卧位，充分暴露颈部。

　　对于严重心力衰竭不能配合的患者，可取半卧位或坐位进行检查；对于肋间隙较窄遮挡声束者，可尝试上举左臂以改善图像质量。常规检查时一般按照左侧胸骨旁、心尖区、剑突下区、胸骨上窝区依次逐步扫查。

一、左侧胸骨旁系列切面

1.左室长轴切面
探头位置：探头置于胸骨左缘第3～4肋间，示标朝向患者右肩，声束与右肩-左肋连线平行。

　　显示结构：可观察室间隔及左心室后壁的厚度及运动，正常室间隔与左心室后壁呈反向运动；观察二尖瓣瓣叶开闭活动及腱索、乳头肌；此切面可观察主动脉瓣病变、测量主动脉根部各节段内径、显示左室流出道及瓣上狭窄、升主动脉夹层；同时可观察左心房室腔结构、有无占位结构；二尖瓣环后上方房室沟处常可探及类圆形无回声结构，为冠状静脉窦短轴切面，左心房后方心包外可见一圆形无回声结构，为降主动脉横断面，须注意与增宽的冠状静脉窦相鉴别，后者位于心包外，不与心脏同步活动。此切面还可测量心包积液量（图1-3-2，图1-3-3）。

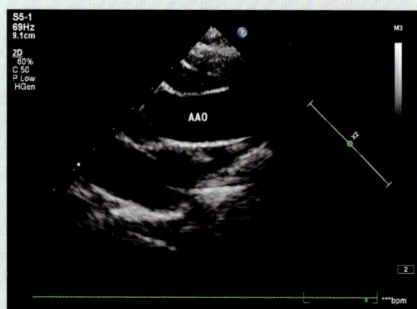

AAO：升主动脉。

图1-3-2　升主动脉长轴切面

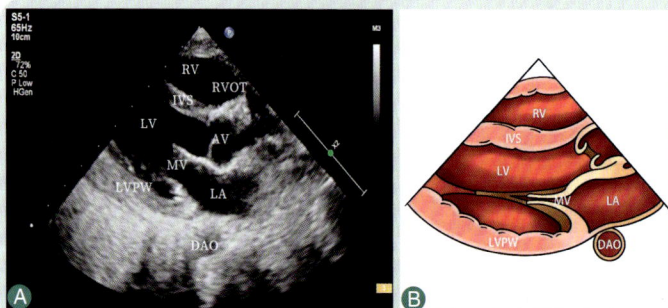

A.左室长轴切面；B.左室长轴切面解剖结构示意图。RV：右心室；RVOT：右室流出道；IVS：室间隔；AV：主动脉瓣；LV：左心室；MV：二尖瓣；LVPW：左心室后壁；LA：左心房；DAO：降主动脉。

图1-3-3　左室长轴切面

2.右室流入道切面

　　探头位置：在左室长轴切面的基础上，将声束稍向剑突方向倾斜，同时顺时针旋转探头15°~30°。

　　显示结构：该切面主要显示右心房、右室流入道及右心室，是观察三尖瓣前叶和后叶结构及病变的必要切面，同时还可探查冠状静脉窦入口、下腔静脉入口情况（图1-3-4）。

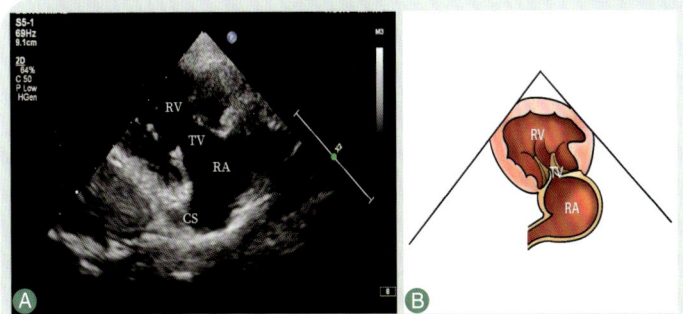

A.右室流入道切面；B.右室流入道切面解剖结构示意图。RV：右心室；TV：三尖瓣；RA：右心房；CS：冠状静脉窦。

图1-3-4　右室流入道切面

3.心底短轴切面

　　探头位置：探头置于胸骨左缘第3~4肋间，在左室长轴切面的基础上顺时针旋转探头90°即获得心底短轴切面，也称大动脉短轴切面。

　　显示结构：此切面结合左室长轴切面，可详细观察主动脉根部情况，正常主动脉瓣位于图像中央，关闭时呈"Y"字形，开放时呈倒三角形，微调声束扫查可观察主动脉窦、左右冠状动脉开口位置及主干走行；主动脉瓣前方为右室流出道，可观察右室流出道的狭窄程度、测量右心室前壁厚度；微调声束略朝向患者左肩偏转，可显示肺动脉瓣、肺动脉主干、左右分支及分支后方的降主动脉横断面，也是探查动脉导管未闭的重要切面；心底短轴切面可观察房间隔，也是判断大动脉关系、室间隔缺损分型的重要切面（图1-3-5）。

4.左室短轴切面

　　探头位置：在胸骨旁心底短轴切面的基础上，声束向心尖偏移并适当向下平移探头可获得不同水平的左室短轴切面。

　　显示结构：通过不同平面的扫查，可观察左心室心腔内结构、左心室壁各节段厚度及运动情况。

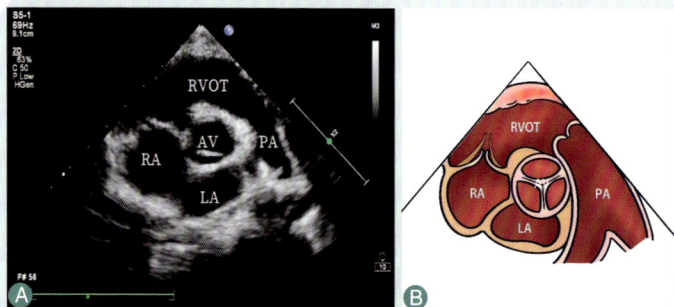

A.心底短轴切面；B.心底短轴切面解剖结构示意图。RVOT：右室流出道；PA：肺动脉；AV：主动脉瓣；RA：右心房；LA：左心房。

图1-3-5 心底短轴切面

二尖瓣水平：正常左心室横断面呈圆形，右心室呈月牙形位于左心室右前方，当右心负荷明显增大时，右心室比例明显增大，室间隔与左心室后壁呈同向运动，左心室横断面呈"D"字形。此切面还可观察二尖瓣活动情况、瓣叶病变位置，是判断二尖瓣分区的重要切面。

乳头肌水平：可显示二尖瓣乳头肌横断结构，分别是位于侧壁的前外乳头肌和位于下壁的后内乳头肌；此切面也常用于评价左心腔容量。

心尖水平：左室短轴切面可观察心尖部心肌结构和运动，是判断心尖部心肌异常增厚、运动减弱、室壁瘤及血栓、心肌致密化不全的重要切面（图1-3-6～图1-3-8）。

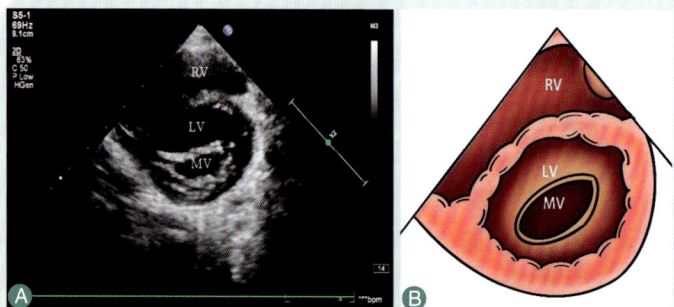

A.左室短轴二尖瓣水平切面；B.左室短轴二尖瓣水平切面解剖结构示意图。RV：右心室；LV：左心室；MV：二尖瓣。

图1-3-6 左室短轴二尖瓣水平切面

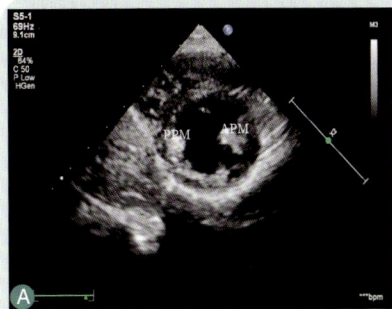

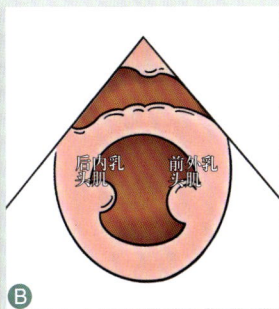

A.左室短轴乳头肌水平切面；B.左室短轴乳头肌水平切面解剖结构示意图。PPM：后内乳头肌；APM：前外乳头肌。

图1-3-7　左室短轴乳头肌水平切面

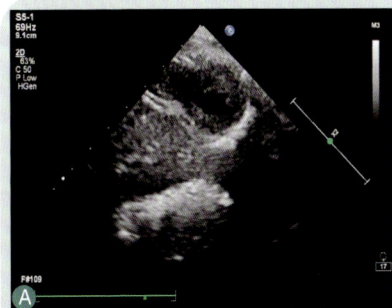

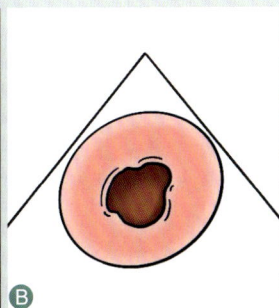

A.左室短轴心尖水平切面；B.左室短轴心尖水平切面解剖结构示意图。

图1-3-8　左室短轴心尖水平切面

二、心尖区系列切面

1.心尖四腔心切面

探头位置：探头置于心尖处、第4或第5肋间左侧腋前线附近，示标朝向患者左侧，声束朝向患者右肩部。

显示结构：此切面可显示心脏十字交叉结构，左右房室4个心腔、室间隔、房间隔、二尖瓣、三尖瓣，调整扫查角度，在左心房顶及侧壁可分别探及左、右肺静脉入口；此切面可判断心房与心室的连接关系、房间隔及室间隔是否完整、观察左右房室瓣结构及活动、各房室腔内的异常占位及活动、肺静脉数目及连接异常；同时也是评价室壁舒缩运动、房室腔径大小及比例的重要切面（图1-3-9）。

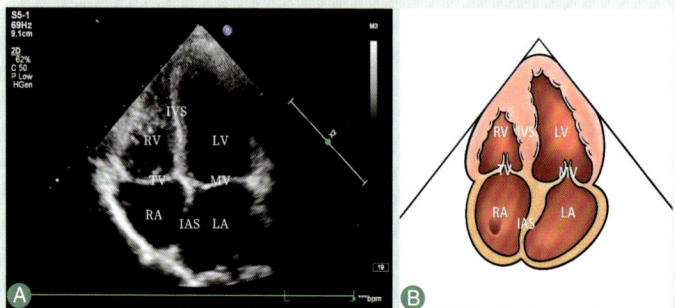

A.心尖四腔心切面；B.心尖四腔心切面解剖结构示意图。RV：右心室；
IVS：室间隔；LV：左心室；MV：二尖瓣；TV：三尖瓣；IAS：房间
隔；LA：左心房；RA：右心房。

图1-3-9　心尖四腔心切面

2.心尖五腔心切面

探头位置：在心尖四腔心切面基础上将探头声束稍向上偏移
即可显示。

显示结构：十字交叉消失，代之以左室流出道及主动脉根
部，此切面可观察主动脉瓣结构、左室流出道病变、室间隔连续
性等（图1-3-10）。

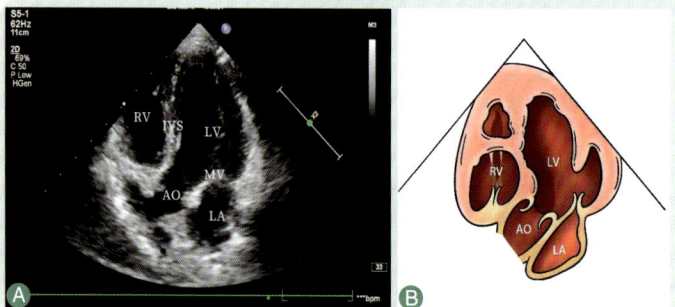

A.心尖五腔心切面；B.心尖五腔心切面解剖结构示意图。RV：右心室；
IVS：室间隔；LV：左心室；MV：二尖瓣；AO：主动脉；LA：左心房。

图1-3-10　心尖五腔心切面

3.心尖两腔心切面

探头位置：在心尖四腔心切面基础上逆时针旋转探头约90°。

显示结构：此切面不显示右心腔，仅显示左心房、二尖瓣及
左心室，可观察左心室前壁与下壁的厚度及运动，图像右侧为左

心室前壁及二尖瓣前叶，图像左侧为左心室下壁及二尖瓣后叶、后内乳头肌；由于此切面包括左室心尖部，与心尖四腔心切面为正交切面，两切面是评估左心室容积及收缩功能的必要组合切面（图1-3-11）。

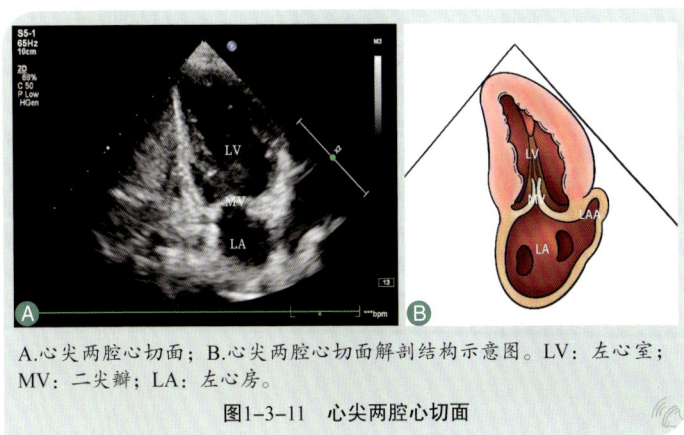

A.心尖两腔心切面；B.心尖两腔心切面解剖结构示意图。LV：左心室；MV：二尖瓣；LA：左心房。

图1-3-11　心尖两腔心切面

在此切面基础上顺时针稍旋转探头约30°，左心室内出现两组乳头肌，即为二尖瓣联合区切面，图像右侧为左心室侧壁及前外乳头肌，图像左侧为左心室下壁及后内乳头肌，图像自右向左二尖瓣显示依次为P_1、A_2、P_3；二尖瓣联合区切面不包括心尖部，与心尖两腔心切面不要混淆。

4.心尖三腔心切面

探头位置：在心尖两腔心切面的基础上继续逆时针旋转探头30°~60°，出现主动脉长轴即获得心尖左室长轴切面。

显示结构：此切面显示结构与胸骨旁左室长轴切面相同，由于主动脉长轴与声束的夹角较小，是测量主动脉瓣相关血流动力学参数、观察主动脉瓣反流程度的重要切面（图1-3-12）。

三、剑突下系列切面

1.剑突下四腔心切面

探头位置：探头置于剑突下，示标朝向患者左肋下，声束朝向左上方。

显示结构：可观察左右房室4个心腔、二尖瓣、三尖瓣及房间隔、室间隔、左右室壁的厚度及运动情况（图1-3-13）。

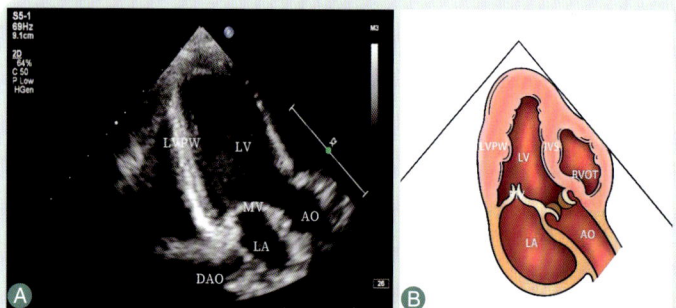

A.心尖三腔心切面；B.心尖三腔心切面解剖结构示意图。IVS：室间隔；
LV：左心室；LVPW：左室后壁；MV：二尖瓣；AO：主动脉；LA：左
心房；DAO：降主动脉。

图1-3-12　心尖三腔心切面

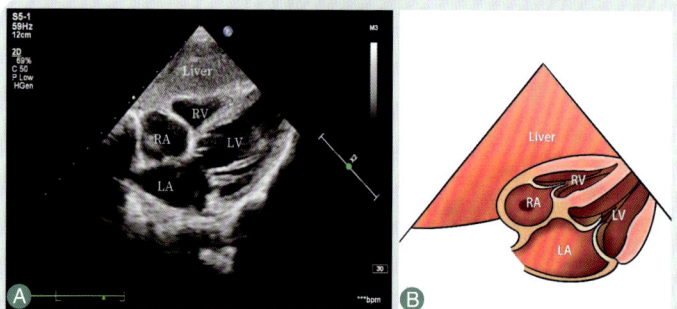

A.剑突下四腔心切面；B.剑突下四腔心切面解剖结构示意图。RV：右心
室；LV：左心室；RA：右心房；LA：左心房；Liver：肝脏。

图1-3-13　剑突下四腔心切面

2.剑突下双房切面

探头位置：在剑突下四腔心切面的基础上，顺时针旋转探头，探头与身体长轴接近平行，声束朝向左上方。

显示结构：图像由上至下分别为右心房、房间隔、左心房，由左至右分别为上腔静脉开口、房间隔、下腔静脉开口或冠状静脉窦（微调探头方向），由于房间隔与声束接近垂直，房水平的分流与声束接近平行，因此剑突下双房切面是诊断房间隔缺损的最佳切面，同时还可观察房间隔缺损与腔静脉、冠状静脉窦的关系；在复杂性先天性心脏病中，根据下腔静脉与心房的连接关系可帮助判断左、右心房的解剖关系（图1-3-14）。

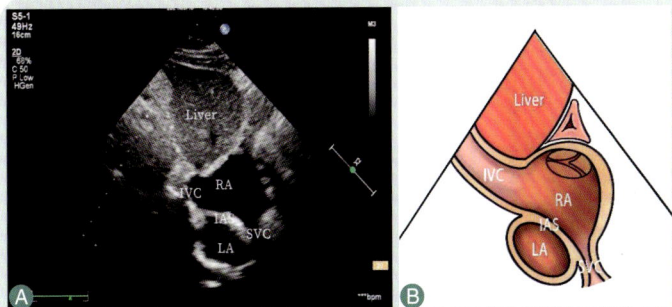

A.剑突下双房切面；B.剑突下双房切面解剖结构示意图。RA：右心房；IAS：房间隔；LA：左心房；IVC：下腔静脉；SVC：上腔静脉；Liver：肝脏。

图1-3-14 剑突下双房切面

3.剑突下心底短轴切面

探头位置：在剑突下四腔心切面的基础上逆时针旋转探头约60°。

显示结构：此切面与胸骨旁心底短轴切面显示相同（图1-3-15）。

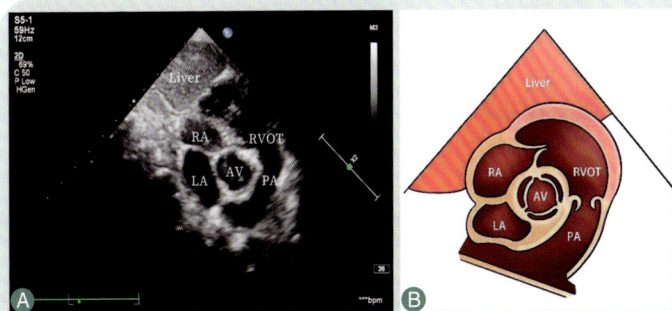

A.剑突下心底短轴切面；B.剑突下心底短轴切面解剖结构示意图。RVOT：右室流出道；PA：肺动脉；AV：主动脉瓣；RA：右心房；LA：左心房；Liver：肝脏。

图1-3-15 剑突下心底短轴切面

四、胸骨上窝切面

1.胸骨上窝主动脉弓长轴切面

探头位置：探头置于胸骨上窝，示标朝向患者左肩，声束朝向后下方。

显示结构：可观察升主动脉远端、主动脉弓部及降主动脉近端结构，探查是否存在异常静脉血流、主动脉缩窄及主动脉弓离断，也是观察动脉导管未闭的重要切面（图1-3-16）。

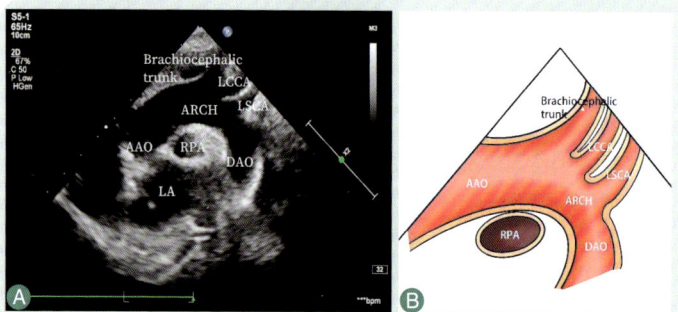

A.胸骨上窝主动脉弓长轴切面；B.胸骨上窝主动脉弓长轴切面解剖结构示意图。ARCH：主动脉弓部；AAO：升主动脉；DAO：降主动脉；RPA：右肺动脉；LA：左心房；Brachiocephalic trunk：头臂干；LCCA：左颈总动脉；LSCA：左锁骨下动脉。

图1-3-16 胸骨上窝主动脉弓长轴切面

2.胸骨上窝主动脉弓短轴切面

探头位置：在胸骨上窝主动脉弓长轴切面顺时针旋转探头90°。

显示结构：图像由上至下分别为主动脉弓短轴、右肺动脉长轴、左心房及肺静脉开口（图1-3-17）。

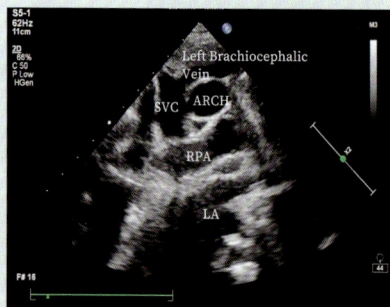

Left brachiocephalic vein：左头臂静脉；ARCH：主动脉弓部；SVC：上腔静脉；RPA：右肺动脉；LA：左心房。

图1-3-17 胸骨上窝主动脉弓短轴切面

需要注意的是，每个标准切面都不是孤立的，根据病变特点及观察目标，需要动态、连续扫查并联合多切面探查，才能获得全面、准确的超声诊断。

【思考题】

1.（单选题）观察房间隔缺损的最佳切面为（　）。

A.左室长轴切面

B.大动脉短轴切面

C.心尖四腔心切面

D.剑突下双房切面

E.胸骨上窝主动脉弓长轴切面

【答案解析】D

房间隔缺损为房间隔延续性的中断，可以观察房间隔的几个切面，包括大动脉短轴切面、心尖四腔心切面、旁四腔心切面及剑突下双房切面，其中以剑突下双房切面更为直观。

2.（问答题）判断室间隔缺损分型的主要切面有哪些?

【答案解析】

超声心动图常用5个切面，即胸骨旁左室长轴切面、心底短轴切面、二尖瓣水平左室短轴切面、心尖四腔心切面和心尖五腔心切面。

对室间隔缺损4种分型，即膜周部型、流出道型（包括嵴下型和嵴上型）、肌部型和流入道型进行定位诊断。

（1）膜周部型可以在胸骨旁左室长轴切面、心底短轴切面和心尖五腔心切面3个切面上显示。

（2）流出道型可以在胸骨旁左室长轴切面和心底短轴切面上显示。

（3）肌部型可以在胸骨旁左室长轴切面、二尖瓣水平左室短轴切面和心尖四腔心切面和心尖五腔心切面4个切面上显示。

（4）流入道型可以在二尖瓣水平左室短轴切面和心尖四腔心切面上显示。

（杨萍、叶娜）

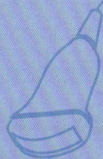

第二章

心脏功能评估

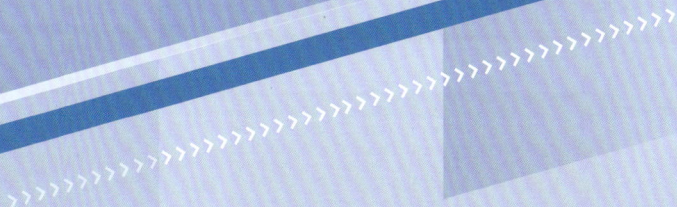

第一节　左心室收缩功能评估

【病史】

患者，男性，74岁，因"反复胸痛半年余，伴晕厥一次"就诊。查体：体温36.5 ℃，脉搏84次/分，呼吸19次/分，血压146/87 mmHg。心界无明显扩大，心律齐，未闻及明显的心脏杂音。心电图显示窦性心律，频发室性早搏；$V_1 \sim V_5$导联异常Q波，V_1导联T波双向。既往高血压病史，规律服药。超声心动图：①左心房、左心室内径增大；②室间隔基底部增厚，室间隔、左心室前壁的心尖段及左室心尖部运动减弱，左室心尖部附壁血栓形成；③二尖瓣、三尖瓣轻度反流；④左心室收缩、舒张功能降低。冠状动脉造影显示左冠状动脉主干末段狭窄20%；前降支近段狭窄80%，中段闭塞，回旋支近段狭窄80%，远段狭窄约80%；右冠状动脉近段狭窄70%。

【相关切面声像图特点】

相关切面声像图见图2-1-1 ~ 图2-1-14。

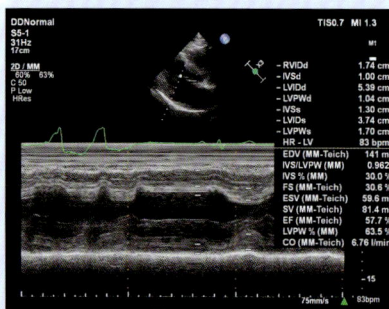

左心室舒张末期内径=5.4 cm，短轴缩短率=30.6%，射血分数=57.7%，心输出量=6.7 L/min。

图2-1-1　胸骨旁左室长轴切面：M型超声

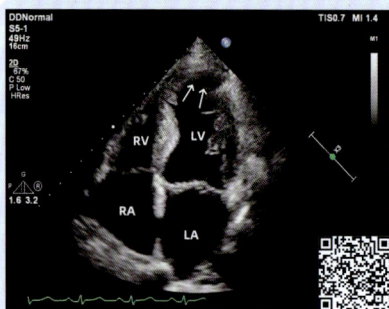

左心房、左心室扩大，后间隔心尖段及左室心尖部运动减弱，左室心尖部可疑中低回声附壁血栓（箭头）。LV：左心室；LA：左心房；RV：右心室；RA：右心房。

图2-1-2　心尖四腔心切面一（动态）

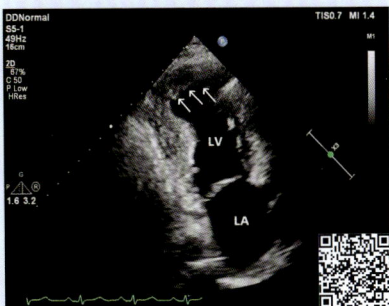

左心扩大，左室前壁心尖段及左室心尖部运动减弱，左室心尖部可疑附壁血栓（箭头）。LV：左心室；LA：左心房。

图2-1-3 心尖两腔心切面一（动态）

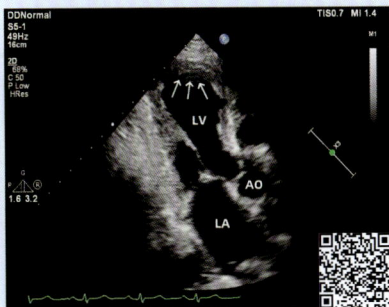

左心房、左心室扩大，前间隔心尖段及左室心尖部运动减弱，左室心尖部可疑血栓回声（箭头）。LV：左心室；LA：左心房；AO：主动脉。

图2-1-4 心尖左室长轴切面（动态）

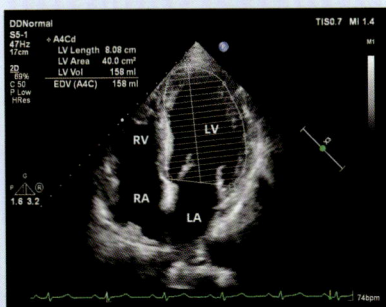

Simpson法测量左心室舒张末期容积=158 mL。LV：左心室；LA：左心房；RV：右心室；RA：右心房。

图2-1-5 心尖四腔心切面二

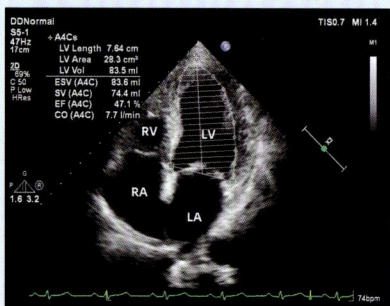

Simpson法测量左心室收缩末期容积=83 mL，射血分数=47%。LV：左心室；LA：左心房；RV：右心室；RA：右心房。

图2-1-6 心尖四腔心切面三

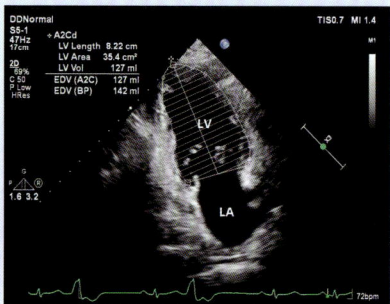

Simpson法测量左心室舒张末期容积=127 mL。LV：左心室；LA：左心房。

图2-1-7 心尖两腔心切面二

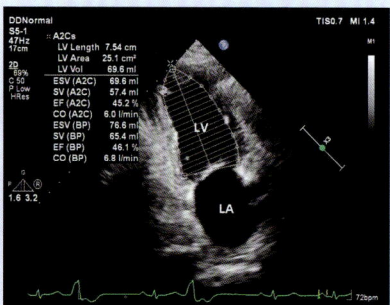

Simpson法测量左心室收缩末期容积=69 mL，双平面射血分数=46%。LV：左心室；LA：左心房。

图2-1-8 心尖两腔心切面三

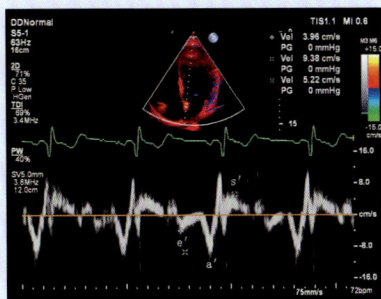

组织-脉冲多普勒测量二尖瓣环运动速度，二尖瓣环收缩期峰值速度（s′）=5 cm/s。

图2-1-9 心尖四腔心切面四

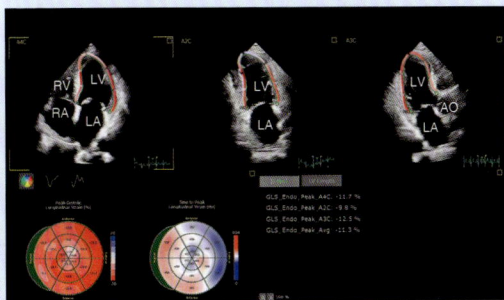

左心室18节段纵向应变和达峰时间牛眼图、不同切面的左心室整体纵向应变参数，平均整体纵向应变=-11.3%。LV：左心室；LA：左心房；RV：右心室；RA：右心房；AO：主动脉。

图2-1-10 左心室18节段应变参数测量

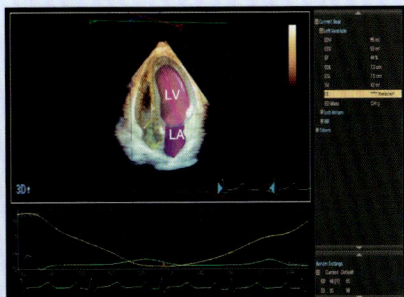

左心室舒张末期容积=95 mL，左心室收缩末期容积=53 mL，每搏输出量=42 mL，射血分数=44%。LV：左心室；LA：左心房。

图2-1-11 三维超声心动图测量左心室容量和射血分数

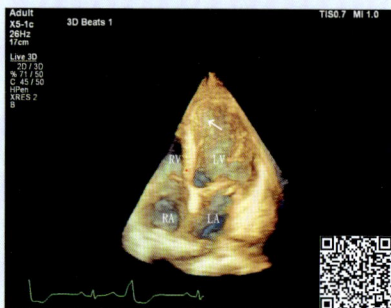

左心扩大，左室心尖部附壁血栓（箭头）。LV：左心室；LA：左心房；RV：右心室；RA：右心房。

图2-1-12　实时三维心尖四腔心切面（动态）

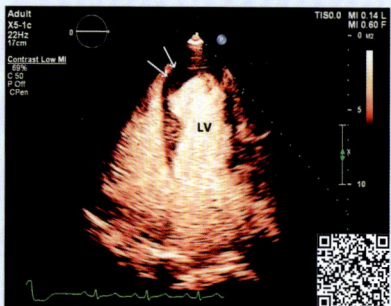

左室心尖部造影剂充盈缺损，大小约2.9 cm×1.7 cm，左室心尖部心肌灌注缺失（箭头）。LV：左心室。

图2-1-13　心尖四腔心切面心肌声学造影（动态）

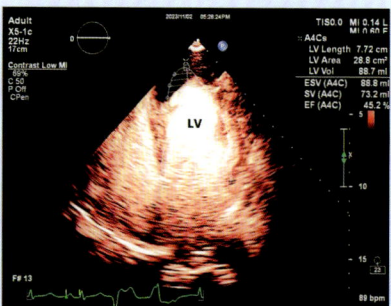

Simpson法测量射血分数=45%。LV：左心室。

图2-1-14　心尖四腔心切面五

【病例报告书写】

1.超声描述

左心房、左心室内径增大，其余心脏各腔室大小正常。主动脉、肺动脉内径正常，壁搏动尚可，未见异常膜样回声飘动。室间隔基底部增厚，室间隔、左心室前壁的心尖段及左室心尖部运动减弱，其余左心室壁厚度及运动幅度可。各瓣膜形态和开放尚可。房、室间隔连续性完整，大动脉关系正常。频谱及彩色多普勒血流成像：二尖瓣、三尖瓣可见少量反流血流信号。频谱超声显示舒张期二尖瓣瓣口血流频谱A峰增高，E/A<1。

2.结论

（1）腔室大小改变及主动脉、肺动脉有无增宽或异常膜样回声飘动。

（2）左、右心室壁有无异常增厚或变薄，有无节段性室壁运动异常。

（3）瓣膜反流程度，重点关注二尖瓣病变，如乳头肌功能不全或断裂、腱索或瓣叶栓系。

（4）左、右心室收缩功能是否正常。

（5）有无室间隔穿孔。

（6）有无心包积液，心室壁是否完整。

【要点与讨论】

1.左心室收缩功能

主要评估左心室收缩期的射血能力，其影响因素主要有容量负荷、压力负荷、心肌收缩力及心率。超声心动图因其方便快捷且重复性好，可对左心室整体及局部收缩功能进行定性及定量评价，已成为无创性评估左心室收缩功能的主要方法。

2.主要评价指标

（1）射血分数（ejection fractions，EF）：心室的每搏输出量占心室舒张末期容积的百分比，这是一个容积比率指标，是从容积的角度反映心室的射血功能。计算公式：EF=［舒张末期容积（EDV）－收缩末期容积（ESV）］/EDV×100%。中国成年人参考值推荐男性射血分数<52%，女性射血分数<53%提示左心室收缩功能异常。左心室无明显变形时推荐使用M型超声测量射血分数，需要注意的是左心室腔应尽量伸展，取样线尽可能与二尖瓣腱索水平的室间隔和左心室后壁呈直角相交，清楚显示心内

膜，注意后内侧乳头肌、腱索、肌小梁等造成的测量误差。对于节段性室壁运动异常或心室严重变形的患者推荐应用双平面法改良（Simpson）测量左心室容量来计算射血分数。如图像质量较好，可采用三维超声进行测量。

（2）每搏输出量（stroke volume，SV）：每次心动周期中左心室射出的血液量，简称搏出量，SV=EDV–ESV。每搏输出量的正常值男性为33 ~ 78 mL，女性为29 ~ 63 mL。

（3）心输出量（cardiac output，CO）：左心室每分钟泵出的血液量，即心率与每搏输出量的乘积。成年人安静和空腹情况下心输出量为5 ~ 6 L/min。

（4）心脏指数（cardiac index，CI）：心脏泵出的血液量（心输出量）除以体表面积（m^2）得出的数值，从而可以将体型大小不一的患者进行标准化。中等身材的成年人CI为3.0 ~ 3.5 L/（min·m^2）。

（5）左室短轴缩短率（fraction shortening，FS）：FS=［左心室舒张末期内径（LVDd）–左心室收缩末期内径（LVDs）］/LVDd×100%。正常值参考范围为25% ~ 45%，可以通过M型图像或二维图像直接获取，然而其结果的准确性仍依赖于线性结构的测量，对于冠心病或传导异常等造成心室形态异常和（或）节段性室壁运动异常的患者并不适合应用。

（6）二尖瓣环收缩期峰值速度（s′）：可用于评价左心室整体功能，s′的大小与射血分数具有较高的一致性，s′正常应＞5 cm/s。

（7）左心室整体纵向应变（global longitudinal strain，GLS）：指左心室整体心肌纵向应变大小，是所有心肌节段纵向峰值应变的平均值。GLS=（心肌收缩末期长度–心肌舒张末期长度）/心肌舒张末期长度×100%，目前建议整体纵向应变正常值参考范围≤−20%，整体纵向应变的绝对值在女性略高于男性，且其随年龄增高而降低。整体纵向应变应在三个心尖标准切面上测量，测量时要选取最佳的图像质量、最大的帧频，尽可能减少左室短轴切面的影响。诸多研究表明，整体纵向应变在亚临床心功能减低评价及预后方面优于左心室射血分数（left ventricular ejection fraction，LVEF），但测值易受仪器或患者自身条件影响，尤其是某一个或者两个切面心内膜显示欠佳，或者采集时图像受呼吸影响，可能导致整体纵向应变低估，具体判断需要结合二维图像综合考虑。

　　虽然有很多指标可以量化左心室收缩功能，但是需要注意的是这些血流动力学指标，包括射血分数与每搏输出量、心输出量、心脏指数、左室短轴缩短率属于联动参数，M型超声、改良Simpson法和三维超声均可获得对应的测值。临床评估左心室收缩功能主要关注有无节段性室壁运动异常和射血分数、整体纵向应变的变化。

　　建议超声心动图局部功能评估使用17或18节段法，对每一心肌节段使用室壁运动半定量方法进行评估，同时可评估心肌运动的同步性。由于局部心肌运动力学指标缺乏正常参考值，且各厂家仪器测量的变异较大，故目前尚无法给出定量评价建议。

【思考题】

　　1.（单选题）反映左心室收缩功能最常用的指标是（　）。

　　A.心脏指数

　　B.心排出量

　　C.射血分数

　　D.E/A比值

　　E.每搏量

　　【答案解析】C

　　心脏指数、心排出量、射血分数与每搏量均可反映左心室的收缩功能，临床最常用的指标是射血分数。E/A比值主要反映心室的舒张功能。

　　2.（多选题）左心室形态显著改变时，左心室收缩功能测量应该选用的方法有（　）。

　　A.M型超声

　　B.三维超声

　　C.单平面面积长度法

　　D.单平面Simpson法

　　E.双平面Simpson法

　　【答案解析】BE

　　M型超声、三维超声、单平面面积长度法、单平面Simpson法、双平面Simpson法是左心室收缩功能的不同测量方法，但有各自的适用范围。

　　A.M型超声心动图有较高的时间分辨率，操作简单，是临床工作中最常使用的测量方法，但有角度依赖性，主要适用于左心室形态正常和心功能正常的患者。测量的前提是假定左心室是一椭球体，各室壁运动方向与幅度较为一致，因此，左心室变形或有明显节段性运动异常时，M型取样线难以与室间隔及左心室后壁保持垂直，或者取样线未能通过运动异常节段的室壁，可能高估或低估左心室内径和左心室射血分数，造成测量值与实际值之间的偏差。

B.三维超声测量左心室容量、评估收缩功能不受左心室形态的几何学假说影响，与二维及M型超声相比，可较为准确地反映左心室整体收缩情况，避免左室短轴切面。但需要注意的是，三维图像质量依赖于二维超声是否清楚显示心内膜的边界；若左心室过大，受帧频影响，图像存在拼接问题，有时无法显示真实的左心室收缩末期和舒张末期。

C.单平面面积长度法基于二维超声，假设左心室呈一椭球体，描记左心室收缩末期和收缩末期心内膜，以获取左心室最大面积，左心室长度是指二尖瓣水平中点与心尖顶点之间连线的长度，通过机器自动计算出左心室容积和射血分数。但单平面面积长度法仅评估心尖四腔心切面的左心室收缩情况，忽视了心尖两腔心的观察，不能全面反映左心室整体的收缩情况，存在信息误差。

D、E.采用的Simpson法是基于碟片法计算左心室容积和射血分数，单平面Simpson法仅分析心尖四腔心切面，双平面Simpson法则同时分析心尖四腔心和两腔心切面。指南推荐双平面（改良Simpson法）测量左心室容积和射血分数，如心内膜边界不清楚时，可在左心室心腔造影模式下用改良Simpson法评估整体收缩功能。

3.（多选题）左心室收缩功能评价指标包括（　　）。
A.左房室瓣环位移
B.心肌应变
C.心室扭转
D.收缩同步性评价
E.顺应性评价
【答案解析】ABCD
A.左房室瓣环位移，即二尖瓣环收缩期位移（MAPSE），代表左心室的纵向收缩功能。测量方法：心尖四腔心切面，M型取样线置于二尖瓣后叶瓣环处，测量二尖瓣环舒张末期至收缩末期的最大位移。该方法操作简单、重复性好，不用追踪心内膜边缘，但有一定的角度依赖性。

B.根据心肌运动模式，心肌应变主要包括纵向应变、径向应变（radial strain，RS）和圆周应变（circumferential strain，CS），其中纵向应变只需要分析心尖四腔心、两腔心、三腔心切面图像即可获得，因其操作简便、重复性好已被广泛使用，局部心肌应变以"牛眼图"模式直观呈现左心室17节段的纵向应变。

C.左心室心肌机械运动是一种螺旋扭转运动，这与心肌纤维独特的螺旋状排列有关。左心室壁心肌纤维的方向呈多重交织层叠：心外膜下层纤维呈左手螺旋状围绕心室腔，心内膜下纤维呈右手螺旋状围绕心室腔，而室壁中层纤维呈环形走行。这种三维的心肌结构决定了左心室在收缩与舒张的同时在做心肌的扭转、旋转与解旋运动。心室扭转是指在心动周期内，在左室长轴方向上心尖相对于基底的旋转，每搏输出量的40%是由心室收缩扭转产生的。

D.心肌运动的同步性主要通过测量左心室不同节段收缩指标达峰时间差获取，可以通过M型超声、频谱/组织多普勒结合心电图获取，也可通过二维及三维斑点追踪技术获取。左心室收缩不同步是心脏病预后不良的独立预测因子，可能是一个新的直接抑制心室功能并最终导致心室扩张和心力衰竭的途径，因此评价心室同步性对判断疾病预后至关重要。

E.顺应性主要评价心室的舒张功能，心室顺应性是指舒张中晚期，包括缓慢充盈期和心房收缩期，心室腔在血流惯性和心房收缩作用下被动伸展（充盈）的性能，单位容积变化引起的左心室压力变化（dp/dv），是被动充盈的过程。心室松弛性为舒张期单位时间心腔压力的变化（dp/dt），是主动耗能的过程。心室舒张功能下降可以指松弛性及顺应性下降，意味着心脏的"抽吸"功能受损了。

4.（病例分析题）患者，男性，75岁，因"反复胸闷胸痛1年，加重1周"就诊。既往高血压、高血脂病史10年余。超声心动图资料如下（图2-1-15，图2-1-16）。

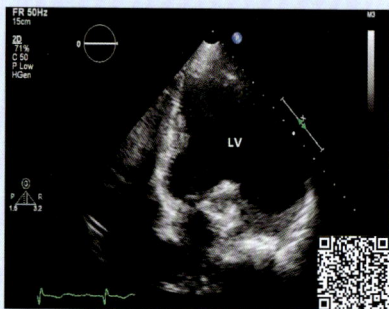

LV：左心室。

图2-1-15 心尖四腔心切面（动态）

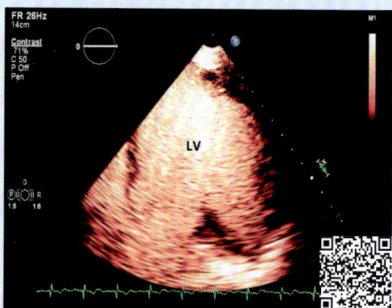

LV：左心室。

图2-1-16 心尖四腔心切面：心肌声学造影（动态）

（1）（多选题）结合以上资料，目前的诊断考虑（　）。

A.真性室壁瘤

B.假性室壁瘤

C.血栓

D.心室憩室

E.左室双腔心

（2）（多选题）对于陈旧性心肌梗死合并心尖部室壁瘤的患者，拟定量评价其左心室整体收缩功能，可采取的超声成像技术有（　）。

　A.组织多普勒成像

　B.能量多普勒成像

　C.二维超声成像

　D.三维超声成像

E.心肌声学造影

【答案解析】（1）BC；（2）ACD

（1）A、B、C.心肌梗死最常见的并发症是室壁瘤，假性室壁瘤与左室真性室壁瘤的鉴别点：①真性室壁瘤的瘤颈宽，假性室壁瘤的瘤颈窄，这是最重要的鉴别点；②可以通过频谱及彩色多普勒血流成像观察假性室壁瘤往返于左心室和瘤体之间的双向血流信号；③假性室壁瘤心肌中断，瘤壁是一层纤维心包组织，真性室壁瘤有完整的室壁结构，观察心室壁的连续性很重要。本题中二维和超声造影均显示左心室侧壁大部分室壁肌性中断，瘤壁较厚，瘤腔内可见附壁血栓形成，故选B、C。

D.心室憩室是一种先天性的心脏畸形，常见于儿童，其发病是由于局部心肌数量减少，在左心室压力下，局部薄弱心肌向外膨出而形成憩室，最常发生于左室心尖部，其内也可伴有血栓形成。

E.左室双腔心是一种罕见的心脏先天性发育异常，指异常肥厚的肌束或纤维肌隔将左心室分隔为主、副两个腔。根据主、副腔位置的不同，左室双腔心可分为上下排列型（A型）和左右排列型（B型）。该病例中因左心室侧壁假性室壁瘤瘤颈较宽、瘤体范围较大，需要与B型左室双腔心相鉴别。B型左室双腔心的副腔位于主腔侧壁，主腔与副腔间有呈单孔道或多孔道的交通口相通，超声心动图可观察到异常肥厚的肌束或纤维肌隔。

（2）A、C、D.组织多普勒成像中二尖瓣环收缩期峰值速度s'可用于评价左心室整体功能，s'的大小与射血分数具有较高的一致性。二维超声成像和三维超声成像可以测量射血分数、每搏输出量、心输出量、心脏指数、短轴缩短率，从而量化左心室整体收缩功能。

B.能量多普勒成像又称为功率型彩色血流成像，虽然也对血流信号进行彩色编码，但它只与观测范围内红细胞的浓度相关，并且只有一种颜色。优点是可观测低速血流，缺点是无法分辨血流方向。该技术主要应用于腹部脏器、浅表组织等检查，超声心动图中很少用到。

E.左心肌声学造影技术主要包括左室心腔声学造影（left ventricular opacity，LVO）和心肌声学造影（myocardial contrast echocardiography，MCE），LVO模式可观察左心室壁各节段运动情况，可精确测量左心室容积和射血分数；而MCE模式主要评估

"Flash" 之后心肌灌注情况。

5.（问答题）评估左心室局部收缩功能的方法有哪些，各有哪些优缺点？

【答案解析】

（1）临床工作中评估左心室局部功能的主要内容包括室壁增厚率、心肌节段的运动幅度、应变及心肌运动的同步性。

（2）心外膜冠状动脉病变常引起相应供血区域的心肌局部功能异常，可通过定性和半定量方法评估左心室局部心肌运动：①运动增强，计0分；②运动正常，计1分，表现为心内膜运动幅度≥5 mm、室壁增厚率≥50%；③运动减弱，计2分，表现为心内膜运动幅度2～4 mm、室壁增厚率＜50%；④运动消失，计3分，心内膜运动幅度＜2 mm；⑤反向运动，计4分，表现为收缩期心肌变薄或伸长，室壁反向运动形成室壁瘤等。

然后计算左心室室壁运动积分指数（wall motion score index，WMSI），WMSI=1即为正常，＞1即为异常，＞2提示显著异常。局部心肌的室壁增厚率、缩短率和心内膜运动幅度是检查的重点，但局部心肌变形往往受到邻近节段的牵拉和左心室整体移位的影响，仍需结合左心室整体运动综合考虑。

（3）二维/三维斑点追踪技术可测量局部力学参数，应变和应变率反映心肌主动收缩功能。应变（strain）是指心肌发生形变的能力，即心肌长度的变化值占心肌原长度的百分数；应变率（strain rate）是指单位时间内心肌发生形变的速度，即局部两点之间的速度差除以两点之间的距离。临床上常用的参数是纵向应变，左室纵向应变牛眼图可清楚显示17节段的纵向应变。

（4）心肌运动的同步性：主要通过测量左心室不同节段收缩指标达峰时间差获取，可由M型超声、频谱多普勒、组织多普勒、斑点追踪及三维超声获取。M型超声可测量室间隔与左心室后壁收缩延迟时间（SPWMD），但受M型取样位置、左室形态、图像质量等因素影响较大，SPWMD≥130 ms定义为室内不同步。

频谱多普勒可通过测量心电图QRS波形起始到主动脉瓣或肺动脉瓣前向血流频谱起始的时间间隔（射血前时间），反映左、右心室收缩同步性并预测心脏再同步化治疗（cardiac resynchronization therapy，CRT）效果，两者之差＞40 ms可认为心室间不同步。组织同步化显像（tissue synchronization imaging，TSI）通过测量心电图QRS波起始至心肌各节段S波达峰时间（Ts）观察心肌运动同步性，通常认为在心尖四腔心与二腔心切面上的4个基底段，达峰时间之差Ts＞65 ms可反映心肌收缩不同步，同时也可观察收缩后收缩现象。纵向应变达峰时间离散度（peak strain dispersion，PSD）为各节段应变达峰时间的标准差。PSD可评价心肌机械运动同步性，该参数值越大，表明左心室内心肌收缩同步性越差，其牛眼图上颜色相差越大。该参数可用于帮助筛选心脏再同步化治疗患者，判断及随访其疗效。

三维超声与上述参数相比最大的优势在于可同时显示各节段的活动，避免心率及切面变化产生的误差，但与图像质量相关，且受心率影响。指南认为，由于局部心肌运动力学指标缺乏正常参考值，且各厂家仪器测量的变异较大，故目前尚无法给出定量评价建议。

（赵丽，陈冬）

第二节　左心室舒张功能评估

【病史】

患者，男性，77岁，因"间断性呼吸困难1个月，加重3天"就诊。查体：体温36.3 ℃，脉搏88次/分，呼吸22次/分，血压126/78 mmHg。心界无明显扩大，心律齐，未闻及明显的心脏杂音。双下肢中度凹陷性水肿。既往史：糖尿病病史5年，控制欠佳。心电图及胸部X线检查未见明显异常。超声心动图：①左心房内径增大；②二尖瓣、三尖瓣轻度反流；③左心室收缩功能正常（LVEF=58%），左心室舒张功能不全Ⅱ级，静息状态下2个指标阳性，峰值负荷3个指标阳性。

【相关切面声像图特点】

相关切面声像图见图2-2-1～图2-2-9。

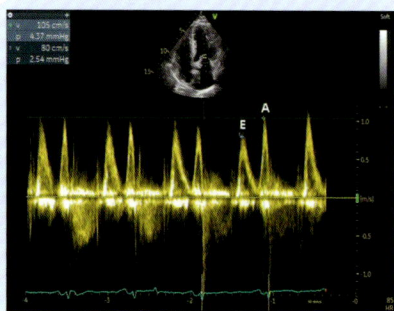

脉冲多普勒测量二尖瓣瓣口舒张期血流：E峰=80 cm/s，E/A=0.76。

图2-2-1　心尖四腔心切面一（静息状态）

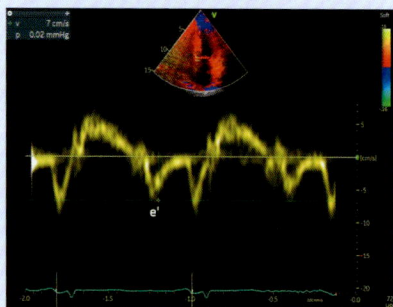

组织-脉冲多普勒测量室间隔侧二尖瓣环运动速度，e'=7 cm/s。

图2-2-2　心尖四腔心切面二（静息状态）

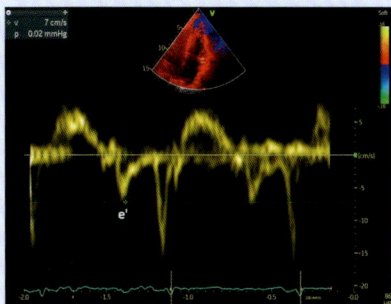

组织-脉冲多普勒测量左心室侧壁侧二尖瓣环运动速度，e'=7 cm/s；计算平均E/e'=11.4。

图2-2-3　心尖四腔心切面三（静息状态）

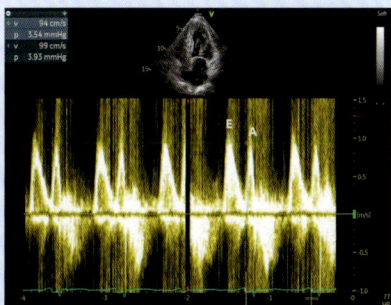

脉冲多普勒测量二尖瓣瓣口舒张期血流：E峰=99 cm/s，E/A=1.1。

图2-2-4　药物（腺苷）峰值负荷下心尖四腔心切面

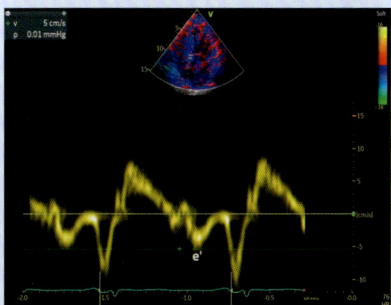

峰值负荷：组织-脉冲多普勒测量室间隔侧二尖瓣环运动速度，e'=5 cm/s。

图2-2-5　心尖四腔心切面四（静息状态）

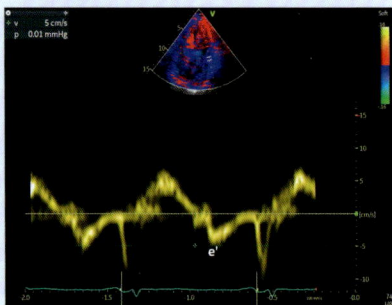

峰值负荷：组织–脉冲多普勒测量左心室侧壁侧二尖瓣环运动速度，e'=5 cm/s；计算平均E/e'=19.8。

图2-2-6　心尖四腔心切面五（静息状态）

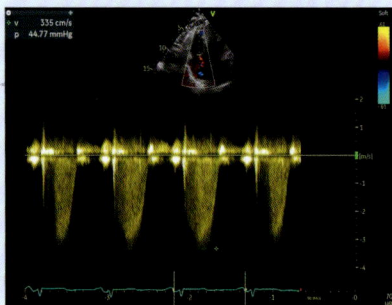

三尖瓣最大反流速度=335 cm/s。

图2-2-7　心尖四腔心切面六

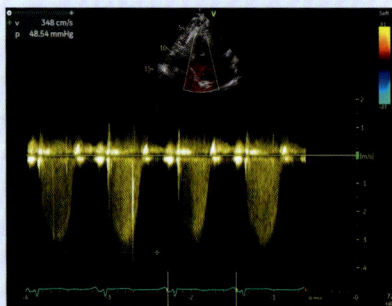

药物（腺苷）峰值负荷下三尖瓣最大反流速度=348 cm/s。

图2-2-8　心尖四腔心切面七

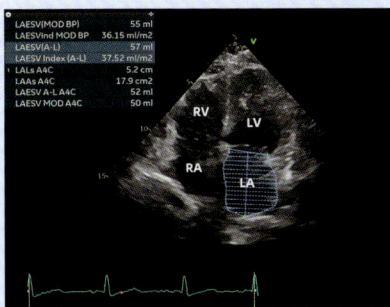

面积长度法测量左心房容积指数（LAVI）=37.5 mL/m²。

图2-2-9 心尖四腔心切面八

【病例报告书写】

1.超声描述

左心房内径增大（LAVI=37.5 mL/m²），其余各腔室大小正常。室间隔与左心室后壁无增厚，运动尚可。主动脉、肺动脉内径正常，壁回声及搏动尚可。二尖瓣、三尖瓣瓣尖闭合稍错位，余各瓣膜回声、活动尚可。频谱及彩色多普勒血流成像：二尖瓣、三尖瓣可见少量反流血流信号。频谱超声显示舒张期二尖瓣瓣口血流频谱A峰升高，E/A<1，平均E/e'=11.4（静息状态）；二尖瓣瓣口E/A>1，平均E/e'=19.8（负荷状态）。据三尖瓣反流速度估测肺动脉收缩压约44 mmHg（静息状态）、48 mmHg（负荷状态）。

2.结论

（1）心脏各腔室有无扩大，主动脉及肺动脉有无扩张。

（2）左、右心室壁有无肥厚及室壁运动情况。

（3）各瓣膜反流情况。

（4）评估左心室收缩功能，判断患者心力衰竭的类型：射血分数降低的心力衰竭（HFrEF）、射血分数轻度降低的心力衰竭（HFmrEF）和射血分数保留的心力衰竭（HFpEF）。

（5）HFpEF病因分型：与血管疾病（高血压、冠状动脉疾病和冠状动脉微血管功能障碍）相关、与心肌病（肥厚型心肌病、浸润性心肌病如心脏淀粉样变和法布雷病等）相关、与右心和肺动脉疾病（肺动脉高压、伴或不伴右心室功能障碍）相关、与心脏瓣膜病和心律失常相关、与心脏外疾病（代谢性疾病、高输出状态及其他疾病）相关。

（6）有无左心室舒张功能不全，对左心室舒张功能不全进行分级。

【要点与讨论】

1.评估左心房舒张功能的金标准

评估左心房舒张功能的金标准是术中心导管有创测压，超声心动图作为间接无创测量，需要结合左心室充盈压、左心室室壁厚度和容量、左心室射血分数、左心房容量、心脏节律及有无影响左心容量和压力负荷的继发性心脏病变等综合评估。

2.超声心动图评估左心房舒张功能

超声心动图评估左心房舒张功能分为主要指标和次要指标。

（1）主要指标如下。

1）二尖瓣舒张期血流速度（E峰、A峰）：取心尖四腔心切面，脉冲多普勒取样容积置于二尖瓣瓣尖水平获取二尖瓣舒张早期最大峰值速度E峰（心电图T波之后）、舒张晚期最大峰值速度A峰（心电图P波之后）。E峰和A峰分别反映舒张早期、舒张晚期左心房与左心室的压力阶差，前者受左心室松弛速度和左心房压变化的影响，后者受左心室顺应性和左心房收缩功能的影响。

二尖瓣E/A比值用于确定充盈类型：正常、松弛受损、假性正常化和限制性充盈。正常情况下，E峰>A峰，E／A>1；E／A<1时提示左心室舒张功能降低，松弛功能障碍；当左心室舒张功能进一步减退，左心室内的压力明显增高，机体代偿使左心房压力也明显增高，压力阶差增大，E峰相对增高大于A峰，E／A>1，为假性正常化；当左心室舒张功能持续减退，呈限制性充盈障碍，左心室顺应性明显降低，导致左心室内压力显著增加，左心房压力也显著增加，当两者压力差为零时，左心室充盈即停止，出现幅度较高但持续时间较短的E峰，此时E／A>2。

E/A比值受年龄因素影响，随着年龄增长而降低。同时还具有负荷依赖性，受心率影响较大，不适用于心房颤动、心房扑动等心律失常患者。二尖瓣重度反流时E/A可大于2。因此，单一比值不能诊断左心室舒张功能不全，需要结合其他参数和临床因素进行分析，避免过度诊断。

2）二尖瓣环室间隔和左室侧壁侧运动速度（e'）：利用组织多普勒显像原理分析心室壁运动的超声技术，采用低通滤波器及调节增益，保留低速高振幅的室壁运动信号来定量分析心肌组织。取心尖四腔心切面，组织多普勒取样容积置于二尖瓣环处室间隔及左心室侧壁处获取舒张早期最大速度e′，可计算二者的平均值。室间隔侧e′＞7 cm/s或左心室侧壁侧e′＞10 cm/s提示左心室舒张功能正常。e′的优点是可行性和重复性较好，可以校正左心室松弛受损对二尖瓣E峰流速的影响，缺点是易受心率和年龄的影响。

3）平均E/e′值：二尖瓣舒张早期E峰血流速度除以二尖瓣环室间隔和左心室侧壁侧运动速度的平均值e′，即平均E/e′值，常规用于估测左心室充盈压。平均E/e′值＜8提示左心室充盈压正常；＞14提示左心室充盈压升高；在8～14则不能确定左心室充盈压是否升高，需要结合其他指标综合考虑。

4）左心房容积指数（left atrial volume index，LAVI）：取心尖四腔心和两腔心切面，冻结二尖瓣开放前1～2帧，此时左心房处于最大伸展径，采用二维（面积长度法或改良Simpson法）或三维超声测量左心房容量，并应用体表面积进行校正，注意测量时不包含左心耳和肺静脉。指南推荐LAVI＞34 mL/m^{2}作为诊断左心室舒张功能不全的指标之一。然而，即使左心室舒张功能正常，在心动过缓、心房扑动/心房颤动、严重二尖瓣疾病及运动员中仍可见LAVI增高。当患者伴有升主动脉扩张、降主动脉瘤及较大的房间隔膨出瘤时亦很难准确测量左心房容积。另外，测量该参数对图像质量要求较高，左心房透视缩短时测量的准确性较差。

5）三尖瓣最大反流速度（tricuspid regurgitation peak velocity，TRPV）：取胸骨旁右室流入道切面、胸骨旁短轴和心尖四腔心切面，在彩色多普勒血流模式下采用连续多普勒获取三尖瓣反流频谱，测量最大收缩期速度。TRPV主要用于评估肺动脉收缩压，与无创获取的左心房压之间具有显著相关性。在无肺动脉疾病情况下，肺动脉收缩压升高间接反映左心房压增高。

6）二尖瓣E峰减速时间（DT）、肺静脉血流S波，D波及S/D值、肺静脉Ar波持续时间：DT缩短提示左心室舒张末压升高；肺静脉S波反映左心房压变化和心室收缩功能，D波反映舒张早期左心室充盈和顺应性，且与二尖瓣E峰速度变化有关，左心房顺应性降低和左房压升高与S波速度减低和D波速度增加有相关性；收缩期肺静脉逆向血流速度Ar波主要反映左心室舒张末压的变化。以上指标在常规超声检查时并不常用，可以作为评估左心室舒张功能的补充参数。

（2）次要指标如下。

1）左房整体纵向应变：左房整体纵向应变参数可以通过追踪心尖四腔心切面左心房的心内膜活动轨迹获取，应变–时间曲线可见心室收缩末期和左心房收缩期的两个波峰，代表左心房存储功能和左心房射血功能，两峰之间反映左心房通道功能。目前，左心房应变参数的使用并未普及，多数超声仪器需要脱机分析后处理，实用价值不高，指南中也没有给出正常参考值范围。

2）负荷超声心动图：静息状态超声检查左心室充盈压正常（E/A>1）或舒张功能 I 级（E/A≤0.8且E≤50 cm/s），但反复出现临床难以解释的活动性胸闷、呼吸困难症状的患者，推荐负荷超声心动图（运动或药物）检查。峰值负荷时出现平均E/e′>14、TRPV>2.8 m/s、LAVI>34 mL/m^{2}即为负荷检查阳性，提示左心室舒张功能异常。负荷超声心动图检查可以激发隐匿性病变，从而使得诊断升级，且诊疗流程简单、安全，在不明原因胸闷或呼吸困难患者中可以推广使用。

3）彩色多普勒M型模式测量血流传播速度（Vp）：在心尖四腔心切面，采用彩色多普勒M型模式，调节彩色基线，降低scale直至出现红/黄混叠，测量从二尖瓣水平到左心室腔内舒张早期4 cm混叠区血流斜率。Vp主要反映左心室松弛程度，E/Vp与左心房压相关。现已很少使用该指标，其临床应用价值不高。

4）等容舒张时间（isovolumic relaxation time，IVRT）：正常个体的IVRT≤70 ms，左心室松弛功能受损而左心室充盈压正常时IVRT可延长；当左心房压升高时，IVRT可缩短；在心脏病患者中，与左心室充盈压呈负相关。该参数受心率影响较大，临床实用价值不大。

3.左心室舒张功能的解读

应综合患者的临床资料、二维及多普勒超声参数进行评估，首选指标包括二尖瓣瓣口前向血流速度、二尖瓣瓣环运动速度、平均E/e′值、三尖瓣收缩期最大反流速度及左心房容量指数。关于左心室舒张功能异常的分级，应首先判断基础疾病、左心室射血分数是否正常或减低，左心室充盈压是否升高及严重程度是分级的主要标准，具体诊断流程见图2-2-10。

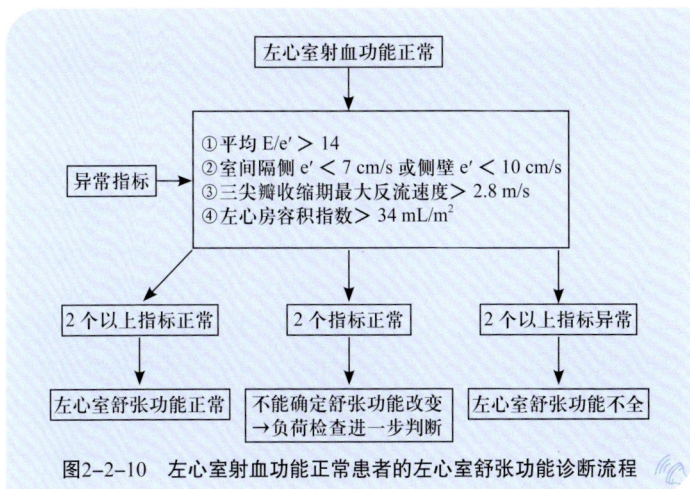

图2-2-10　左心室射血功能正常患者的左心室舒张功能诊断流程

【思考题】

1.（单选题）反映左心室舒张功能受损的指标是（　）。

A.E峰值速度升高

B.A峰值速度减低

C.E/A>1

D.E/A<1

E.E/A=1

【答案解析】D

正常情况下，二尖瓣E峰>A峰，E/A>1；E峰<A峰，E/A<1时提示左心室舒张功能降低。当左心室舒张功能进一步减退，左心室内的压力明显增高，机体代偿使左心房压力也明显增高，因而跨二尖瓣压力阶差增大，E峰相对增高大于A峰，E峰>A峰，E/A比值>1，为假性正常化；当左心室舒张功能持续减退，呈限制性充盈，左心室顺应性明显降低，导致左心室内压力显著增加，左心房压力也显著增加，当两者压力差为零时，左室充盈即停止，出现幅度较高但持续时间较短的E峰，此时E/A>2。

2.（单选题）下列描述中，支持左心室舒张功能不全心力衰竭的诊断包括（　）。

A.射血分数正常

B.心排血量降低

C.左心室射血时间延长

D.等容舒张期正常

E.左心室舒张末期内径扩大

【答案解析】A

左心室舒张功能不全心力衰竭的诊断金标准是左心导管测量静息和活动时的压力–容积曲线，临床诊断标准：①临床上存在已知导致左室舒张末压升高，左室肥厚的病因；②患者有劳力性呼吸困难症状，但无肺部病变；③超声心动图检查有左心室肥厚而左心室收缩功能正常，左心室射血分数＞50%；④心导管检查肺动脉楔压＞1.6 kPa（12 mmHg），左心室心肌松弛时间＞40 ms，在此基础上伴有明显的舒张期心力衰竭的临床症状及体征者。

左心室舒张功能不全心力衰竭指心力衰竭以舒张功能不全为主，等容舒张时间延长，左心室射血时间缩短，但左心室收缩功能正常，因此左心室射血分数正常。心排血量降低反映左心室收缩功能降低，不符合舒张性心力衰竭。左心室舒张功能不全心力衰竭主要表现为左心房容积指数扩大，而非左室舒张末期内径扩大。

3.（多选题）左心室舒张功能评价参数包括（　　）。

A.等容舒张时间

B.左房室瓣血流传播速度

C.左房室瓣环舒张期运动速度

D.左房室瓣口E峰速度

E.左心室压力最大上升速度 $\left[\left(\mathrm{dp}/\mathrm{dt}\right)_{max}\right]$

【答案解析】ABCD

左心室压力最大上升速度是反映左心室心肌收缩力的参数，与心肌收缩力成正比；其他参数都是评估左心室舒张功能的主要指标。

4.（病例分析题）患者，女性，76岁，高血压、糖尿病病史20年余，患者自诉血压、血糖控制尚可，因"呼吸困难3天"就诊。BP 158/112 mmHg。超声心动图参数：LVEF=55%，脉冲多普勒测量二尖瓣瓣口E峰=128 cm/s，A峰=62 cm/s；组织多普勒测量室间隔侧e′=7 cm/s，左室侧壁侧e′=10 cm/s；连续多普勒测量三尖瓣收缩期最大反流速度=2.9 m/s；仅测量左心房前后径=36 mm，未测量左心房容积指数。综合以上信息，下列诊断正确的是（　　）。

A.左室收缩功能降低

B.左室舒张功能不全Ⅰ级

C.左室舒张功能不全Ⅱ级

D.左室舒张功能不全Ⅲ级

E.左室舒张功能不全分级不能确定

【答案解析】D

中国成年人参考值推荐男性射血分数<52%，女性射血分数<53%提示左心室收缩功能异常，故不选A。E/A=2.1，平均E/e'=15，TRPV=2.9 m/s，综合以上参数，结合图2-2-10诊断流程，该病例提示患者左心室充盈压升高，舒张功能不全Ⅲ级。

5.（问答题）超声心动图评估左心室射血功能（LVEF）正常患者的左心室舒张功能异常的诊断思路？

【答案解析】

（1）二尖瓣环e'：组织多普勒显示室间隔侧和左心室侧壁侧的二尖瓣环运动频谱，脉冲多普勒分别测量室间隔侧或侧壁侧的二尖瓣环舒张早期运动速度e'，室间隔侧e'<7 cm/s或左心室侧壁侧e'<10 cm/s提示左心室松弛异常。

（2）平均E/e'：脉冲多普勒显示二尖瓣瓣口前向血流速度频谱，测量二尖瓣舒张早期血流速度E峰，E峰除以二尖瓣环处间隔侧和侧壁侧舒张早期速度的平均值e'即为E/e'，该比值可估测左心室充盈压，与左心室僵硬度和纤维化相关，平均E/e'>14提示异常。

（3）三尖瓣收缩期最大反流速度：连续多普勒测量收缩期三尖瓣最大反流速度，大于2.8 m/s提示异常，反映肺动脉收缩期高压和左心室舒张功能障碍。

（4）左心房容积指数：收缩末期双平面Simpson法测量左心房容积，LAVI=左心房容积/体表面积，LAVI>34 mL/m^{2}提示左心室充盈压力升高。LAVI是死亡、心力衰竭、心房颤动和缺血性卒中的独立预测因子。

以上评估中2个以上指标均正常，提示左心室舒张功能正常；两个以上指标均异常，提示左心室舒张功能异常；2个指标正常，则结论不可确定，需结合临床信息或增加负荷超声检查进一步判断。具体诊断流程见图2-2-10。

6.（问答题）左心室射血分数降低（HFrEF）和LVEF正常心肌病变患者左心室充盈压和舒张功能异常的分级方法有哪些？

【答案解析】

（1）二尖瓣瓣口E/A≤0.8且E峰≤50 cm/s，提示左心室充盈压正常，舒张功能不全Ⅰ级。

（2）二尖瓣瓣口E/A≥2，提示左心室充盈压升高，舒张功能不全Ⅲ级。

（3）二尖瓣瓣口E/A≤0.8且E峰＞50 cm/s，或0.8＜E/A＜2，此为灰区，则需结合以下3个指标进行评估：①平均E/e′＞14；②TRPV＞2.8 cm/s；③LAVI＞34 mL/m²。

综合考虑临床和二维图像数据之后，以上3个指标中，有2个或3个阴性，或当仅有2个指标可使用时，如2个均为阴性，则提示左房压正常，舒张功能不全Ⅰ级；有2个或3个阳性，或当仅有2个指标可使用时，且2个均为阳性，提示左心房压升高，舒张功能不全Ⅱ级；当仅有2个指标可使用时，若1个阴性，1个阳性，或当3个指标仅有1个可获取时，则舒张功能不全分级不确定，此时可参考其他指标，如心腔大小、心房应变、肺静脉血流速度和负荷试验等（具体诊断流程见图2-2-11）。左心房最大整体纵向

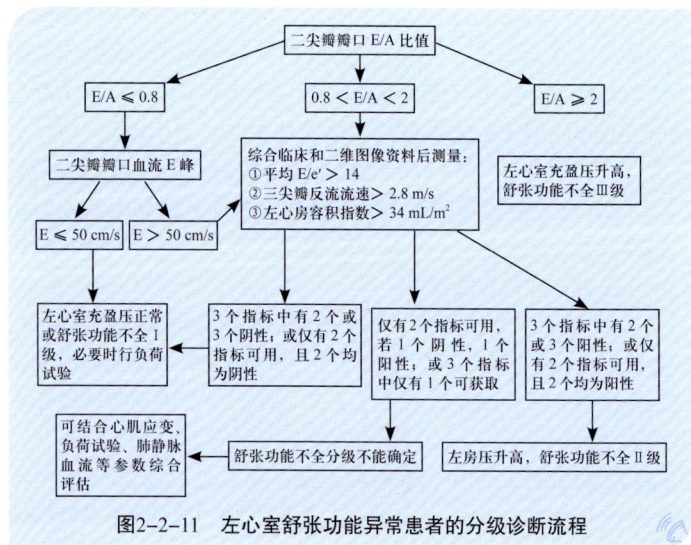

图2-2-11 左心室舒张功能异常患者的分级诊断流程

应变<20%提示左心室充盈压升高。肺静脉收缩期和舒张期血流速度比值<1提示左心室充盈压增高，注意LVEF正常时，40岁以下可出现S/D值<1。

（赵丽）

第三节　右心室功能评估

【病史】

患者，女性，54岁，因"反复胸闷、心悸、乏力1月余，加重3天"就诊。查体：胸骨左缘第4、第5肋间4级收缩期杂音。胸部X线检查显示心影增大。心电图显示心房颤动，心率107次/分。超声心动图：①全心扩大，双房明显；②室间隔运动异常；③三尖瓣重度关闭不全，二尖瓣中度关闭不全，主动脉瓣轻-中度关闭不全；④左心室舒张功能降低，右心功能降低；⑤少量心包积液（检查中见患者心率快且心律不齐）。

【相关切面声像图特点】

相关切面声像图见图2-3-1～图2-3-17。

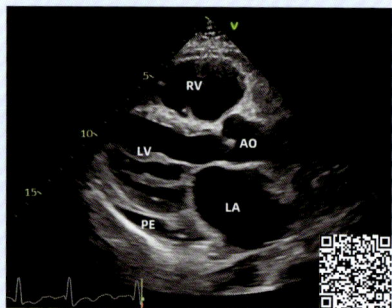

左心房明显扩大，左心室、右心室扩大，心包积液。LA：左心房；LV：左心室；RV：右心室；AO：主动脉；PE：心包积液。

图2-3-1　胸骨旁左室长轴切面（动态）

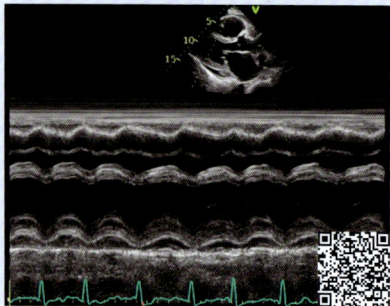

室间隔与左室后壁呈同向运动，右心室容量负荷过重。

图2-3-2　胸骨旁心室波群M型超声（动态）

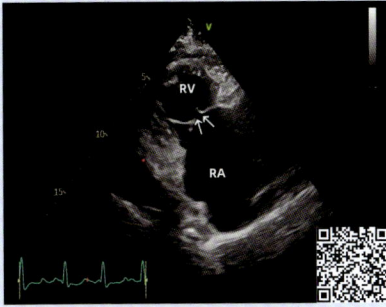

右心房、右心室扩大，收缩期三尖瓣瓣叶对合不拢，关闭时可见裂隙（箭头）。RA：右心房；RV：右心室。

图2-3-3　胸骨旁右室流入道切面一（动态）

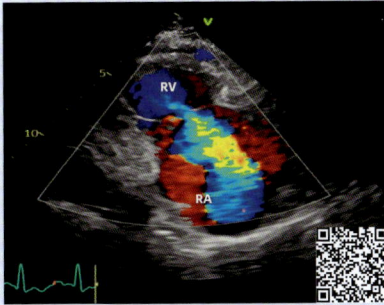

收缩期三尖瓣大量反流。RA：右心房；RV：右心室。

图2-3-4　胸骨旁右室流入道切面二（动态）

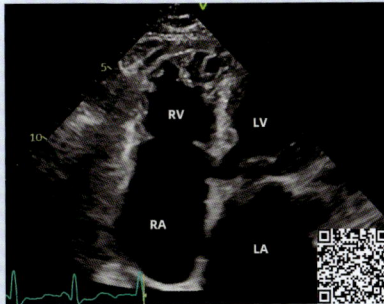

全心扩大，双心房明显。LA：左心房；LV：左心室；RA：右心房；RV：右心室。

图2-3-5　非标准心尖四腔心切面一（动态）

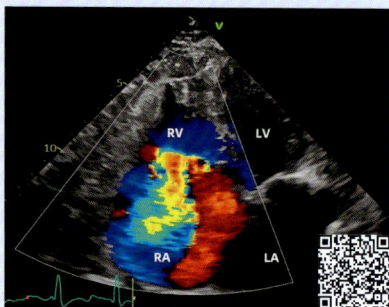

收缩期三尖瓣大量反流。LA：左心房；LV：左心室；RA：右心房；
RV：右心室。

图2-3-6 非标准心尖四腔心切面二（动态）

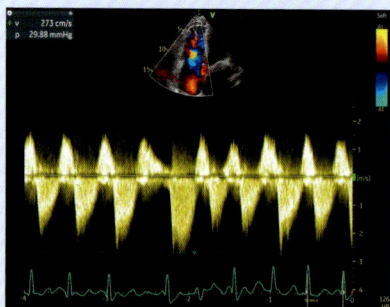

三尖瓣血流频谱，三尖瓣收缩期最大反流速度：273 cm/s，压差30 mmHg。

图2-3-7 非标准心尖四腔心切面三

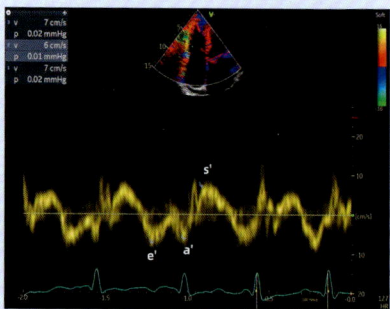

三尖瓣外侧瓣环舒张早期运动速度e'=7 cm/s，舒张晚期运动速度a'=6 cm/s，
收缩期运动速度s'=7 cm/s。

图2-3-8 心尖四腔心切面：组织多普勒

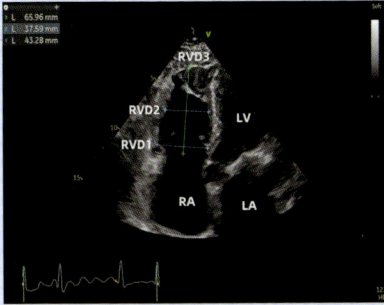

右室径二维测量：RVD1，右心室基底段43 mm；RVD2，右心室中间段
37 mm；RVD3，右心室长径66 mm。LA：左心房；LV：左心室；RA：右
心房。

图2-3-9 心尖四腔心切面

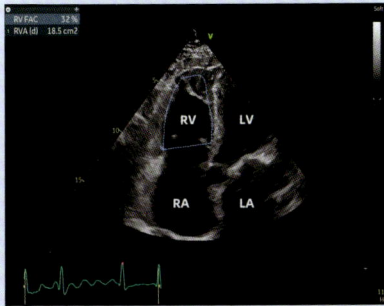

右心室面积变化分数：32%。LA：左心房；LV：左心室；RA：右心房；
RV：右心室。

图2-3-10 心尖四腔心切面：二维超声

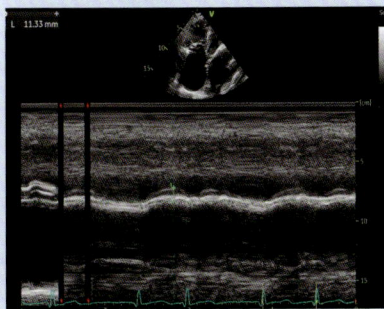

三尖瓣环收缩期位移：11 mm。

图2-3-11 心尖四腔心切面：M型超声

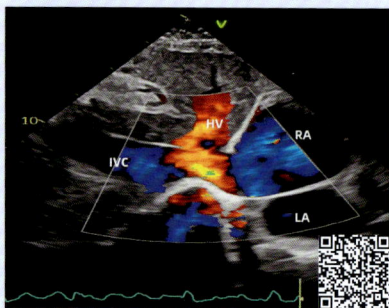

下腔静脉增宽，内径26 mm，肝静脉舒张期明显反流。LA：左心房；
RA：右心房；IVC：下腔静脉；HV：肝静脉。

图2-3-12 剑突下下腔静脉长轴切面（动态）

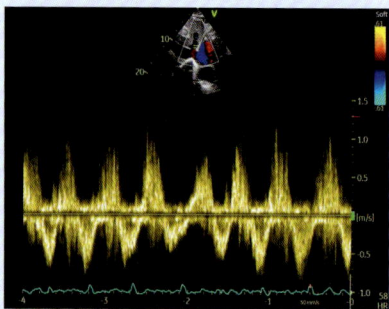

肝静脉舒张期明显反流。

图2-3-13 剑突下切面

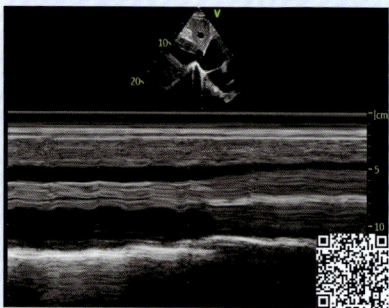

吸气末下腔静脉内径塌陷率＜50%。

图2-3-14 剑突下下腔静脉长轴切面（动态）：M型超声

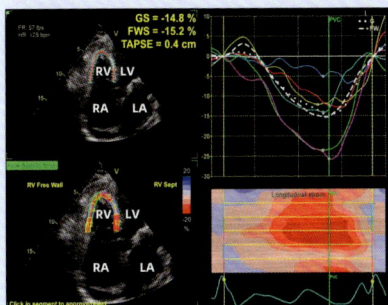

整体纵向应变（GS）=-14.8%、游离壁纵向应变（FWS）=-15.2%，三尖瓣环收缩期位移=4 mm。LA：左心房；LV：左心室；RA：右心房；RV：右心室。

图2-3-15　右心室二维应变分析

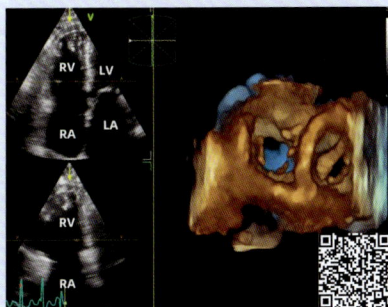

右心扩大，三尖瓣瓣环扩张，瓣尖对合不良。LA：左心房；LV：左心室；RA：右心房；RV：右心室。

图2-3-16　三维超声心动图一（动态）

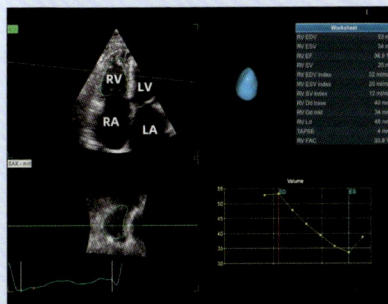

右心室直径、容积（容积指数）及右心功能：右心室射血分数=36.9%，右心室面积变化分数（RVFAC）=33.8%，三尖瓣环收缩期位移=4 mm。LA：左心房；LV：左心室；RA：右心房；RV：右心室。

图2-3-17　三维超声心动图二

【病例报告书写】

1.超声描述

全心扩大，双房明显，室间隔与左心室后壁无增厚，二者呈同向运动。主动脉内径正常，壁回声及搏动尚可。三尖瓣瓣环扩大、瓣叶闭合不良，其余各瓣膜回声、活动尚可。心包腔内探及宽约1.2 cm的液性暗区。频谱及彩色多普勒血流成像：主动脉瓣、二尖瓣、三尖瓣可见反流血流信号。频谱超声显示舒张期二尖瓣瓣口血流频谱形态呈单峰。

右心功能评估指标：下腔静脉扩张，内径约2.6 cm，吸气末下腔静脉内径塌陷率＜50%；肝静脉舒张期明显反流；M型超声测量三尖瓣环收缩期位移（tricuspid annular plane systolic excursion，TAPSE）约1.1 cm。组织多普勒：三尖瓣e'=7 cm/s，三尖瓣a'=6 cm/s，三尖瓣s'=7 cm/s。右心室二维应变分析：GS=−14.8%，FWS=−15.2%，TAPSE=4 mm。三维超声心动图：RVEF=36.9%，RVFAC=33.8%，TAPSE=4 mm。

2.结论

（1）心脏各腔室有无扩大，主动脉及肺动脉有无扩张。

（2）室间隔及右心室壁运动情况，室间隔的运动形态反映右心室的压力或容量负荷变化。

（3）各瓣膜反流程度，评估肺动脉压力。

（4）LVEF是否正常，右心功能是否降低。

（5）是否合并心包积液。

（6）检查时有无心律失常，有无房颤、心率过快等影响右心功能评估的情况。

【要点与讨论】

1.右心室外形与结构

右心室形态复杂，呈不规则新月形，解剖结构由肌部流入部、流出道、心尖小梁部构成。心肌运动方式复杂，外层环形纤维、内层纵形纤维，收缩期右心室游离壁向室间隔处内移，三尖瓣环向心尖部纵形向下缩短，右心室游离壁受室间隔运动的影响朝左心室处牵拉。因此，不能完全应用左心室的评估方法，右心室功能的评估更加复杂。

2.评估右心室的收缩功能

（1）二维右心室面积变化分数（2D fractional of area change，2D-FAC）：重点观察心尖四腔心右心室切面，将右心室放置在超声图像的中心位置，清楚显示肌小梁、三尖瓣瓣叶和腱索、整个右心室游离壁。在舒张末期和收缩末期手动描记右心室心内膜边界，从外侧三尖瓣环沿游离壁至顶部，再沿室间隔向后至内侧三尖瓣环，2D-FAC=（右心室舒张末期面积−右心室收缩末期面积）/右心室舒张末期面积×100%，2D-FAC≥35%认为右心室收缩功能正常。该方法简单，易于重复测量，但面积采用单平面法测量，且忽略右室流出道对整体收缩功能的影响，有一定局限性。

（2）右心室射血分数（RVEF）：由于右心室形态的不规则和二维超声测量方法的局限性，难以获取准确的右心室容积参数，不推荐使用二维超声心动图测量右心室的容积和射血分数。

由于三维超声心动图不受二维平面的限制，可与超声斑点追踪技术结合为三维斑点追踪技术（3D-STE），从而克服了2D-STE"跨平面失追踪"的局限性，而且不受时间分辨率的影响，能同步追踪心脏各室壁的运动。研究证实，3D-STE是评估右心室收缩功能的可靠方法，且由于其能在三维容积内追踪心肌的运动轨迹，评估右心室不同解剖部位的形变（包括右室流入道、流出道和心尖），其测量值通常比二维斑点追踪更加准确，3D-RVEF<44%表明右心室收缩功能降低。但需要注意的是，三维超声心动图对心律及图像质量要求较高，且规范化参考数据较少，尤其是右心室明显扩张或右心室功能不全患者的评估缺乏多中心大样本数据参考。

（3）三尖瓣环收缩期位移（TAPSE）：心尖四腔心切面M型取样线通过三尖瓣外侧瓣环，前缘对前缘测量右心室游离壁侧三尖瓣瓣环收缩期最大位移。指南推荐TAPSE作为一种常规评价右心室收缩功能的方法，小于16 mm则反映右心室收缩功能降低。优点：操作简单且重复性好，无须追踪心内膜，较少受到图像质量的影响。缺点：仅部分反映右心室收缩功能，有一定的角度依赖；二维与三维超声测值存在一定偏差，单一结果判读需要结合图像质量和心率影响综合考虑。

（4）右心室心肌做功指数（right ventricular index of myocardial performance，RIMP）：反映右心室整体功能，包括收缩和舒张功能，也称作MPI或Tei指数，RIMP=（等容舒张时间+等容收缩时间）/射血时间。Tei指数可以通过三尖瓣频谱和组织多普勒两种方法获取，需要注意的是，前者测量不在同一心动周期内完成，后者可在同一心动周期完成时间测量。组织多普勒RIMP＞0.55提示右心室功能障碍，RIMP＞0.64提示临床预后较差，更适用于临床工作。另外，RIMP的时间测量容易受到心律影响，尤其对于心房颤动患者，不能使用单一心动周期参数对右心室功能进行评估。

（5）组织多普勒三尖瓣环收缩期速度（s'）：组织多普勒取样点置于右心室游离壁三尖瓣外侧瓣环，测量三尖瓣环收缩期运动速度s'，反映右心室整体收缩功能。s'≥9 cm/s提示右心室长轴收缩功能正常。

（6）右心室应变分析：指南建议应用右心室游离壁整体纵向应变评估右心室收缩功能，其可行性及重复性较好，无角度依赖性，但是对图像质量要求较高，数据变异较大，推荐RVGLS正常参考值＜-21%。二维应变分析要求采集以右心室为中心的心尖切面，清楚显示心内膜边界。三维应变分析要求动态图像容积帧频大于心率的40%，包含完整的右心室游离壁。

基于以上指标的优缺点，并结合临床工作的迫切性需求，我们推荐TAPSE、2D-FAC、三尖瓣环s'作为快速、简便评估右心室收缩功能的参考指标，组间及组内重复性较好，减少因图像质量和人为测量的误差偏移。

3.右心室舒张功能评估

临床评估右心室舒张功能需要结合多个指标结果综合考虑，主要包括三尖瓣舒张早期血流速度E峰和舒张晚期血流速度A峰、E/A、E峰减速时间、三尖瓣环侧壁舒张早期运动速度e'和舒张晚期运动速度a'、E/e'、肝静脉的脉冲多普勒频谱、下腔静脉内径和塌陷率等，粗略判断可结合图2-3-18。有学者认为，三尖瓣环e'＜8 cm/s和a'＜7 cm/s是异常的，E/ e'＞6提示右心房压力升高；

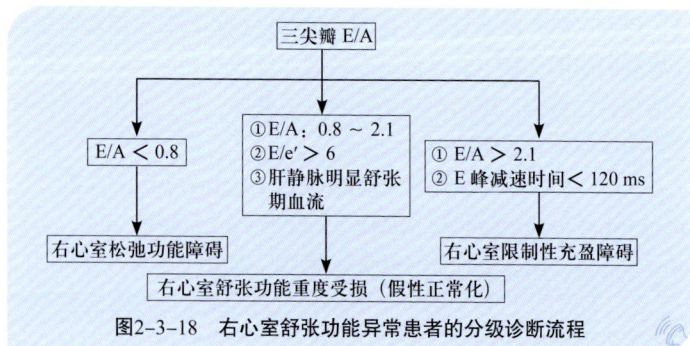

图2-3-18　右心室舒张功能异常患者的分级诊断流程

右心室等容舒张时间>73 ms提示右心室舒张充盈受损。

【思考题】

1.（单选题）评估右心室收缩功能的参数不包括（　）。

A.右室面积变化分数

B.右室心肌做功指数

C.三尖瓣环收缩期位移

D.三尖瓣瓣环e′

E.三尖瓣瓣环s′

【答案解析】D

右室面积变化分数、右室心肌做功指数、三尖瓣环收缩期位移、三尖瓣瓣环收缩期速度s′是综合评价右心室收缩功能的常用参数；实时三维成像和应变成像，包括右心室的应变和应变率，作为常规参数的补充，更能准确地反映右心室形变。三尖瓣瓣环舒张期e′、a′主要评估右心室的舒张功能。

2.（多选题）下列关于下腔静脉内径和塌陷率测量的说法正确的是（　）。

A.剑突下垂直于下腔静脉长轴切面，在距离右心房入口1～2 cm处进行测量

B.下腔静脉内径≤21 mm且吸气末塌陷率>50%时，提示右心房压正常（0～5 mmHg）

C.下腔静脉内径≤21 mm且吸气末塌陷率<50%，或>21 mm且吸气末塌陷率>50%时提示中等的右心房压（5～10 mmHg）

D.下腔静脉内径>21 mm且吸气末塌陷率<50%（或平静呼吸时塌陷率<20%）时提示右心房压增高（15 mmHg）

E.若吸气末塌陷率较小（<35%），且右心房压力升高的次要指标，如右心室限制性充盈，三尖瓣E/e′>6，或肝静脉舒张期逆流等存在，则右心房压可高至15 mmHg

【答案解析】ABCDE

下腔静脉内径和塌陷率是评估右心室舒张功能的常用参数，ABCDE是超声评估右心房压力的主要方法，但是需要注意的是，以上指标不适合年轻运动员和依赖呼吸机机械通气患者。

3.（病例分析题）患者，女性，52岁，因"活动后气短半

年，伴咯血3天"就诊。血压165/95mmHg，心率96次/分，SpO$_2$ 93%，血常规、肝肾功能、心肌酶未见异常。心界向左扩大，心率96次/分，律不齐，P$_2$亢进，第二心音分裂，胸骨左缘第2~4肋间可闻及3级收缩期杂音，无明显传导。经胸超声心动图提示：①右心房、右心室扩大，肺动脉内径增宽；②右室壁增厚，左室壁稍厚；③三尖瓣中–重度反流；④二尖瓣轻度反流，估计肺动脉收缩压为80 mmHg。

（1）（多选题）该患者可能的诊断包括（ ）。

A.先天性心脏病，继发型房间隔缺损，双向分流

B.先天性心脏病，动脉导管未闭，左向右分流

C.先天性心脏病，室间隔缺损，左向右分流

D.先天性心脏病，卵圆孔未闭，双向分流

E.血栓栓塞性肺动脉高压

（2）（多选题）该患者下一步的检查方法是（ ）。

A.右心声学造影

B.经食管三维超声心动图

C.胸部X线

D.心脏CTA

E.心导管测压

（3）（单选题）评估该患者是否存在右心室舒张功能受损的指标为（ ）。

A.右心室面积变化分数

B.下腔静脉内径及塌陷率

C.三尖瓣环收缩期位移

D.三尖瓣环s′

E.右心室游离壁应变

【答案解析】（1）ADE；（2）ABDE；（3）B

（1）对于肺动脉高压患者，在分类诊断的思路上，首先，需要判断是否符合第二大类（左心疾病相关肺动脉高压）及第三大类（低氧或慢性肺病相关肺动脉高压）；其次，需要通过肺通气灌注扫描，判断是否符合第四大类（慢性血栓栓塞性肺动脉高压）；再次，通过完善相关血液学等检查评估是否存在其他疾病或危险因素相关肺动脉高压；最后，通过右心导管等影像学检查进一步分析和确认。选项B、C中室间隔缺损和动脉导管未闭，多表现为左心系统扩大，左向右分流则提示体循环压力大于肺循环

压力，常常提示无明显肺动脉高压。

（2）对于肺动脉高压患者进一步诊断，可以行右心声学造影检查明确有无心房水平右向左分流；经食管三维超声心动图直观显示心房水平房间隔缺损和卵圆孔未闭；心脏CTA可明确有无肺静脉异位引流、肺血管发育异常等；心导管测压精确评估肺动脉压力；胸部X线检查可显示心影扩大、肺动脉段突出，对已经诊断肺动脉高压，进一步寻求病因的患者价值有限。

（3）A、C、D、E是评估右心室收缩功能的常用指标。

4.（问答题）超声评估右心室功能参数的常见限制与劣势有哪些？

【答案解析】

右心室大小、容量和功能参数的评估在多种疾病诊断、预后和治疗反应的监测中发挥重要作用。超声心动图因其操作简单、易于床边检查，是右心室功能评估的首选影像检查方法，通过超声心动图对右心参数进行准确、可重复的定量分析时，需要注意特定技术和测量的相关要求，同时也要认识到常用参考指标的使用限制与劣势。

（1）右心室与左心室基底段内径的比值是一种直观判断右心室扩张的简便方法，但如果左心室本身已扩张则可能无效。

（2）右心室大小最具可重复性的二维参数是右心室基底段内径，这是不同的超声检查人员进行系列研究时的重要考虑因素。但是，与所有二维右心室测量参数一样，大多数准则声明中提供的正常共识值未编入索引，未按性别分类。另外，正常测量参数可能不适用于运动员。

（3）FAC的测量需要使用以右心室为中心的标准化心尖四腔心切面，如果使用不同的超声心动图切面，超声检查者之间的可重复性可能会有很大差异。

（4）右心室心肌做功指数与所有右心室功能参数一样，都受到负荷依赖，并且在右心房压力升高的情况下可能伪正常化。在这种情况下，升高的右心房压力会使三尖瓣更早打开，从而减少等容舒张时间，低估心肌做功指数。

（5）三尖瓣s'和TAPSE的测量均与角度有关，并且仅反映右心室基底段的长轴功能，而忽略了心尖和右室流出道对右心室射血的整体作用。

（6）在评估下腔静脉内径大小和反应性时，右心房压力往往被高估，并且在某些研究中与侵入性测得的压力不一致。因此，实际评估时需将估计的右心房压力与三尖瓣收缩期最大反流速度分开指定，并且超声心动图评估肺动脉高压不应仅依赖三尖瓣反流速度和下腔静脉大小。

（7）各研究之间测量偏心指数的切面水平应相同，因为室间隔中肌纤维的排列和构型在不同切面水平上会有所不同。

（8）右心室舒张功能的参数对前负荷和后负荷的变化敏感，在患者存在严重肺动脉高压的情况下必须谨慎测量。

（赵丽）

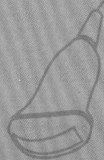

第三章

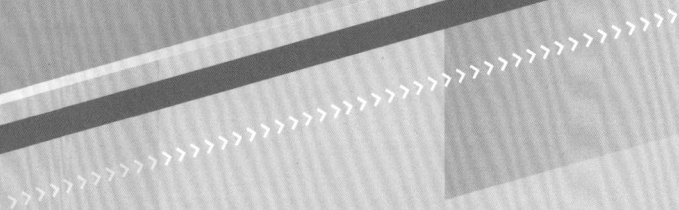

心脏瓣膜病

第一节 二尖瓣狭窄

【病史】

患者，女性，38岁，因"胸闷半年"就诊。查体：心前区无隆起及凹陷，心浊音界扩大，心率87次/分，心律齐，听诊心尖区舒张中晚期低调递增隆隆样杂音，用力呼气时杂音增强。胸部X线检查显示双肺纹理增多，心影增大，呈梨形。心电图显示窦性心律。心脏彩超显示风湿性心脏瓣膜病，二尖瓣重度狭窄并轻度关闭不全，三尖瓣轻度关闭不全。

【相关切面声像图特点】

相关切面声像图见图3-1-1～图3-1-9。

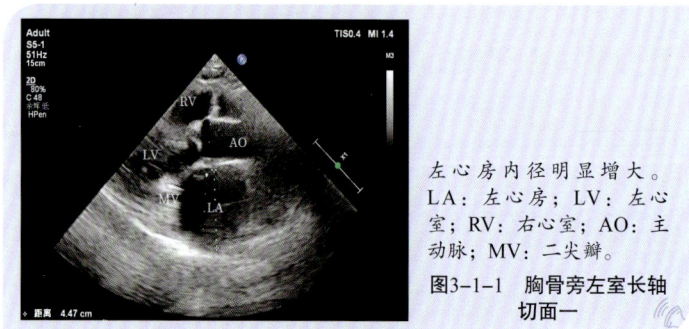

左心房内径明显增大。
LA：左心房；LV：左心室；RV：右心室；AO：主动脉；MV：二尖瓣。

图3-1-1 胸骨旁左室长轴切面一

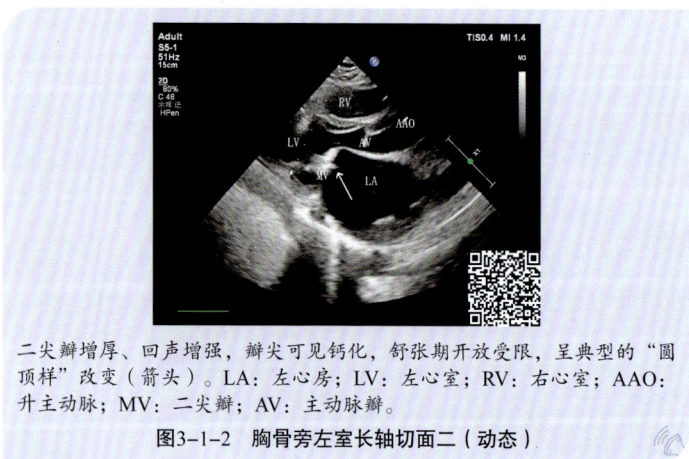

二尖瓣增厚、回声增强，瓣尖可见钙化，舒张期开放受限，呈典型的"圆顶样"改变（箭头）。LA：左心房；LV：左心室；RV：右心室；AAO：升主动脉；MV：二尖瓣；AV：主动脉瓣。

图3-1-2 胸骨旁左室长轴切面二（动态）

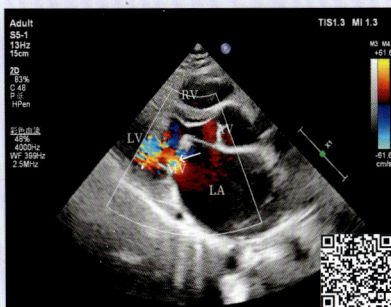

彩色多普勒血流成像显示舒张期二尖瓣前向血流明显汇聚，呈五彩镶嵌的彩流束（箭头），收缩期可见少量反流血流信号。LA：左心房；LV：左心室；RV：右心室；AV：主动脉瓣；MV：二尖瓣。

图3-1-3　胸骨旁左室长轴切面三（动态）

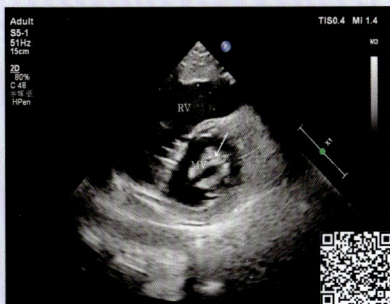

二尖瓣增厚、回声增强，开放受限，呈"鱼口样"改变（箭头）。RV：右心室；MV：二尖瓣。

图3-1-4　胸骨旁左室短轴切面（二尖瓣水平）一（动态）

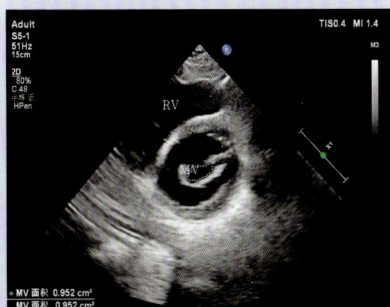

使用Trace法描记二尖瓣瓣口面积为0.95 cm²。RV：右心室；MV：二尖瓣。

图3-1-5　胸骨旁左室短轴切面（二尖瓣水平）二

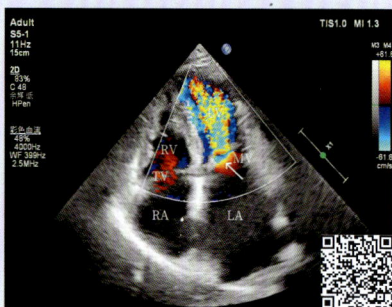

彩色多普勒血流成像显示舒张期二尖瓣瓣口前向血流汇聚，呈五彩镶嵌的彩流束（箭头）。LA：左心房；LV：左心室；RA：右心房；RV：右心室；MV：二尖瓣；TV：三尖瓣。

图3-1-6　心尖四腔心切面一（动态）

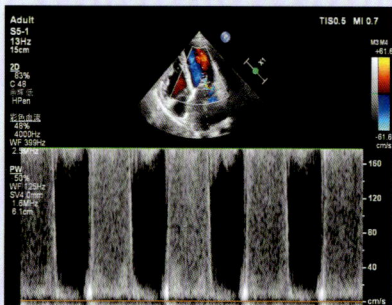

脉冲多普勒显示舒张期二尖瓣瓣口前向血流速度明显增快，为湍流信号。

图3-1-7　心尖四腔心切面二

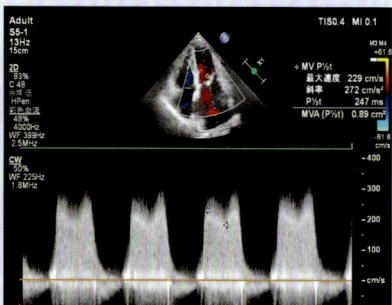

连续多普勒显示二尖瓣瓣口前向血流为舒张期充填宽带频谱，血流速度明显增快，压差减半时间法测二尖瓣瓣口面积为0.89 cm^2。

图3-1-8　心尖四腔心切面三

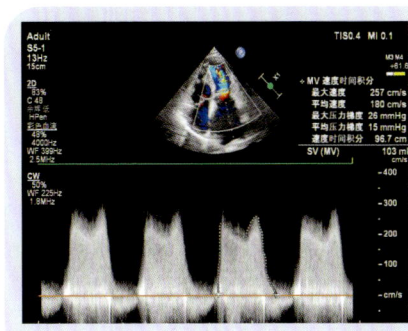

连续多普勒显示舒张期二尖瓣瓣口前向血流峰值流速为257 cm/s，峰值压差为26 mmHg，平均压差为15 mmHg。

图3-1-9　心尖四腔心切面四

【鉴别诊断】

（1）与左心容量负荷过重所致的相对性二尖瓣狭窄相鉴别，如主动脉瓣关闭不全、二尖瓣关闭不全、室间隔缺损、动脉导管未闭等，彩色多普勒血流成像可见二尖瓣瓣口舒张期前向血流色彩明亮，流速增快，但血流束较二尖瓣狭窄时宽，且频谱多普勒显示其为层流信号。

（2）当左心室收缩功能降低（如冠心病、扩张型心肌病等）时，二尖瓣瓣口的开放幅度减小，此时应注意与二尖瓣狭窄相鉴别，前者二尖瓣无明显增厚、钙化、粘连，前向血流速度明显减慢，色彩暗淡，没有明显的血流汇聚现象，且仍然是层流信号。

（3）与后天性二尖瓣狭窄病因相鉴别：风湿性二尖瓣狭窄多为瓣尖明显增厚、钙化，后期病变才会发展到瓣体，导致瓣尖及瓣体的增厚、回声增强、钙化，而老年性退行性改变多以瓣根改变为主，很少累及瓣尖。

（4）与先天性二尖瓣瓣上隔膜相鉴别：其与二尖瓣狭窄最大的区别在于狭窄的位置不同，前者可于二尖瓣瓣上探及隔膜样回声，彩色多普勒血流成像显示隔膜处出现汇聚的花色血流信号。

（5）先天性二尖瓣狭窄中还有几种常见的畸形：降落伞型二尖瓣、吊床型二尖瓣和双孔二尖瓣。

1）降落伞型二尖瓣（parachute mitral valve，PMV）：属于先天性二尖瓣狭窄中的一种，是指二尖瓣前后叶的腱索均附着于同一组乳头肌，开放受限，因形如降落伞而得名。可单独发生，也可与其他先天性心脏病（如二尖瓣瓣上环、主动脉缩窄等）同时发生，当其合并瓣上环、主动脉瓣狭窄、主动脉缩窄时，称为Shones综合征。其主要超声表现为二尖瓣瓣叶形态异常，舒张期在左室长轴切面可见二尖瓣开放受限，呈现穹窿样改变；在左室短轴切面二尖瓣水平可见二尖瓣乳头肌发育异常，仅能探及一组乳头肌，或可见两组乳头肌部分融合，前后叶腱索均附着于同一组乳头肌上，导致二尖瓣开放受限，二尖瓣口可能偏向左心室一侧，形似降落伞；此外，可合并室间隔缺损、大动脉转位、主动脉狭窄等先天性心脏病。彩色多普勒血流成像显示舒张期二尖瓣瓣口以红色为主的五彩镶嵌彩流束，伴或不伴二尖瓣关闭不全，频谱多普勒显示二尖瓣前向血流速度明显增快。

2）吊床型二尖瓣：属于先天性二尖瓣狭窄中的一种，超声表现为瓣膜前后叶融合成一个隔膜，隔膜中心残留一个小孔，肥厚的乳头肌与腱索融合成片，瓣膜水平及瓣下水平均可见狭窄。

3）双孔二尖瓣（double orifice of mitral valve，DOMV）：属于先天性二尖瓣畸形中的一种，超声表现为胸骨旁左室长轴切面二尖瓣前后叶间可见额外的膜样回声；二尖瓣短轴切面显示二尖瓣呈"眼睛样"双孔改变，两个孔口相互独立，大小相等或不等；心尖四腔心切面显示二尖瓣开放呈"双开口征"。

【病例报告书写】

1.超声描述

左心房（四腔测值：__cm×__cm）、左心室内径增大，室间隔及左心室后壁无增厚，运动尚可/运动协调。二尖瓣瓣叶增厚、钙化，前叶明显，开放受限，开放幅度__cm，瓣口面积__cm^2，瓣环径__cm，主动脉瓣增厚、钙化（注意观察其他瓣膜有无合并病变），主动脉瓣瓣环径约__cm，升主动脉内径稍增宽，左房内未见附壁血栓影像（部分二尖瓣狭窄可伴发左心房内血流自发显影或附壁血栓形成，要注意观察）。频谱及彩色多普勒血流成像：舒张期可见左室流入道内起源于二尖瓣瓣口的以红色为主的五彩镶嵌彩流束，峰值流速__cm/s，峰值压差__mmHg，平均压差__mmHg，压差减半时间法测量二尖瓣瓣口面积__cm^2，升主动脉内收缩期可见源于主动脉瓣的五彩镶嵌彩流束，频谱显示为宽带、充填的湍流信号，峰值流速__cm/s，峰值压差__mmHg，平均压差__mmHg；（各瓣膜反流情况）……

2.结论

（1）病因诊断：先天性瓣膜病（降落伞型二尖瓣、吊床型二尖瓣等）和后天性瓣膜病（风湿性、退行性等）。

（2）二尖瓣狭窄的程度：轻度、中度和重度。

（3）是否伴有二尖瓣关闭不全及其程度（轻度、中度和重度）。

（4）左心功能及室壁运动情况。

（5）其他合并的瓣膜问题及心血管畸形。

【要点与讨论】

（1）二尖瓣狭窄是常见的心脏瓣膜病之一，分为先天性二尖瓣狭窄和后天性二尖瓣狭窄，两者的血流动力学相似。Carpentier将先天性二尖瓣狭窄分为交界融合型、吊床型、降落伞型和漏斗型。后天性二尖瓣狭窄绝大多数是由风湿性病变引起，少数为老年性退行性变所致。

（2）风湿性二尖瓣狭窄的超声诊断要点如下。

1）二维超声显示瓣叶增厚、回声增强、出现钙化，交界粘连，开放受限，左室长轴切面显示前叶呈典型的"圆顶样"改变，左室短轴切面二尖瓣水平显示二尖瓣瓣口面积减小，呈"鱼口样"改变；左心房明显增大，部分患者可出现左心房内血流自发显影或血栓形成。

2）M型超声表现为二尖瓣瓣叶舒张期EF斜率下降，前后叶呈同向运动，表现为典型的"城墙样"改变。

3）彩色多普勒血流成像显示舒张期二尖瓣瓣口前向血流汇聚，呈五彩镶嵌的彩流束，频谱多普勒显示全舒张期充填宽带频谱，血流速度明显增快。

（3）二尖瓣狭窄的程度要结合二尖瓣瓣口面积、跨瓣压差、平均压差及压差减半时间等综合评估（表3-1-1）。

表3-1-1　二尖瓣狭窄评估指标

	轻度	中度	重度
瓣口面积（cm^2）	> 1.5 （> 2.5）	1.0 ~ 1.5 （1.6 ~ 2.5）	< 1.0 （≤ 1.5）
平均压差（mmHg）	< 5	5 ~ 10	> 10
收缩期肺动脉压（mmHg）	< 30	30 ~ 50	> 50

注：瓣口面积指标中黑色字体为中国成人心脏瓣膜病超声心动图规范化检查专家共识（2021年），红色字体为美国超声心动图学会（American Society of Echocardiography，ASE）指南（2023年）。我国风湿性瓣膜病发病率较发达国家高，笔者认为使用中国专家共识来进行狭窄程度评估对于我国患者更具有针对性。

（4）在日常工作中，有条件的情况下，应尽量使用三维探头，采用两正交平面方法，准确定位二尖瓣瓣口，从而获得更为真实的二尖瓣瓣口面积，尤其在二尖瓣及其瓣下结构钙化明显，难以通过常规二维超声定位二尖瓣瓣口时，此方法可大大提高诊断的准确性。

（5）部分患者可合并左心房内血流淤滞、自发显影或血栓形成（多见于左心房后侧壁及左心耳，少数可附着于房间隔），在检查过程中应多注意探查。当怀疑合并左心耳血栓时，由于常规超声心动图对其不太敏感，可借助经食管超声心动图进一步明确诊断。

（6）当患者合并心房颤动时，二尖瓣瓣口血流频谱A峰消失，形态呈单峰，宽窄不一，此时不能仅用一个心动周期的频谱进行二尖瓣狭窄的评估，应该测量至少5个比较接近正常心律的心动周期并取平均值来评估。

（7）若合并大量主动脉瓣反流，因其与二尖瓣前向血流同样都是舒张期血流，可能会混叠在一起，故在使用频谱多普勒测量二尖瓣瓣口前向血流时，要注意尽量避开主动脉瓣反流，以免造成混淆，导致测量失误。

【思考题】

1.（单选题）关于风湿性二尖瓣狭窄的说法，以下错误的是（　）。

A.二尖瓣前后叶增厚、回声增强

B.二尖瓣瓣口面积减小可呈"鱼口样"改变

C.M型超声心动图显示二尖瓣前叶曲线呈"城墙状"改变

D.二尖瓣病变多见于瓣根

E.二尖瓣瓣口峰值流速明显加快

【答案解析】D

A.风湿性二尖瓣狭窄的病理学改变多为二尖瓣前后叶同时受累，瓣叶纤维性增厚、钙化及瘢痕形成，故超声心动图表现为二尖瓣前后叶的增厚、回声增强，并伴有钙化。

B.随着病情的发展，病变由瓣尖发展至瓣体，并累及腱索、乳头肌等瓣下结构，导致二尖瓣增厚、钙化明显，瓣叶活动僵硬，开放明显受限，可于左室短轴二尖瓣水平显示二尖瓣瓣口面积减小，呈"鱼口样"改变。

C.风湿性二尖瓣狭窄时，M型超声心动图表现为舒张期二尖瓣前叶EF斜率降低，<70 mm/s（正常为110 mm/s），瓣叶粘连导致二尖瓣前后叶呈同向运动，表现为"城墙样"改变。

D.风湿性二尖瓣狭窄多累及瓣尖，而后病变逐渐向瓣体扩展，很少累及瓣根；而退行性二尖瓣病变则以瓣根处病变为主，这是两种疾病的鉴别点之一。

E.二尖瓣狭窄时，由于瓣膜开放受限，瓣口面积减小，在舒张期流经二尖瓣瓣口的血流受阻，左心房内的压力不断升高，致使通过二尖瓣瓣口的前向血流汇聚，彩色多普勒显示左室流入道血流经过狭窄的二尖瓣瓣口时形成以红色为主的五彩镶嵌彩流束，频谱多普勒显示血流峰值流速明显加快，多>1.5 m/s。

2.（多选题）以下属于晚期风湿性二尖瓣狭窄超声心动图表现的是（ ）。

A.二尖瓣瓣尖至瓣体均可见明显增厚、回声增强

B.频谱图形呈宽带型

C.左心房、右心室内径明显增大

D.主肺动脉内径明显增宽

E.肺静脉血流速度增快

【答案解析】ABCD

A.病变晚期，二尖瓣前后叶从瓣尖到瓣体均明显增厚、回声增强，出现粘连、纤维化、钙化，甚至累及瓣下结构，腱索及乳头肌增粗、挛缩。

B.二尖瓣狭窄时，频谱多普勒显示二尖瓣瓣口血流频谱图形呈宽带型。

C、D、E.受限于狭窄的二尖瓣瓣口，舒张期左心房内血流无法全部进入左心室，故左心房容量负荷不断升高，左心房内径明显增大，左心房压力增高，血流经肺静脉流入左心房时受阻，肺静脉压力增高，在左心房入口处明显扩张，血流速度减慢，而后形成肺动脉高压，主肺动脉内径增宽，此时右心血流流至肺动脉受阻，右心房、右心室开始不断扩张，最终发生右心衰。

3.（单选题）患者，女性，17岁，因"胸闷"就诊，行心脏彩超检查显示二尖瓣回声稍增强，开放受限，左心室内见二尖瓣前后叶的腱索均附着于同一乳头肌上，且左心室内仅能探及一个

乳头肌，根据声像图表现，考虑为（　）。

　　A.降落伞型二尖瓣

　　B.吊床型二尖瓣

　　C.二尖瓣关闭不全

　　D.二尖瓣脱垂

　　E.以上都不是

【答案解析】A

A.该患者的超声心动图表现符合降落伞型二尖瓣。

B.吊床型二尖瓣的超声表现为瓣膜前后叶融合成一个隔膜，隔膜中心残留一个小孔，瓣膜水平及瓣下水平均可见狭窄，与本例患者声像图表现不符。

C.二尖瓣关闭不全最直接的超声征象是彩色多普勒血流成像显示收缩期左心房内源于二尖瓣瓣口水平的以蓝色为主的五彩镶嵌反流血流信号，多起自对位不良或裂隙处。与本题患者超声表现不符。

D.二尖瓣脱垂二维超声可见瓣叶于收缩期脱入左心房内，超过瓣环连线2 mm以上，一般以前叶脱垂者多见。彩色多普勒血流成像可见偏向健侧的偏心性反流血流信号。

4.（病例分析题）患者，女性，59岁，有风湿性关节炎病史。今日出现胸闷、气短、心悸、呼吸困难伴乏力，听诊心尖区可闻及舒张期隆隆样杂音。X线检查提示心影扩大，呈梨形。超声心动图检查可见二尖瓣前后叶增厚、回声增强，伴有钙化，交界区粘连，开放受限，左室短轴切面显示二尖瓣瓣口面积减小。

（1）（单选题）二尖瓣M型超声心动图的特征性表现为（　）。

　　A.二尖瓣前后叶同向运动，呈"城墙样"改变

　　B.二尖瓣前后叶呈镜像运动，EF斜率升高

　　C.二尖瓣可见SAM征

　　D.二尖瓣CD段脱入左心房内，呈"吊床样"改变

　　E.二尖瓣前后叶舒张期呈"圆顶样"改变

（2）（单选题）该患者左心房内径明显增大，左心房内可见附壁血栓形成，其超声表现不包括（　）。

　　A.形状欠规则

　　B.无蒂

C.多位于左心耳内

D.活动度大

E.无明显血流信号

（3）（单选题）如果病情进一步发展为联合瓣膜病变，那最有可能被累及的另外一个瓣膜是（　）。

A.三尖瓣

B.二尖瓣

C.肺动脉瓣

D.主动脉瓣

E.以上都不是

【答案解析】（1）A；（2）D；（3）D

（1）风湿性二尖瓣狭窄时，二尖瓣前后叶增厚、钙化，M型超声显示二尖瓣前叶舒张期EF斜率下降，严重者A波消失，前后叶同向运动，故二尖瓣M型运动曲线呈"城墙样"改变，A正确，B错误；C为肥厚型梗阻性心肌病的特征性超声表现；D为二尖瓣脱垂的典型超声表现；E为风心病二尖瓣狭窄的二维超声心动图表现，与题意不符。

（2）左心房内附壁血栓的超声心动图表现：左心房内可探及形态不规则的实性回声结构附着，无蒂，活动度较小，形态呈多层样，彩色多普勒血流成像显示实性回声内无明显血流信号。注意要与左心房内其他占位性病变相鉴别，尤其是较为常见的黏液瘤，后者一般有蒂与心房壁相连，活动度较大，可于舒张期甩入左心室内，收缩期甩回到左心房，部分可导致左室流入道梗阻。

（3）风湿性心脏病最常累及的瓣膜为二尖瓣，其次为主动脉瓣，而后是三尖瓣，所以联合瓣膜病变多同时累及二尖瓣及主动脉瓣。

（崔丽、丁云川）

第二节　二尖瓣关闭不全

【病史】

患者，女性，26岁，因"胸闷2年余"就诊。查体：心尖部闻及收缩期吹风样杂音，向左腋下传导。胸部X线检查显示心影增大。心电图显示窦性心动过速，Ⅱ、Ⅲ及aVF导联ST段抬高。心脏彩超显示左心房、左心室内径增大；左心室后壁、下壁运动稍减弱；二尖瓣中度关闭不全，三尖瓣轻度关闭不全（检查中见患者心率快，约121次/分）。

【相关切面声像图特点】

相关切面声像图见图3-2-1～图3-2-7。

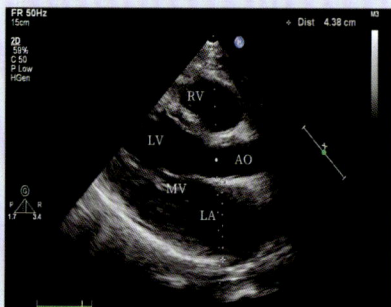

左心房内径明显增大。LA：左心房；LV：左心室；RV：右心室；AO：主动脉；MV：二尖瓣。

图3-2-1　左室长轴切面一

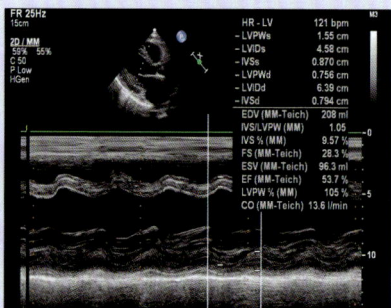

左心室内径明显增大，左心室收缩功能接近正常低限。

图3-2-2　M型超声

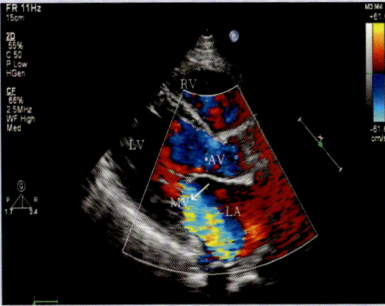

彩色多普勒血流成像显示左心房内可见源自二尖瓣瓣口的以蓝色为主的五彩镶嵌反流血流信号（箭头）。LA：左心房；LV：左心室；RV：右心室；AV：主动脉瓣；MV：二尖瓣。

图3-2-3　左室长轴切面二

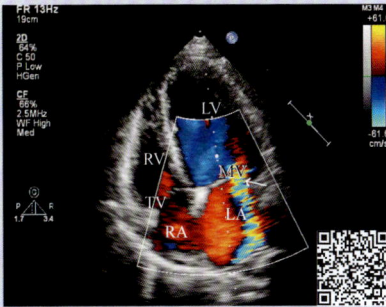

彩色多普勒血流成像显示舒张期源自二尖瓣瓣口的颜色明亮的反流血流信号（箭头）。LA：左心房；LV：左心室；RA：右心房；RV：右心室；MV：二尖瓣；TV：三尖瓣。

图3-2-4　心尖四腔心切面一（动态）

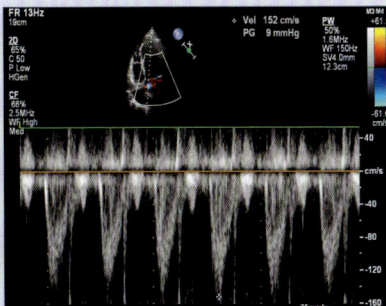

脉冲多普勒显示主动脉瓣口血流正常。

图3-2-5　心尖五腔心切面

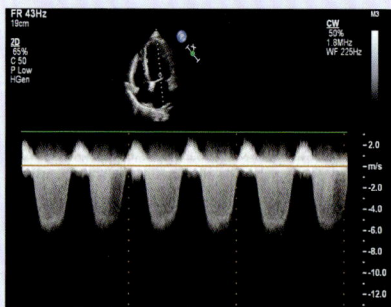

连续多普勒显示二尖瓣瓣口反流束呈全收缩期负向单峰波形，流速较高，血流速度大于4 m/s。

图3-2-6　心尖四腔心切面二

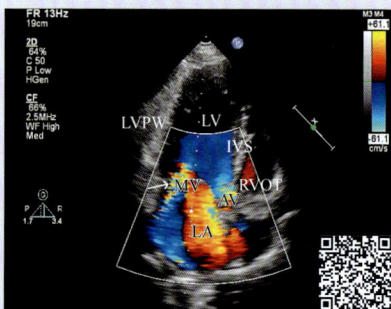

彩色多普勒血流成像显示舒张期源自二尖瓣瓣口的反流血流信号（箭头）。LA：左心房；LV：左心室；RVOT：右室流出道；LVPW：左心室后壁；IVS：室间隔；MV：二尖瓣；AV：主动脉瓣。

图3-2-7　心尖三腔心切面（动态）

【鉴别诊断】

（1）首先要对二尖瓣关闭不全的病因进行鉴别，如风湿性、缺血性、先天性、二尖瓣脱垂等。

（2）生理性二尖瓣反流：由于现如今的超声机器敏感度大大提升，在日常工作中经常能检测到生理性的二尖瓣反流，其超声特点包括二尖瓣及其瓣下结构无异常、心腔大小正常，彩色多普勒血流成像显示其反流血流信号微弱，色彩暗淡，反流面积小，范围局限于二尖瓣瓣口对合处，多见于收缩早期，反流持续时间较短，且频谱多普勒显示其速度较低，频谱不甚完整。

【病例报告书写】

1.超声描述

左心房、左心室内径增大，室间隔与左心室后壁无增厚，左室壁运动尚可。主动脉、肺动脉内径正常，壁回声尚可，搏动尚可；二尖瓣增厚、回声增强、瓣尖对合错位（二尖瓣瓣叶形态、活动度、瓣环大小及腱索、乳头肌的情况，明确有无瓣叶脱垂、瓣叶裂、瓣叶增厚、穿孔、钙化，有无赘生物形成，瓣叶活动是否受限等），瓣环径约__cm，余瓣膜回声、活动尚可（注意观察其他瓣膜有无合并病变）。心包腔内未探及明显液性暗区。彩色多普勒血流成像显示二尖瓣（反流束的形态、范围、走行等）、三尖瓣可见反流血流信号，频谱多普勒显示舒张期二尖瓣瓣口血流频谱形态正常。

2.结论

（1）病因诊断：先天性（二尖瓣裂、双孔二尖瓣等）、后天性（风湿性、感染性、二尖瓣脱垂、腱索断裂、缺血性等）。

（2）二尖瓣关闭不全的程度：轻度、中度和重度。

（3）是否伴有二尖瓣狭窄及其程度（轻度、中度和重度）。

（4）左心功能及室壁运动情况。

（5）其他合并的瓣膜问题及心血管畸形。

【要点与讨论】

1.二尖瓣关闭不全的病因

二尖瓣关闭不全的病因分为原发性与继发性，前者是由于二尖瓣及其瓣下结构发生病变引起，常见的如风湿性二尖瓣病变、二尖瓣脱垂、乳头肌缺血、腱索断裂、先天性二尖瓣裂等；后者是左心功能不全、左心系统扩大等原因导致的，如扩张型心肌病二尖瓣环扩张，导致二尖瓣瓣尖闭合不拢，从而产生了二尖瓣反流。因此，在检查过程中，我们要仔细观察二尖瓣形态、活动度、瓣环大小及腱索、乳头肌的情况，明确有无瓣叶脱垂、瓣叶裂、瓣叶增厚、穿孔、钙化，有无赘生物形成，瓣叶活动是否受限，瓣环有无扩大等，同时还要评估心功能及观察室壁运动情况，从而明确二尖瓣关闭不全的原因。

2.二尖瓣关闭不全的超声诊断要点

（1）二维超声表现：风湿性二尖瓣关闭不全可见二尖瓣增厚、回声增强、钙化、瓣尖对合不良，形成缝隙；二尖瓣脱垂者可见瓣叶于收缩期脱入左心房内，超过瓣环连线2 mm以上，前叶脱垂较为多见；腱索断裂者可见瓣叶于腱索连续性中断，瓣叶活动度较大，呈"连枷样"运动，瓣叶对位不良；感染性心内膜炎引起的二尖瓣关闭不全者，可见瓣膜表面附着赘生物，大小形态不一，可单发或多发；先天性二尖瓣畸形导致二尖瓣关闭不全的情况较少，较为常见的是二尖瓣裂，多发生于前叶瓣体，可于多个切面显示瓣叶连续性中断，可见裂隙。

（2）M型超声心动图表现：收缩期二尖瓣波群可见前后瓣叶间大小不等的关闭缝隙；二尖瓣脱垂者，可见收缩期CD段后移呈典型的"吊床样"改变；伴有明显二尖瓣前叶裂者，其收缩期CD段呈多重回声改变。

（3）彩色多普勒血流成像表现：二尖瓣关闭不全最直接的征象是彩色多普勒血流成像显示收缩期左心房内源于二尖瓣瓣口的以蓝色为主的五彩镶嵌反流血流束；反流血流束可为单束也可为多束，一般为中心性反流，当伴有二尖瓣脱垂时，表现为偏心性反流，偏向健侧瓣膜方向；出现二尖瓣瓣叶裂、瓣叶穿孔或双孔二尖瓣时，可见两束或多束反流血流信号。

（4）频谱多普勒超声表现：二尖瓣反流频谱呈全收缩期负向单峰波形，流速较高，达4 m/s。

3.二尖瓣关闭不全的程度评估

（1）半定量评估：在日常工作中，可根据反流血流束和左心房的长度比或面积比来对二尖瓣关闭不全的程度进行快速评估。目前比较公认的是，当长度比<1/3或面积比<20%时为轻度二尖瓣反流，长度比在1/3～2/3或面积比在20%～40%时为中度二尖瓣反流，长度比>2/3或面积比>40%时为重度二尖瓣反流。

（2）定量评估：当然，结合多个指标综合评估二尖瓣关闭不全的程度更为精确和科学（表3-2-1）。

4.二尖瓣反流的诊断及评估

经食管超声心动图有相当大的优势，当患者伴有肺气肿、二尖瓣明显钙化或者人工瓣膜置换术后等情况，经食管超声心动图能更加敏感、准确地诊断二尖瓣反流并评价其严重程度；尤其是三维经食管超声心动图，可对二尖瓣装置和反流束进行多角度观察、立体显像，从而明确结构改变及反流的具体情况，并通过二尖瓣定量分析软件获得二尖瓣瓣环及瓣叶的相关参数，帮助外科医师更加精准地选择手术方式及计算人工瓣环大小，提升手术成功率。

5.其他

（1）左心房、左心室的压力和心功能等因素会影响二尖瓣反流程度，在日常工作中要将这些因素考虑进去。

表3-2-1　二尖瓣反流程度分级标准

项目	轻度	中度	重度
结构病变			
房室腔大小	正常	正常或扩大	常扩大
※二尖瓣结构	正常或轻微病变	中度异常	严重、明显的结构病变
多普勒定性			
彩色反流束面积	小、窄、短促、中心性	适中	大、中心性（常高于左房面积的50%）或偏心性（较大面积冲击左心房壁）
反流信号汇聚	不明显	中等	明显并持续全收缩期
※反流束频谱	信号淡、不完整	中等	信号浓密、全收缩期、倒三角形
半定量参数			
※反流颈宽度（cm）	< 0.3	0.3 ~ 0.7	≥ 0.7
肺静脉频谱	收缩期为主	正常或收缩期减弱	几乎无收缩期波或收缩期逆流
二尖瓣前向频谱	A峰为主	不定	E峰为主（> 1.2 m/s）
定量参数			
每搏反流容积（mL）	< 30	30 ~ 59	≥ 60
反流分数（%）	< 30	30 ~ 49	≥ 50
有效反流口面积（cm²）	< 0.20	0.20 ~ 0.39	≥ 0.40

注：①反流束和左心房的面积比，以及表中使用符号※标注的参数是我们在日常工作中评估二尖瓣关闭不全程度时建议使用的主要指标，其余参数为可选择的指标；②反流分数=（二尖瓣瓣口流量-主动脉瓣口流量）/二尖瓣瓣口流量；③二尖瓣有效反流口面积：可以借助PISA法计算有效反流口面积。

（2）反流束为偏心性时，二尖瓣的反流面积和严重程度会被低估，我们应结合心腔大小、反流颈、反流束路径及折返情况等对二尖瓣关闭不全进行综合评估。

（3）继发性二尖瓣关闭不全是瓣环扩大、瓣叶对合面积减小所致，收缩期二尖瓣反流束呈狭长形并反流入左心房，这种情况下用血流汇聚法测量有效反流口面积可评估二尖瓣反流程度，结果往往会低估，我们可采用三维彩色模式，在成像后横切至反流口横截面手动描记有效反流口面积，从而更准确地评估反流程度。

（4）为了更好地阐述二尖瓣关闭不全的发生机制，指导二尖瓣关闭不全的外科治疗，二尖瓣成形术的先驱——Alain Carpentier医师根据二尖瓣瓣叶的启闭及运动情况将二尖瓣关闭不全分为3型，即Carpentier分型。

Ⅰ型：指瓣叶活动正常，瓣膜无明显病变或病变较轻，多见于由于单纯的瓣环扩大（如扩心病）或瓣膜穿孔（如感染性心内膜炎）所致的二尖瓣反流。

Ⅱ型：指瓣叶活动过度，包括瓣叶或腱索冗长、腱索断裂、瓣叶脱垂等情况导致的二尖瓣关闭不全。

Ⅲ型：指瓣叶活动受限，细化一下可分为两个亚型，即Ⅲa及Ⅲb。Ⅲa指二尖瓣瓣叶开放及闭合均受限，多见于风湿性心脏病引起的瓣膜增厚、粘连、僵硬，导致瓣叶启闭受限从而引起二尖瓣关闭不全；Ⅲb指二尖瓣瓣叶关闭受限，多见于心脏扩大、乳头肌移位等导致瓣叶活动受限而不能正常关闭的情况。

【思考题】

1.（单选题）引起急性重症二尖瓣关闭不全的原因，最为常见的是（　）。

A.腱索断裂

B.风湿性心脏瓣膜病

C.乳头肌功能不全

D.心肌梗死

E.感染性心内膜炎

【答案解析】A

A.急性重症二尖瓣关闭不全是指在短时间内发生的严重二尖瓣反流，多是由于二尖瓣及其瓣下结构突然出现的机械性病变所致。二尖瓣装置包括二尖瓣本身的瓣叶、瓣环、腱索、乳头肌及左心房壁和左心室壁等。如果是小腱索断裂，一般只会引起轻度二尖瓣关闭不全，但如果是大部分或全部腱索断裂，此时，二尖瓣失去附着点，收缩期无法正常关闭，会导致急性二尖瓣重度关闭不全，左心容量负荷急剧增大，往往会发生急性左心衰竭。

B.风湿性心脏瓣膜病所致的二尖瓣关闭不全病程往往比较长，不会突然发生重症二尖瓣关闭不全。

C、D.心肌梗死及乳头肌功能不全一般会造成缺血性二尖瓣关闭不全，不易引起急性重症二尖瓣关闭不全。

E.感染性心内膜炎往往累及瓣叶，导致不同程度的二尖瓣脱垂和关闭不全。

2.（多选题）乳头肌断裂的超声表现包括（　　）。

A.二尖瓣狭窄

B.二尖瓣呈"连枷样"运动

C.左心房、左心室内径增大

D.呈"马鞭样"运动

E.不完全乳头肌断裂可见收缩期乳头肌连续性中断，出现裂隙

【答案解析】BCDE

乳头肌断裂是因乳头肌缺血坏死导致，其发病率约为1%，是急性心肌梗死的严重并发症之一，往往会导致急性心力衰竭，危及患者生命。

乳头肌断裂超声声像图表现：①可于多个切面显示乳头肌回声连续性中断，可见裂隙断裂的乳头肌连于腱索上，随心动周期在左心房及左心室之间来回甩动，形似马鞭挥动，即"马鞭样"运动；②二尖瓣可出现"连枷样"运动，表现为收缩期二尖瓣甩入左心房内，舒张期进入左心室，过程中可见二尖瓣甩动幅度较大；若乳头肌断裂不完全，二尖瓣可仅表现为脱垂，无典型"连枷样"运动；③左心房、左心室内径增大；④彩色多普勒血流成像显示收缩期源于二尖瓣瓣口对位不良处的以蓝色为主的五彩镶嵌反流血流束，且反流程度一般较为明显。

综上所述，B、C、D、E选项符合乳头肌断裂的超声表现。A错误，乳头肌断裂一般不会导致二尖瓣狭窄。

3.（多选题）下列关于二尖瓣脱垂的超声描述中，正确的是（　　）。

A.二尖瓣运动幅度增强，可见"挥鞭样"运动

B.收缩期二尖瓣脱入左心房内，超过二尖瓣瓣环连线2 mm以上

C.二尖瓣前后叶对位不良，闭合点移向左心房

D.M型超声显示收缩期二尖瓣CD段呈"吊床样"改变

E.二尖瓣关闭不全

【答案解析】ABCDE

二尖瓣脱垂指各种原因引起的二尖瓣一个或两个瓣叶于收缩期脱入左心房内，伴或不伴二尖瓣关闭不全的一组综合征，以前叶脱垂多见，后叶脱垂较少，多见于左心室后壁或下壁心肌梗死后。

二尖瓣脱垂超声心动图表现：多个切面可见瓣叶于收缩期脱入左心房内，超过瓣环连线2 mm以上，前后叶瓣尖对合错位，闭合点向左心房移位；二尖瓣可增厚（或不增厚）；二尖瓣运动幅度增强，舒张期往往撞至室间隔，可见"连枷样"运动；M型超声显示收缩期二尖瓣波群CD段后移呈"吊床样"改变；彩色多普勒血流成像可见偏心性反流血流信号，反流束多偏向健侧瓣膜方向。

综上所述，A、B、C、D、E选项均正确。

4.（病例分析题）患者，女性，41岁，因"胸闷、心悸、劳力性呼吸困难"就诊，超声心动图检查显示二尖瓣增厚、回声增强，伴有钙化，开放受限，闭合不拢，舒张期二尖瓣前向血流明显汇聚，收缩期可见源于二尖瓣瓣口达左心房顶部的以蓝色为主的反流血流信号。

（1）（单选题）以下诊断中，最准确的是（　　）。

A.风湿性心脏瓣膜病，二尖瓣狭窄

B.风湿性心脏瓣膜病，二尖瓣狭窄并重度关闭不全

C.风湿性心脏瓣膜病，二尖瓣重度关闭不全

D.主动脉瓣病变，主动脉瓣狭窄

E.主动脉瓣病变，主动脉瓣狭窄并重度关闭不全

（2）（单选题）该患者的二尖瓣关闭不全属于Carpentier分型中的（　　）。

A.Carpentier Ⅰ a型

B.Carpentier Ⅰ b型

C.Carpentier Ⅱ型

D.Carpentier Ⅲ a型

E.Carpentier Ⅲ b型

（3）（多选题）该患者听诊特点为（ ）。

A.心尖部闻及收缩期吹风样杂音，向左腋下传导

B.心尖部闻及舒张中晚期隆隆样杂音

C.胸骨左缘第3肋间或胸骨右缘第2肋间闻及收缩期粗糙、喷射性杂音

D.胸骨左缘第3肋间或胸骨右缘第2肋间闻及舒张期吹风样杂音

E.P$_2$亢进

（4）（多选题）超声检查提示肺静脉血流异常，以下可能的超声表现是（ ）。

A.收缩期肺静脉内血流发生反转

B.舒张期肺静脉内血流发生反转

C.脉冲多普勒显示肺静脉血流频谱S波消失，被收缩期负向波取代

D.脉冲多普勒显示肺静脉血流频谱S波峰值增大

E.脉冲多普勒显示肺静脉血流频谱D波峰值增大

【答案解析】（1）B；（2）D；（3）AB；（4）ACE

（1）二尖瓣增厚、回声增强，伴有钙化，考虑二尖瓣风湿性改变；二尖瓣开放受限，舒张期二尖瓣前向血流明显汇聚，符合二尖瓣狭窄的表现；收缩期见源于二尖瓣瓣口达左心房顶部的以蓝色为主的反流血流信号是重度二尖瓣关闭不全的表现。综上，可初步诊断为风湿性心脏瓣膜病，二尖瓣狭窄并重度关闭不全，选择B。

（2）本例患者的二尖瓣表现为风湿性改变，开放及关闭受限从而导致二尖瓣关闭不全，故应为Carpentier Ⅲ a型，选择D。

（3）二尖瓣狭窄的听诊特点是可于心尖部闻及舒张中晚期隆隆样杂音，二尖瓣关闭不全的听诊特点是心尖部闻及收缩期吹风样杂音，向左腋下传导，故选择A、B。胸骨左缘第3肋间或胸骨右缘第2肋间闻及收缩期粗糙、喷射性杂音是主动脉瓣狭窄的听诊特点；胸骨左缘第3肋间或胸骨右缘第2肋间闻及舒张期吹风

样杂音是主动脉瓣关闭不全的听诊特点；P₂亢进指肺动脉瓣第二心音亢进，多见于肺动脉高压。故C、D、E错误。

（4）肺静脉的血流频谱主要包括舒张期的D波、收缩期的S波，以及舒张晚期的反向波Ar波。当二尖瓣反流程度较重时，肺静脉血流异常，发生收缩期反流，脉冲多普勒检查显示肺静脉血流频谱中的正向S波被收缩期负向波形取代，D波峰值增大；肺静脉血流的特征性改变与重度二尖瓣关闭不全有着良好的相关性，是一个较好的超声诊断指标。故A、C、E符合题意，B、D错误。

（崔丽、丁云川）

第三节　主动脉瓣狭窄

【病史】

患者，女性，48岁，因"胸痛、乏力3年，加重1周余"就诊。查体：心前区无隆起及凹陷，心浊音界扩大，心率80次/分，心律齐，未扪及震颤，胸骨右缘第2肋间闻及3/6级收缩期粗糙、喷射样杂音，向腋下传导。胸部X线检查显示心界扩大。心电图显示窦性心律。心脏彩超显示主动脉瓣病变，主动脉瓣重度狭窄并中-重度关闭不全；二尖瓣、三尖瓣轻度关闭不全。

【相关切面声像图特点】

相关切面声像图见图3-3-1～图3-3-8。

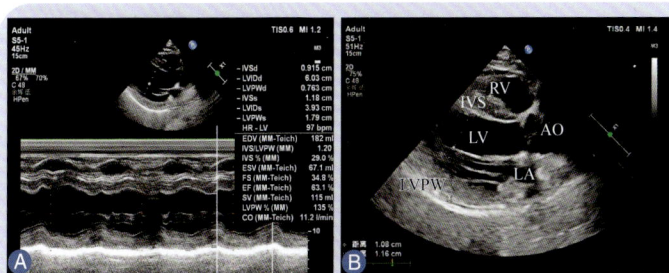

左心室内径增大，室间隔及左心室后壁增厚。LA：左心房；LV：左心室；RV：右心室；LVPW：左心室后壁；IVS：室间隔；AO：主动脉。

图3-3-1　左室长轴切面

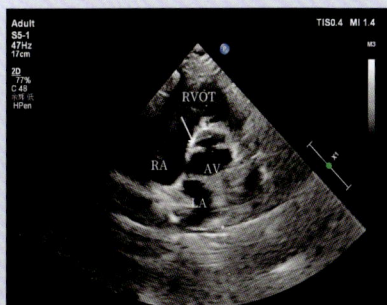

主动脉瓣三个瓣叶增厚，回声增强（箭头）。LA：左心房；RA：右心房；RVOT：右室流出道；AV：主动脉瓣。

图3-3-2　大动脉短轴切面

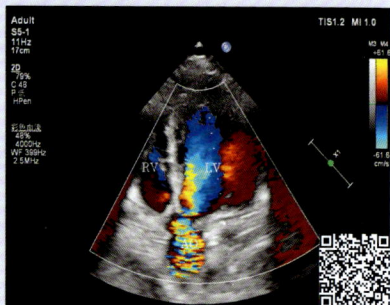

主动脉瓣口收缩期可见以蓝色为主的五彩镶嵌的花彩血流束，进入升主动脉后血流束逐渐变宽，状似喷泉。LV：左心室；RV：右心室；AO：主动脉。

图3-3-3 心尖五腔心切面一（动态）

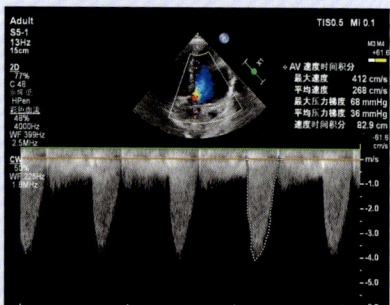

连续多普勒显示主动脉瓣口前向血流峰值流速为412 cm/s，峰值压差为68 mmHg，平均压差为36 mmHg。

图3-3-4 心尖五腔心切面二

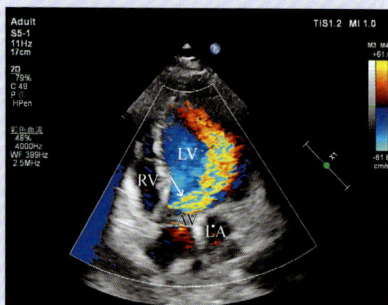

彩色多普勒血流成像显示舒张期主动脉瓣口反流血流信号（箭头）。LA：左心房；LV：左心室；RV：右心室；AV：主动脉瓣。

图3-3-5 心尖五腔心切面三

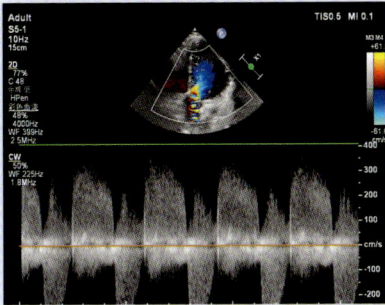

连续多普勒显示主动脉瓣口舒张期反流束为全舒张期高速血流。

图3-3-6 心尖五腔心切面四

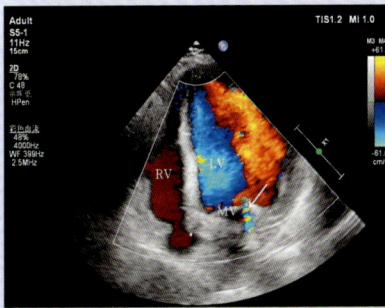

彩色多普勒血流成像显示二尖瓣收缩期少量反流血流信号（箭头）。LV：左心室；RV：右心室；MV：二尖瓣。

图3-3-7 心尖四腔心切面

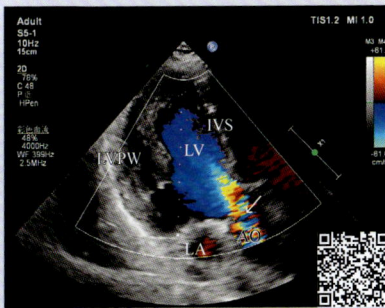

彩色多普勒血流成像显示收缩期主动脉瓣口的高速射流及舒张期明显反流血流信号（箭头）。LA：左心房；LV：左心室；LVPW：左心室后壁；IVS：室间隔；AO：主动脉。

图3-3-8 心尖三腔心切面（动态）

【鉴别诊断】

（1）与先天性主动脉瓣上或瓣下狭窄进行鉴别：这两种情况与主动脉瓣狭窄最主要的鉴别点是病变及狭窄位置的不同，具体如下。

1）先天性主动脉瓣上狭窄：二维超声可见主动脉瓣正常或稍增厚，膜型于主动脉窦上方见一隔膜样弱回声光带，其上可见破口，壶腹型于窦管交界处见管腔环状狭窄，主动脉发育不全型见升主动脉弥漫性狭窄，狭窄后主动脉弓扩张；彩色多普勒血流成像显示起源于主动脉瓣上的五彩镶嵌高速射流，主动脉瓣口处血流正常。

2）先天性主动脉瓣下狭窄：二维超声可见主动脉瓣下有一异常膜样或肌性回声突入左室流出道内造成狭窄，主动脉瓣可正常或增厚，瓣口面积正常，彩色多普勒血流成像显示起源于主动脉瓣下的五彩镶嵌高速射流，主动脉瓣口血流速度也有增快。

（2）与梗阻性肥厚型心肌病鉴别：超声常见左心室壁对称或不对称性肥厚，可见"SAM征"（收缩期二尖瓣前叶向前运动，与增厚的室间隔接触，M型超声显示二尖瓣CD段弓背上抬，即"SAM征"），造成收缩中晚期左室流出道梗阻，容易和重度主动脉瓣狭窄时室间隔基底部增厚相混淆，但肥厚型心肌病增厚的室壁心肌回声增强、不均匀，可伴运动减弱，彩色多普勒血流成像显示五彩镶嵌的高速射流起自左室流出道而非主动脉瓣，频谱形态呈"匕首样"，峰值流速后移，并且肥厚型心肌病患者多有家族史。

（3）与Shone综合征相鉴别：降落伞型二尖瓣如合并二尖瓣瓣上环、主动脉瓣及瓣下狭窄、主动脉缩窄则称为Shone综合征。简单来说，就是左室流入道及左室流出道的多个水平不同程度的梗阻。检查时，当发现有主动脉瓣或者瓣下狭窄时，应注意扫查一下二尖瓣及主动脉的情况，注意鉴别是单纯的主动脉瓣/瓣下狭窄还是多发的心内畸形。

【病例报告书写】

1.超声描述

左心房、左心室内径增大，室间隔与左心室后壁明显增厚，左心室壁运动尚可。主动脉内径增宽，升主动脉明显，搏动尚可；主动脉瓣增厚、回声增强、钙化明显，交界区部分融合（主动脉瓣瓣叶数目，受累的具体位置及受累程度，瓣尖、瓣叶、交界处有无粘连、融合、增厚、钙化及其程度，瓣叶形态、启闭情况、活动度、开瓣幅度等），瓣环径__cm，二尖瓣增厚，后叶活动度稍差，瓣环径__cm，其余瓣膜回声、活动尚可（注意观察其他瓣膜有无合并病变）。心包腔内未探及液性暗区。频谱及彩色多普勒超声血流成像：升主动脉内收缩期可见起源于主动脉瓣的五彩镶嵌的射流束，频谱显示为宽带、充填的湍流信号，峰值流速__cm/s，峰值压差__mmHg；主动脉瓣、二尖瓣、三尖瓣可见反流血流信号。频谱超声显示舒张期二尖瓣瓣口血流频谱形态A峰增高，E/A<1。

2.结论

（1）病因诊断：先天性瓣膜病（单叶、二叶、三叶、四叶畸形等），后天性瓣膜病（风湿性、感染性、退行性等）。

（2）主动脉瓣狭窄的程度：轻度、中度、重度。

（3）是否伴有主动脉瓣关闭不全及其程度（轻度、中度、重度）。

（4）主动脉有无增宽、左心功能及室壁运动情况。

（5）其他合并的瓣膜问题及心血管畸形。

【要点与讨论】

（1）正常主动脉瓣口面积为2.6～3.5 cm^2，当瓣口面积小于2.0 cm^2，收缩期主动脉瓣口出现五彩镶嵌的射流血流信号，峰值流速大于等于2.6 m/s时，即可诊断为主动脉瓣狭窄；而峰值流速大于1.8 m/s而小于2.6 m/s时，可视为主动脉硬化，可定期随访观察。

（2）主动脉瓣狭窄的超声表现如下。

1）二维超声：风湿性所致主动脉瓣狭窄者，可见瓣叶及瓣尖不同程度增厚、回声增强，可伴有钙化，瓣叶交界处粘连融合，瓣叶僵硬、变形，严重者瓣叶数目显示不清。于胸骨旁大动脉短轴切面可见舒张期主动脉瓣关闭时呈不规则类似花瓣形态，而非正常的"Y"字形，瓣叶开放受限，开口面积减小。

退行性病变者，可见瓣环及瓣根增厚、回声增强，活动僵硬，开放受限，病变严重者可见瓣尖及瓣体受累。

先天性者可见瓣叶数目异常，可为单叶、二叶、三叶、四叶等畸形，其中二叶畸形最为常见。胸骨旁左室长轴切面显示主动脉瓣呈"圆顶样"，无法显示正常主动脉瓣收缩期开放的两条平行瓣叶，且不管如何调整探头方向及位置都无法清楚显示正常主动脉瓣形态时，应高度怀疑该病；胸骨旁大动脉短轴切面可见瓣叶开放呈二叶（少数患者可见瓣叶融合，形成嵴样回声导致主动脉瓣开放呈二叶）；瓣叶排列方式分为横列（前后排列）、纵列（左右排列）和斜列（左前右后或右前左后）。

主动脉内径增宽（狭窄后扩张的表现），室间隔及左心室后壁呈对称性、向心性增厚，室壁收缩运动幅度增强，病变晚期左心室可有不同程度扩大、室壁运动减弱。

2）M型超声：主动脉波群显示主动脉瓣增厚、回声增强，收缩期主动脉瓣开瓣幅度减小，多小于12 mm，瓣叶与主动脉前后壁的距离较远；主动脉内径增宽，前后壁的重搏波消失。

心室波群显示室间隔与左心室后壁增厚，运动幅度不同程度的增强或减弱，部分患者可见左心室内径增大。

3）多普勒超声：彩色多普勒血流成像显示升主动脉内收缩期起自主动脉瓣口的五彩镶嵌的射流血流信号，且狭窄程度越重，射流束越窄，即射流束的宽窄程度与主动脉瓣狭窄程度成反比关系。左心室血流从左室流出道逐渐汇聚并变窄，直到在主动脉瓣口形成高速血流，随后进入升主动脉，血流束又开始逐渐变宽。

连续多普勒可显示主动脉瓣口的湍流血流信号，左心功能正常的情况下，流速与主动脉瓣狭窄程度成正比。

（3）目前对于主动脉瓣狭窄程度的评估有三类推荐的评估方式，其中Ⅰ级推荐的评估方式适用于所有主动脉瓣狭窄的患者，综合主动脉瓣射流峰值流速、跨主动脉瓣平均压差及连续方程法测量的瓣口面积来进行评估（表3-3-1）。

（4）当伴有大量偏心性二尖瓣反流时，彩色多普勒血流成像观察主动脉瓣前向高速血流时，要注意鉴别。

（5）当患者伴有心律不齐时，主动脉瓣收缩期的峰值流速及峰值压差波动很大，一个心动周期的测值不能代表其真实的狭窄情况，故相关测值应连续测量至少5个心动周期，然后取平均值，以免造成误差。

（6）造成主动脉瓣狭窄程度高估的情况如下。

1）左心室壁运动增强。

2）伴有中度及以上主动脉瓣关闭不全，特别是主动脉内径偏细者。

3）伴有左室流出道梗阻者。

表3-3-1　主动脉瓣狭窄程度分级标准

狭窄程度	※峰值流速（m/s）	※瓣口面积（cm²）	瓣口面积指数（cm²/m²）	※平均压差（mmHg）	速度比值
轻度	2.6 ~ 2.9	> 1.5	> 0.85	< 20（30）	> 0.50
中度	3.0 ~ 4.0	1.0 ~ 1.5	0.60 ~ 0.85	20 ~ 40（30 ~ 50）	0.25 ~ 0.50
重度	≥ 4.0	< 1.0	< 0.60	≥ 40（50）	< 0.25

注：①※标注的参数是我们在日常工作中评估主动脉瓣狭窄程度时建议使用的主要指标，其余参数为可选择的指标；②平均压差指标中黑色字体为美国心脏协会（American Heart Association，AHA）/美国心脏病学会（American College of Cardiology，ACC）指南，红色字体为欧洲心脏病学会（European Society of Cardiology，ESC）指南；③速度比值：左室流出道与主动脉瓣血流速度之比，表示有效瓣口面积所占左室流出道横截面积的比例。

（7）造成主动脉瓣狭窄程度低估的情况如下。

1）左心室收缩功能降低（射血分数<35%），低血流、低压差，且主动脉瓣口面积≤1 cm²时，通常会低估主动脉瓣口的面积，此时采用小剂量多巴酚丁胺负荷试验将有助于正确诊断。

2）伴有中度及以上二尖瓣反流且多普勒声束与血流角度大于20°。

3）心室率偏快的房颤患者。

【思考题】

1.（单选题）下列关于先天性主动脉瓣狭窄的叙述中，错误的是（　）。

A.最为常见的是主动脉瓣二叶畸形

B.主动脉瓣下显示为中间有一小孔的隔膜样回声

C.三叶瓣畸形见瓣叶大小不等，瓣叶粘连，收缩期似穹窿状开放

D.二叶畸形收缩期开放呈两片状的"鱼嘴样"改变

E.左心室壁增厚

【答案解析】B

A.先天性主动脉瓣狭窄是指主动脉瓣开放受限或者发育不良引起的瓣膜水平的梗阻，包括单叶、二叶、三叶、四叶等畸形，其中以二叶畸形最为常见。

B.主动脉瓣下显示为中间有一小孔的隔膜样回声是先天性主动脉瓣瓣下狭窄的超声表现，该病主动脉瓣可正常或增厚，瓣口面积正常，彩色多普勒血流成像显示起源于主动脉瓣下的五彩镶嵌高速射流，主动脉瓣口血流速度也有增快。

C.主动脉瓣三叶瓣畸形较为少见，是胚胎发育期瓣叶融合和发育不良所致，主动脉瓣有三个瓣叶和主动脉窦，三个交界并未完全分离，狭窄的三叶瓣由不同融合程度的大小形态不一的三个瓣叶组成，可伴有瓣叶增厚。有的患者可见其中两个瓣叶粘连融合形成类似二叶畸形的表现，但与二叶畸形不同的是，该病仍然可见三个冠窦。其超声表现主要是左室长轴切面可见主动脉瓣瓣叶稍增厚，回声增强，收缩期呈穹窿状开放。大动脉短轴切面显示主动脉三冠窦正常，三个瓣叶大小形态不一，交界区融合，部分可见融合嵴，开放受限，对合欠佳。彩色多普勒血流成像可见起自主动脉瓣口进入升主动脉内的高速射流血流信号。

D.主动脉瓣二叶畸形可于大动脉短轴切面显示主动脉瓣分为两个瓣叶，收缩期开放时呈两片状的"鱼嘴样"改变，关闭时为"一"字形。

E. 先天性主动脉瓣狭窄由于发育异常的瓣膜开放受限，瓣口面积减小，左心室流入主动脉的血流受阻，导致左心室心肌向心性肥厚，室壁增厚。

2.（单选题）下列关于主动脉瓣狭窄的描述，正确的是（　）。

A.最常见的病因是老年退行性变

B.左心室壁偏心性肥厚

C.左心室明显扩大

D.左心室内径可在正常范围内

E.主动脉瓣口狭窄1/3时便可引起血流动力学改变

【答案解析】D

A.主动脉瓣狭窄最常见的病因是风湿性心脏瓣膜病，表现为主动脉瓣增厚、回声增强，可见钙化，瓣叶交界区可见粘连、融合，钙化严重者可导致瓣叶数目显示不清，故A错误。

B.主动脉瓣狭窄时，收缩期左心室内血流射入升主动脉受阻，主动脉瓣口两端的压力阶差明显升高，致使左心室压力负荷过重，左心室发生向心性肥厚，故B错误。

C、D.轻度主动脉瓣狭窄的患者，其左心室内径可在正常范围内，病程长或狭窄较重者，左心室压力负荷过重，左心室壁肥厚，心室顺应性降低，心室腔可变小，随后导致排出受阻，残留于左心室内的血流可使左心室容量负荷增大，引发左心功能不全，左心室内径增大，故C错误，D正确。

E.正常人的主动脉瓣口面积在3 cm^2以上，当瓣口狭窄1/2及以上时，可以引起血流动力学改变。故E错误。

3.（多选题）关于主动脉瓣狭窄的超声表现，正确的是（　　）。

A.主动脉瓣增厚、回声增强，开放受限，瓣口开放幅度减小

B.升主动脉狭窄后扩张

C.左心室内收缩压升高

D.彩色多普勒血流成像显示收缩期左室流出道内充满花彩血流

E.左心室壁运动增强

【答案解析】ABCE

A.主动脉瓣狭窄的超声表现是主动脉瓣瓣叶增厚、回声增强，收缩期开放受限，开放幅度减小，室间隔及左心室后壁向心性肥厚，主动脉壁也可增厚，左室内径可在正常范围内，故A正确。

B.病变主动脉瓣远端的升主动脉受长期高速血流的冲击，逐渐扩张，搏动减弱，故升主动脉出现狭窄后扩张，B正确。

C.主动脉瓣狭窄导致左心室内血流收缩期射入升主动脉受阻，压力负荷增大，左心室内的收缩压升高，故C正确。

D.主动脉瓣狭窄时异常花彩血流源自主动脉瓣，而不是左室流出道，故D错误。

E.主动脉瓣狭窄导致左心室压力负荷过重，左心室壁代偿性向心性肥厚，室壁收缩运动增强，失代偿后，左心腔扩大，左心室壁运动减弱，故E正确。

4.（病例分析题）（单选题）患者，男性，32岁，体检发现心脏杂音，行心脏彩超检查，结果提示大动脉短轴切面可见主动脉瓣呈二叶，左前、右后排列，彩色多普勒血流成像显示收缩期主动脉瓣口以蓝色为主的五彩镶嵌高速射流，连续多普勒显示主

动脉瓣口血流速度为345 cm/s，以下对该患者的诊断，最准确的是（　）。

A.主动脉缩窄

B.主动脉瓣轻度狭窄

C.主动脉弓离断

D.主动脉瓣二叶畸形，主动脉瓣关闭不全

E.主动脉瓣二叶畸形，主动脉瓣中度狭窄

【答案解析】E

根据患者的超声表现"大动脉短轴切面可见主动脉瓣呈二叶，呈左前、右后排列，彩色多普勒血流成像显示收缩期主动脉瓣口以蓝色为主的五彩镶嵌高速射流"可知，该患者的主动脉瓣只有两个瓣叶，主动脉瓣口的血流呈花色，前向血流加速，是主动脉瓣狭窄的表现。综上，可诊断为主动脉瓣二叶畸形，主动脉瓣中度狭窄。

5.（多选题）对于主动脉瓣狭窄的患者，在做超声心动图检查时，对狭窄程度进行综合评估可采用的方式包括（　）。

A.主动脉瓣瓣口面积

B.右冠瓣和无冠瓣的开放间距

C.收缩期主动脉内的射流束粗细

D.主动脉瓣平均跨瓣压差

E.左室流出道与主动脉瓣血流速度之比

【答案解析】ABCDE

A.主动脉瓣瓣口面积（主要指标之一）：大于1.5 cm^{2}为轻度狭窄，1.0～1.5 cm^{2}为中度狭窄，小于1.0 cm^{2}为重度狭窄。

B.正常人主动脉右冠瓣和无冠瓣的开放间距为16～22 mm，主动脉瓣狭窄时，小于15 mm。

C.主动脉瓣狭窄程度越重，其收缩期主动脉内的高速射流血流束越细，两者成反比关系。

D.主动脉瓣的平均跨瓣压差（主要指标之一）：小于20 mmHg为轻度狭窄，20～40 mmHg为中度狭窄，大于40 mmHg为重度狭窄。

E.左室流出道与主动脉瓣血流速度之比：大于0.50为轻度狭窄，0.25～0.5为中度狭窄，小于0.25为重度狭窄。

（崔丽、丁云川）

第四节　主动脉瓣关闭不全

【病史】

患者，女性，48岁，因"间断头晕、胸闷6月余"就诊。查体：心前区无隆起及凹陷，心浊音界扩大，心律齐，未扪及震颤，胸骨右缘第2肋间可闻及收缩期3/6级短促吹风样杂音，不伴传导。胸部X线检查显示心影增大。心电图显示窦性心律。心脏彩超显示主动脉瓣病变——主动脉瓣中-重度关闭不全并轻度狭窄，主动脉内径增宽，二尖瓣轻-中度关闭不全，三尖瓣轻度关闭不全。

【相关切面声像图特点】

相关切面声像图见图3-4-1～图3-4-8。

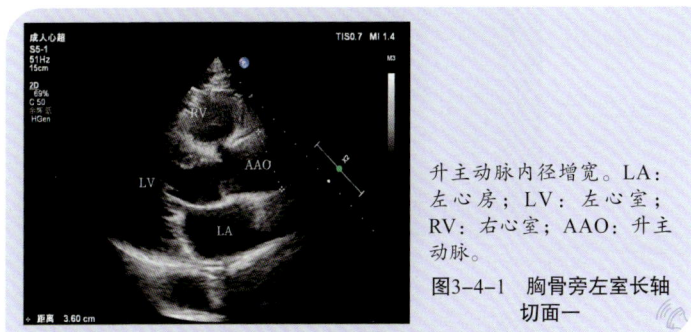

升主动脉内径增宽。LA：左心房；LV：左心室；RV：右心室；AAO：升主动脉。

图3-4-1　胸骨旁左室长轴切面一

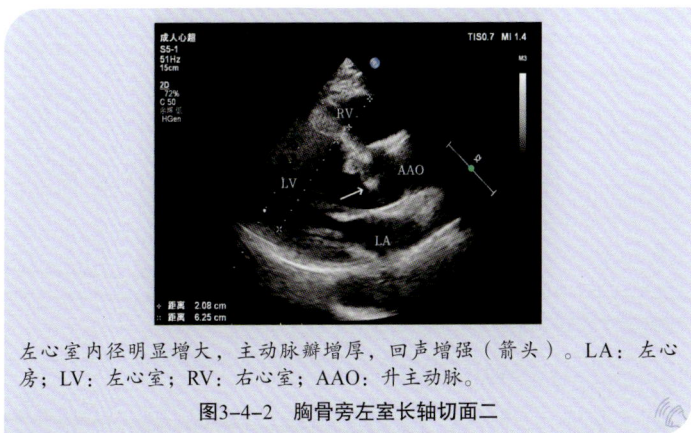

左心室内径明显增大，主动脉瓣增厚，回声增强（箭头）。LA：左心房；LV：左心室；RV：右心室；AAO：升主动脉。

图3-4-2　胸骨旁左室长轴切面二

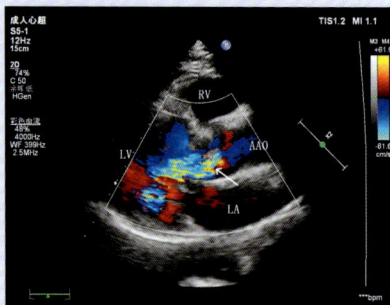

彩色多普勒血流成像显示主动脉瓣口可见以蓝色为主的花彩反流血流信号（箭头）。LA：左心房；LV：左心室；RV：右心室；AAO：升主动脉。

图3-4-3 胸骨旁左室长轴切面三

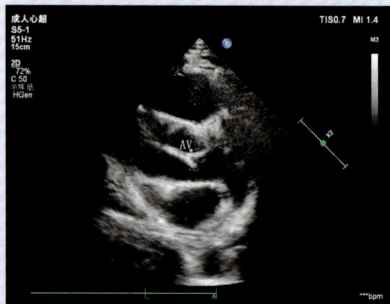

主动脉瓣增厚、回声增强（箭头）。AV：主动脉瓣。

图3-4-4 大动脉短轴切面

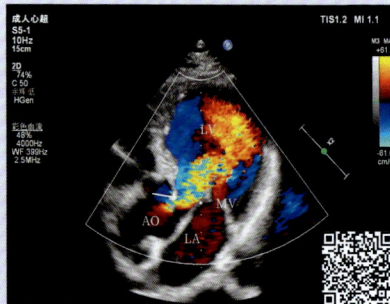

舒张期主动脉瓣口可见以红色为主的五彩镶嵌的反流血流信号（箭头），收缩期二尖瓣瓣口可见蓝色反流血流信号。LA：左心房；LV：左心室；AO：主动脉；MV：二尖瓣。

图3-4-5 心尖五腔心切面一（动态）

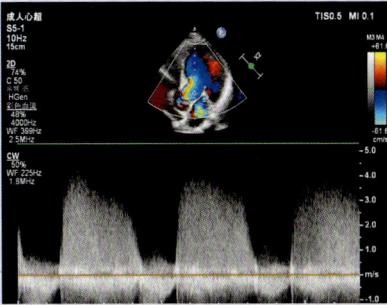

连续多普勒显示主动脉瓣反流束频谱为全收缩期高速频谱。

图3-4-6　心尖五腔心切面二

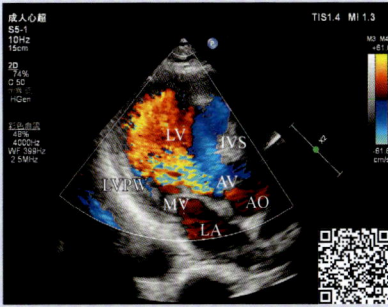

舒张期主动脉瓣口可见以红色为主的五彩镶嵌的反流血流信号，反流束达左室心尖部。LA：左心房；LV：左心室；IVS：室间隔；LVPW：左心室后壁；MV：二尖瓣；AV：主动脉瓣；AO：主动脉。

图3-4-7　心尖三腔心切面一（动态）

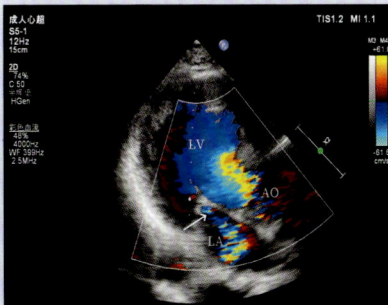

收缩期二尖瓣瓣口可见较多蓝色的反流血流信号（箭头）。LA：左心房；LV：左心室；AO：主动脉。

图3-4-8　心尖三腔心切面二

【鉴别诊断】

（1）生理性主动脉瓣反流：主动脉瓣无明显异常，心腔大小正常，彩色多普勒血流成像显示为源自主动脉瓣口的色彩单一且局限的反流束，一般出现于舒张早期，持续时间较短。

（2）引起主动脉瓣关闭不全的病因较多，包括先天性和后天性（包括风湿性、退行性等），在日常工作中，准确鉴别病因，对于最终的临床治疗手段有着极大的指导意义（表3-4-1）。

表3-4-1　不同病因所致主动脉瓣关闭不全超声表现

	风湿性	老年退行性	先天性	感染性心内膜炎	主动脉瓣脱垂
病史	风湿热病史	主动脉硬化病史	无	发热、寒战、全身不适	无
主动脉瓣形态	瓣叶增厚，回声增强	瓣叶根部、瓣环回声增强	瓣叶数量改变、发育不良	"团块样""蓬草样"赘生物形成，还可伴有瓣叶穿孔	瓣叶舒张期脱入左室流出道
"连枷样"运动	无	无	无	多有	可有
其他瓣叶	二尖瓣狭窄和（或）关闭不全	其他瓣叶和瓣环可累及	无	可有赘生物形成	多无
彩色多普勒血流成像反流形态	源于瓣口，多伴狭窄	源于瓣口，反流程度轻	源于瓣口或瓣口边缘	反流束可偏心、多束，合并瓣叶穿孔时可见源于瓣体的反流束	反流束偏心，反流程度较重

（3）二尖瓣狭窄：彩色多普勒血流成像显示的舒张期二尖瓣前向高速血流信号与主动脉瓣舒张期反流方向相似，容易混淆，但两者也有着明显的区别：首先，血流束的起源不同，二尖瓣狭窄的高速血流起自二尖瓣瓣口，而主动脉瓣反流的血流束源自主动脉瓣口；其次，两者出现的具体时间并不完全一致，主动脉瓣关闭不全的起始时间较早——频谱多普勒显示二尖瓣狭窄的异常血流出现在二尖瓣开放之后，而主动脉瓣反流出现在等容舒张期，即二尖瓣开放前；最后，两者的流速不同，二尖瓣狭窄的异常血流束速度较低，最大流速一般在3 m/s以下，而主动脉瓣反流的最大流速常大于4 m/s。

【病例报告书写】

1.超声描述

左心室内径增大，其余心脏各腔室大小正常，室间隔与左心室后壁无增厚，左心室壁运动尚可。主动脉内径正常，壁回声尚可，搏动尚可；主动脉瓣增厚、瓣叶闭合不拢（主动脉瓣瓣叶形态、活动度，瓣环大小，明确有无瓣叶脱垂、瓣叶裂、瓣叶增厚、穿孔、钙化，有无赘生物形成，瓣叶活动是否受限等），其余瓣膜回声、活动尚可（注意观察其他瓣膜有无合并病变）。心包腔内未探及液性暗区。频谱及彩色多普勒血流成像：主动脉瓣（反流束的形态、范围、走行等）、二尖瓣、三尖瓣可见反流血流信号。频谱多普勒显示舒张期二尖瓣瓣口血流频谱形态A峰增高，E/A<1。

2.结论

（1）病因诊断：先天性（主动脉瓣二叶畸形等）、后天性（风湿性、感染性、退行性等）。

（2）主动脉瓣关闭不全的程度：轻度、中度、重度。

（3）是否伴有主动脉瓣狭窄及其程度（轻度、中度、重度）。

（4）左心功能及室壁运动情况。

（5）其他合并的瓣膜问题及心血管畸形。

【要点与讨论】

（1）主动脉瓣关闭不全是由于主动脉瓣和（或）主动脉根部发生病变导致舒张期主动脉瓣不能完全闭合，血流反流回左心室。主动脉瓣病变导致的主动脉瓣关闭不全中，以风湿性心脏瓣膜病、老年性瓣膜退行性病变较为多见，也可见于感染性心内膜炎、主动脉瓣先天畸形或缺如、主动脉瓣脱垂。主动脉根部病变导致的主动脉瓣关闭不全中，高血压引起主动脉扩张较为多见，其次是主动脉夹层、马方综合征等。

（2）胸骨旁大动脉短轴切面是观察主动脉瓣病变最为重要的切面。我们在检查时应尽可能清晰显示三个瓣叶，同时还可配合ZOOM键的使用对感兴趣区进行局部放大，详细观察。

（3）主动脉瓣关闭不全的程度评估：目前尚无统一的评估指标，且引起主动脉瓣关闭不全的病因较多，故常常需要结合多个评估指标进行综合分析定量（表3-4-2）。

表3-4-2 主动脉瓣关闭不全的程度评估指标

参数	轻度	中度	重度
结构参数			
左心室大小	正常（除其他原因导致的左心室扩大）	正常/扩大	通常扩大（除急性）
主动脉瓣结构	正常/异常	正常/异常	异常/连枷/宽对合间隙
多普勒定性参数			
※ 反流束频谱密度	信号淡/不完整	信号浓密	信号浓密、全舒张期
※ 压力减半时间（ms）反流信号汇聚	> 500 无/非常小	200 ～ 500 二者之间	< 200 大
降主动脉舒张期反流	舒张早期	二者之间	全舒张期
半定量参数			
反流颈宽度（cm）	< 0.3	0.3 ～ 0.6	≥ 0.6
※ 反流束宽度/左室流出道宽度（%）	< 25	25 ～ 64	≥ 65
反流束面积/左室流出道面积（%）	< 5	5 ～ 59	≥ 60
定量参数			
每搏反流容积（mL）	< 30	30 ～ 59	≥ 60
反流分数（%）	< 30	30 ～ 49	≥ 50
有效反流口面积（cm²）	< 0.10	0.10 ～ 0.29	≥ 0.3

注：①※标注的参数是我们在日常工作中评估主动脉瓣关闭不全程度时建议使用的主要指标，其余参数为可选择的指标；②反流颈宽度：也称缩流颈宽度，即反流束位于主动脉瓣水平最窄处的宽度；③反流束宽度/左室流出道宽度：指于胸骨旁左室长轴切面上测量主动脉瓣处反流束的宽度与左室流出道宽度之比；④反流容积：于收缩期测量左室流出道直径，脉冲多普勒测量VTI$_{LVOT}$，舒张中期测量二尖瓣环直径，脉冲多普勒测量VTI$_{MV}$，根据公式：RVol=SV$_{LVOT}$-SV$_{MV}$，即可计算得出主动脉瓣反流容积；⑤反流分数：反流量与心搏量的比值即为反流分数；⑥有效反流口面积：通过PISA法计算有效反流口面积。使用PISA法时需注意取样线与反流束方向尽量一致。

（4）在诊断主动脉瓣关闭不全时，我们应明确病因，着重观察并描述主动脉瓣及主动脉根部的病变情况，同时评估左心室的大小及左心功能，再结合表3-4-1进行综合评估。

（5）当彩色多普勒血流成像显示主动脉瓣反流为偏心性时，容易低估反流程度，要注意结合多个指标进行评估。

（6）对于主动脉瓣反流的病因鉴别，特别是主动脉瓣瓣叶脱垂、感染性心内膜炎伴有赘生物或瓣周脓肿时，经食管超声心动图较经胸超声心动图敏感，能清楚显示瓣叶脱垂部位、范围、程度，赘生物的位置、形态、数量、活动情况，瓣周脓肿的大小、位置、血流情况及脓肿与周围结构的关系等。

【思考题】

1.（单选题）主动脉瓣关闭不全的超声描述中，错误的是（　）。

A.主动脉瓣增厚、回声增强

B.左心室内径增大

C.二尖瓣前叶舒张期震颤

D.二尖瓣环钙化

E.舒张期主动脉瓣下左室流出道内以红色为主的五彩镶嵌血流束

【答案解析】D

A.风湿性病变导致主动脉瓣关闭不全者可见主动脉瓣增厚、回声增强，开放受限，舒张期闭合不拢，可见关闭缝隙，故A正确。

B.主动脉瓣关闭不全可导致左心室容量负荷增加，左心室内径增大，故B正确。

C.当舒张期二尖瓣开放时，主动脉瓣关闭不全的反流血流束沿着二尖瓣前叶走行时冲击二尖瓣前叶，导致二尖瓣前叶舒张期出现震颤，M型超声可清楚地观察到这个现象，故C正确。

D.老年性退行性病变导致主动脉瓣关闭不全时可伴有二尖瓣环钙化，其余病因导致主动脉瓣关闭不全时并不能观察到二尖瓣环钙化，故D错误。

E.主动脉瓣关闭不全者彩色多普勒血流成像显示可于舒张期主动脉瓣下左室流出道内见以红色为主的五彩镶嵌血流束，连续多普勒显示为舒张期左室流出道内正向高速射流频谱，故E正确。

2.（单选题）对于主动脉瓣关闭不全的超声表现，错误的是（　）。

A.升主动脉壁运动幅度增大

B.主动脉内径正常

C.主动脉瓣关闭呈双线

D.左心室及左室流出道内径增大

E.舒张期单峰频谱

【答案解析】B

主动脉瓣关闭不全时，主动脉瓣关闭呈双线，主动脉内径增宽，左心室及左室流出道增大，升主动脉壁运动幅度增大，M型超声显示二尖瓣前叶舒张期可见震颤。彩色多普勒血流成像显示左室流出道内可见舒张期湍流血流信号，频谱多普勒显示主动脉瓣口舒张期单峰频谱，类似斜坡状，故A、C、D、E正确，B错误。

3.（病例分析题）（单选题）患者，女性，40岁，既往有风湿性关节炎病史，查体可于主动脉瓣区闻及舒张期杂音，胸部X线检查显示心影扩大，心电图显示左心室高电压，心脏彩超显示主动脉瓣增厚，回声增强，以下最有可能的诊断是（　　）。

A.风湿性主动脉瓣狭窄

B.风湿性主动脉瓣关闭不全

C.风湿性二尖瓣狭窄

D.退行性主动脉瓣关闭不全

E.主动脉瓣二叶畸形

【答案解析】B

根据患者既往风湿性关节炎病史，听诊主动脉瓣区闻及舒张期杂音，结合心脏彩超结果可知，最有可能的诊断为风湿性主动脉瓣关闭不全。退行性变主要累及瓣环及瓣根，与本例患者超声表现不符。故选B。

4.（病例分析题）患者，男性，77岁，因"活动后气促、胸闷5年"就诊。查体：心界扩大，心前区可闻及舒张期杂音。心脏二维超声显示主动脉瓣增厚，可见多个强回声斑附着，开放幅度尚可，主动脉瓣口面积无明显减小，主动脉瓣闭合呈双线，可见缝隙。

（1）（单选题）最准确的诊断是（　　）。

A.主动脉瓣先天畸形并关闭不全

B.主动脉瓣赘生物形成并关闭不全

C.风湿性主动脉瓣关闭不全

D.主动脉瓣脱垂并关闭不全

E.主动脉瓣退行性变并关闭不全

（2）（单选题）该患者超声表现中错误的是（　）。

A.左心室壁增厚

B.左心室内径增大

C.主动脉瓣口收缩期前向血流速度可稍增快

D.M型超声显示二尖瓣前叶震颤

E.主动脉瓣口以红色为主的花彩血流束

（3）（单选题）主动脉瓣反流呈中心性时，测量主动脉瓣反流束频谱的最佳切面是（　）。

A.心尖三腔心切面

B.心尖五腔心切面

C.大动脉短轴切面

D.剑突下四腔心切面

E.胸骨旁左室短轴切面

（4）（多选题）超声估测主动脉瓣关闭不全反流量的指标包括（　）。

A.反流颈宽度

B.反流束长度及面积

C.反流分数

D.反流容积

E.有效反流口面积

【答案解析】（1）E；（2）A；（3）B；（4）ABCDE

（1）患者为老年男性，心界扩大，听诊可闻及主动脉瓣区舒张期杂音，心脏彩超显示主动脉瓣增厚、可见多个强回声斑附着，开放幅度尚可，主动脉瓣口面积无明显减小，主动脉瓣闭合呈双线，可见缝隙，考虑为主动脉瓣退行性变并关闭不全。

（2）左心室壁增厚可见于主动脉瓣狭窄，而主动脉瓣关闭不全导致血流于舒张期反流回左心室内，使得左心室容量负荷增加，左心室内径增大，主动脉瓣口收缩期前向血流速度可稍增快。

（3）若主动脉瓣反流为中心性，心尖五腔心切面的反流束方向与频谱取样线之间角度较小，为观察其反流程度、测量频谱的最佳切面。

（4）主动脉瓣关闭不全的病因较多，我们要综合多个参数进行评估，其中半定量参数包括反流颈宽度、反流束宽度与左室流出道宽度之比、反流束面积与左室流出道面积之比；定量参数包括反流容积、反流分数、有效反流口面积。

（崔丽、丁云川）

第五节　三尖瓣与肺动脉瓣

一、三尖瓣下移畸形

【病史】

患者，女性，34岁，因"心悸、气短"就诊。听诊闻及三尖瓣前叶开瓣音，第一心音分裂；胸部X线检查显示肺血少，肺动脉段凹陷，心影形似烧瓶。心电图显示室上性心动过速。心脏彩超显示先天性心脏病，三尖瓣下移畸形，后叶下移约3.8 cm，隔叶下移2.0 cm；房化右心室约50%，三尖瓣反流（重度）。

【相关切面声像图特点】

相关切面声像图见图3-5-1～图3-5-5。

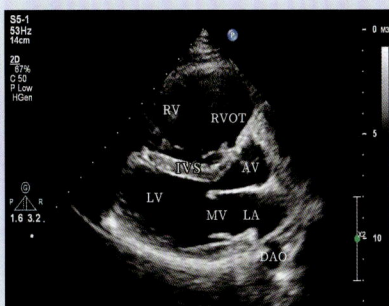

右心室内径明显增大，右室流出道增宽。RV：右心室；RVOT：右室流出道；IVS：室间隔；AV：主动脉瓣；LV：左心室；MV：二尖瓣；LA：左心房；DAO：降主动脉。

图3-5-1　胸骨旁左室长轴切面

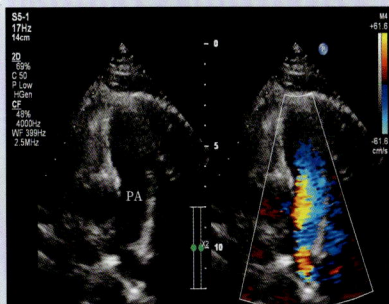

肺动脉未见增宽，血流未见增多。PA：肺动脉。

图3-5-2　大动脉短轴切面

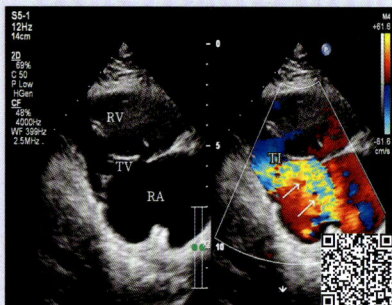

后瓣下移，起源于右室中部的大量反流（箭头）。RV：右心室；TV：三尖瓣；RA：右心房；TI：三尖瓣关闭不全。

图3-5-3　右室流入道切面（动态）

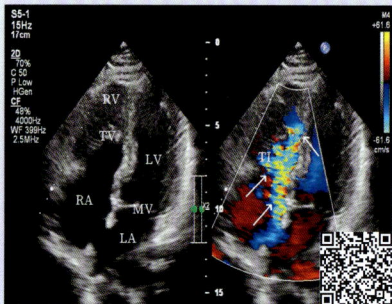

前叶无下移，隔叶下移和后叶下移呈现不同的反流位置（箭头）。RV：右心室；TV：三尖瓣；RA：右心房；TI：三尖瓣关闭不全；LV：左心室；MV：二尖瓣；LA：左心房。

图3-5-4　心尖四腔心切面（动态）

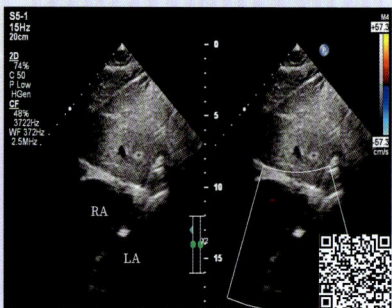

心房水平未见分流。RA：右心房；LA：左心房。

图3-5-5　剑突下双房切面（动态）

【鉴别诊断】

（1）三尖瓣缺如：三尖瓣下移畸形需与三尖瓣缺如相鉴别。三尖瓣缺如的病理特点是三尖瓣瓣叶及瓣下装置均未发育成型、乳头肌及腱索呈丛状附着于右心室壁。少数可见发育成膜样组织附着于瓣环，但瓣下没有乳头肌腱索连接。三尖瓣缺如在大动脉短轴切面、四腔心切面及右室流入道切面，均无法探及瓣膜的启闭运动和明确的三尖瓣口；在少数患者中，可于右室心尖部发现未发育成型的瓣膜呈膜样，以及右心室壁附着的许多条索状物形似下移的三尖瓣瓣叶，超声心动图表现与三尖瓣下移极易混淆，二者鉴别的关键在于有无腱索和乳头肌与瓣叶连接、舒张期有无血流的瓣口效应。三尖瓣缺如患者进行二维超声心动图检查时，无法在三尖瓣的各个观察切面观察到房室瓣的启闭活动及明确的房室瓣口，彩色多普勒也不显示血流在瓣口的血流汇聚，通过瓣环的血流与右心房、右心室内的血流信号均匀一致。三尖瓣下移虽然也有发育不良的瓣叶贴附于室壁，但仍可探及发育不良的腱索乳头肌与瓣叶相连，在三尖瓣下移对合的瓣口处，不论是在右心室内还是右室流出道，仍可探及血流的跨瓣效应和反流信号。

（2）限制型心肌病：常累及房室瓣瓣叶、腱索、乳头肌受累变形、萎缩，导致房室瓣反流，引起心房增大。右室型限制型心肌病的三尖瓣后叶和隔叶可与心室壁粘连，仅瓣叶的瓣尖部分有启闭运动，形似瓣叶的附着点下移，易与三尖瓣下移相混淆。二者的鉴别要全面结合临床和各种检查，由于限制型心肌病的主要病理改变为右心室、右室流入道部位的心内膜及内层心肌纤维化，因此心肌回声不同于三尖瓣下移的正常室壁回声，限制型心肌病的心室舒张及收缩功能受损，三尖瓣下移的右心室除房化右室外，仍有舒张和收缩功能。

【病例报告书写】

1.超声描述

右心房、右心室内径明显增大，左心房、左心室内径偏小。室间隔与左心室后壁同向运动。房间隔、室间隔延续完整。三尖瓣后叶向心尖部下移约__cm，瓣叶发育差，部分瓣叶附着于右心室后壁。隔叶瓣体发育短小下移约__cm。前叶附着位置正常，瓣体发育冗长如篷帆。三尖瓣瓣叶对合不良，房化右室__%。其余瓣膜结构、功能未见明显异常。大动脉发育正常。频谱及彩色多普勒血流成像：右房内可见收缩期源于三尖瓣口的以蓝色为主的反流束，反流口位置明显向心尖下移，峰值流速__cm/s，峰值压差__mmHg（各瓣膜反流情况）……

2.结论

（1）病因诊断：先天性心脏病。

（2）三尖瓣下移畸形，后叶下移__cm，隔叶下移__cm，三尖瓣反流（轻度、中度、重度）。

（3）（如伴有房间隔缺损）房间隔缺损，继发孔型，大小约__cm，左向右分流。

（4）其他合并的心血管畸形。

【要点与讨论】

（1）通常三尖瓣的前叶附着于正常位置，隔叶及后叶附着点下移，三尖瓣下移畸形患者的症状与三尖瓣下移程度、瓣叶装置发育程度相关，轻者可无症状或至成年才出现症状，重者出生后即出现明显的临床症状，出生后出现症状的新生儿常有明显心脏扩大和双肺发育不良。部分患者可出现前叶、后叶及隔叶同时下移，而极少数出现腱索及乳头肌发育不良，后叶和隔叶发育不良甚至缺如。右心室发育异常可累及传导系统，房室结受压可引起预激综合征或右束支传导阻滞等心律失常，甚至猝死。

（2）超声心动图探查瓣叶下移位置需要多切面连续扫查。隔叶及后叶多呈螺旋形下移至瓣环下方，甚至可下移到心尖及右室流出道，导致右室流出道梗阻。二维超声需观察其下移结构，测量下移部位与三尖瓣瓣环的距离。由于瓣体附着点不在一个水平，瓣叶对合不良，可产生大量反流，反流位置同样向心尖下移。可以通过反流点来帮助寻找瓣口及瓣叶下移位置，彩色多普勒血流成像评价三尖瓣下移的反流量亦需要多切面观察，严重的下移畸形，瓣叶丧失闭合功能，前向及反向血流的跨瓣效应不明显，调低极限频率有利于判断。

（3）房化右室是指三尖瓣环与下移瓣叶附着处之间的右心室，室壁变薄、心腔扩大，收缩功能受损甚至丧失，功能与右心房相同。功能右心室是指下移瓣叶附着处与肺动脉瓣环之间的心室部分，解剖结构正常，心腔缩小程度不一，室壁常增厚，流出道部分明显，收缩功能通常保留。由于右心室形态不规则且瓣叶螺旋形下移，超声评价房化右室的比例须多切面结合评估。

（4）在检查的过程中应注意合并的心内畸形，同时合并房间隔缺损较为多见。少数合并室间隔缺损，如合并室间隔缺损，由于三尖瓣下移畸形房化右室的形成，心室水平的左向右分流位于左心室与房化右室之间，实际血流动力学的分流为左心室-右心房之间的分流。检查中需注意与三尖瓣反流相鉴别，由于三尖瓣下移畸形通常不会引起肺动脉高压，左心室-右心房的分流压差会明显高于三尖瓣的反流压差。

（5）利用超声心动图对三尖瓣下移畸形进行检查时须观察三个瓣叶下移的程度、瓣叶发育的形态及形成的房化右室的比例，为制定治疗术式提供依据。尽管瓣叶下移程度会影响手术治疗预后，但未下移的前叶瓣体的发育程度对于手术适应证的选择及手术预后更为关键。如果三尖瓣前叶发育短小，甚至贴附于右心室壁上，瓣叶成形的成功率则明显降低。

二、肺动脉瓣狭窄

【病史】

患者，女性，47岁，因"活动后乏力"就诊。听诊闻及胸骨左缘第2～3肋间收缩中期喷射性杂音。胸部X线检查显示肺血减少，右心增大。心电图显示窦性心律，电轴右偏，右心室肥厚。心脏彩超显示先天性心脏病，肺动脉瓣重度狭窄，三尖瓣反流（中度）。

【相关切面声像图特点】

相关切面声像图见图3-5-6～图3-5-10。

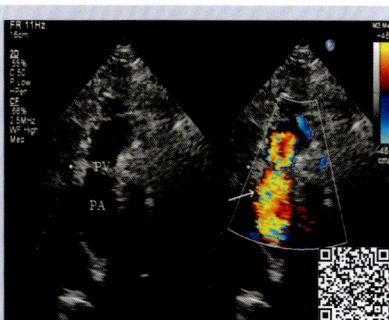

肺动脉瓣口明显狭窄，瓣口血流细窄，肺动脉内呈五彩镶嵌的花色血流（箭头）。PV：肺动脉瓣；PA：肺动脉。

图3-5-6 胸骨旁肺动脉长轴切面一（动态）

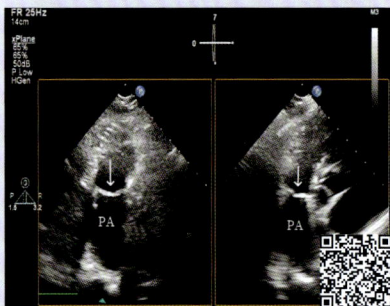

肺动脉瓣口呈隔膜样狭窄（箭头）。PA：肺动脉。

图3-5-7　胸骨旁肺动脉长轴正交双平面（动态）

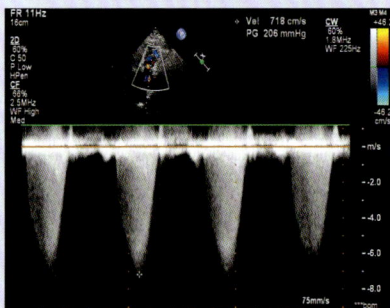

连续多普勒测量肺动脉瓣跨瓣压差。

图3-5-8　胸骨旁肺动脉长轴切面二

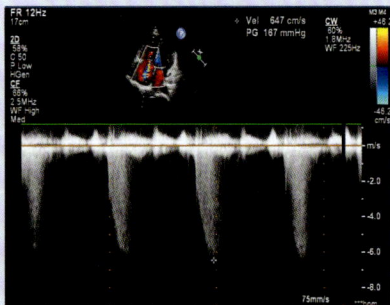

连续多普勒测量三尖瓣反流压差。

图3-5-9　胸骨旁四腔心切面

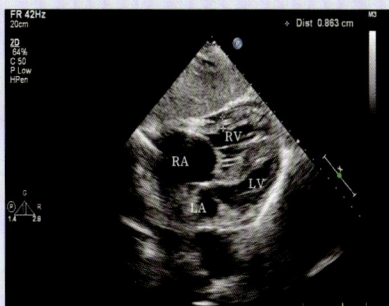

右心室壁继发性增厚。RV：右心室；RA：右心房；LV：左心室；LA：左心房。

图3-5-10　剑突下四腔心切面

【鉴别诊断】

（1）肺动脉瓣下狭窄：通常是复杂畸形的组成部分，如室间隔缺损、法洛四联症、右室双出口、大动脉转位、右室双腔心等。单纯性肺动脉瓣下狭窄极为少见。狭窄通常分为隔膜型和肌型。

二维超声心动图结合多普勒超声是诊断肺动脉瓣下狭窄的主要方法，在大动脉短轴切面、右室流出道长轴切面和剑突下右室流出道长轴切面，可探及肺动脉瓣下狭窄：右心室肥厚，右心室腔通常狭小。于肺动脉瓣下观察到纤维样较强回声为隔膜样狭窄，右室流出道局部室壁明显向心性增厚为肌性狭窄，主肺动脉可呈狭窄后扩张。彩色多普勒可观察到血流进入主肺动脉前，在肺动脉瓣下即呈五彩镶嵌的细窄的湍流血流信号。连续多普勒可见形态呈"倒匕首样"的收缩期高速血流频谱，胸骨旁右室流出道切面的狭窄血流通常与超声束角度垂直，剑突下右室流出道切面与超声束角度较小，更适宜频谱多普勒测量肺动脉瓣下的狭窄程度。

（2）肺动脉瓣上狭窄：单纯肺动脉瓣上狭窄也极为少见，当肺动脉瓣狭窄时，瓣叶交界粘连导致瓣叶开放受限，瓣叶开放时不能充分打开贴壁，其超声表现易被误认为瓣上狭窄，需要仔细分辨。肺动脉瓣上狭窄包括肌性狭窄和隔膜性狭窄，二维超声心动图检查时，可于肺动脉长轴切面，观察到肺动脉瓣上的肺动脉内径局部狭小，狭窄部位的长度不一。部分可显示为隔膜样回声。彩色多普勒显示狭窄处的血流信号呈五彩镶嵌的细窄湍流血流信号，从狭窄部位至左、右肺动脉均填充高速血流信号，连续多普勒可测及收缩期高速血流频谱，用脉冲多普勒在肺动脉瓣口探及层流血流信号，在狭窄处探及湍流血流信号，可鉴别狭窄位置。

【病例报告书写】

1.超声描述

右心房、右心室内径增大，右心室壁增厚。左心室壁厚度正常，运动尚可。房间隔、室间隔延续完整。肺动脉瓣增厚、回声增强（呈二叶、呈隔膜样），开放受限。大动脉关系正常，肺动脉增宽。频谱及彩色多普勒血流成像：收缩期肺动脉瓣口探及五彩镶嵌的高速血流信号，峰值流速__cm/s，峰值压差__mmHg，平均压差__mmHg；右心房内可见收缩期源于三尖瓣口的以蓝色为主的反流束，峰值流速__cm/s，峰值压差__mmHg（各瓣膜反流情况）……

2.结论

（1）病因诊断：先天性心脏病。

（2）肺动脉瓣狭窄（轻度、中度、重度）。

（3）三尖瓣反流（轻度、中度、重度）。

（4）其他合并的心血管畸形。

【要点与讨论】

（1）肺动脉瓣狭窄的直接征象：在胸骨旁肺动脉长轴切面可直接观察到肺动脉瓣开放和闭合的状况，主肺动脉及左、右肺动脉的扩张情况。肺动脉瓣瓣膜边缘回声增强增厚、交界处融合粘连，活动僵硬，开放受限，开放形态呈圆拱形，主肺动脉及左、右肺动脉呈狭窄后扩张，受狭窄后的湍流血流冲击影响，常以左肺动脉扩张显著。少数病例未能探及肺动脉瓣的开放和关闭运动，仅探及一强回声带，或探及肺动脉瓣运动受限的同时探及强回声带，应考虑到肺动脉瓣部位的隔膜样狭窄，即肺动脉瓣融合成隔膜样，仅中心有一小孔。

彩色多普勒可观察到血流速度的变化，血流位于右室流出道部位时呈蓝色层流状态，在通过狭窄的肺动脉瓣口后，血流加速，呈五彩镶嵌的高速血流。连续多普勒可测及高速血流频谱。

（2）肺动脉狭窄的间接征象：肺动脉瓣狭窄导致右心室的

后负荷增加，在左室长轴切面、左室短轴切面、大动脉短轴切面、四腔心切面、右室流入道长轴切面等均可观察到右心房、右心室增大，右心室壁向心性肥厚的继发性改变，右心室的游离壁、室上嵴、隔束和壁束继发性肥厚，致使右室流出道肌性狭窄。多普勒超声可探及三尖瓣反流增多，反流压差增高。

（3）通常肺动脉瓣口的短轴难以显示，但在部分肺动脉明显扩张的患者，于胸骨左缘第2肋间调整探头切面，可显示出肺动脉瓣水平的短轴断面，可直接观察肺动脉瓣的瓣叶数目及活动情况，肺动脉瓣二叶畸形开放时呈菱形，关闭时呈一字形。

【思考题】

1.（单选题）以下关于三尖瓣下移畸形的说法错误的是（　　）。

A.三尖瓣前叶冗长且大如篷帆，是最常见下移的瓣叶

B.胸骨旁切面及心尖四腔心切面显示三尖瓣隔瓣下移，与二尖瓣前叶附着点距离增大

C.大动脉短轴切面显示三尖瓣向右室流出道移位

D.三尖瓣隔叶发育短小，部分紧贴于室间隔右心室面，活动度小或正常

E.部分或整个三尖瓣环向下移位，并伴有三尖瓣瓣膜装置、右心室结构异常畸形

【答案解析】A

三尖瓣下移畸形又称Ebstein畸形，是部分或整个三尖瓣环向下移位，并伴有三尖瓣瓣膜装置的畸形和右心室结构的改变；三尖瓣前叶冗长且大如篷帆，但通常附着于正常位置，前叶下移极少见；隔叶发育常短小，回声增强，或紧贴于室间隔右心室面，活动度小或正常，超声表现为胸骨旁切面及心尖四腔心切面显示三尖瓣隔瓣叶附着点与二尖瓣前叶附着点距离在15 mm以上；左室长轴切面及心底短轴切面可显示三尖瓣下移至右室流出道，甚至会导致右室流出道梗阻。尽管瓣叶下移程度会影响手术治疗预后，但未下移的前叶瓣体的发育程度对于手术适应证的选择及手术预后更为关键。如果三尖瓣前叶发育短小，甚至贴附于右心室壁上，瓣叶成形的成功率则明显降低。因此，对三尖瓣下移畸形的前叶发育情况的准确判断非常重要。

2.（单选题）以下说法中，不符合三尖瓣下移畸形超声特征表现的是（　　）。

A.三尖瓣前叶增大变形，后叶及隔叶下移

B.右心扩大

C.三尖瓣反流口向心尖移位

D.房化右室仍具有收缩排血的功能

E.瓣叶附着点下方为功能右心室

【答案解析】D

三尖瓣下移畸形中，三尖瓣前瓣增大冗长且大如篷帆，但通常附着于正常位置，隔瓣发育不良，或紧贴于室间隔右心室面；右心明显扩大，下移的瓣叶把右心室分成两个部分。房化右心室是指三尖瓣环与下移瓣叶附着处之间的右心室，室壁变薄、心腔扩大，收缩功能受损甚至丧失，功能与右心房相同。功能右心室是指下移瓣叶附着处与肺动脉瓣环之间的心室部分。解剖结构正常，心腔缩小程度不一，室壁常增厚，流出道部分明显，收缩功能通常保留。由于右心室形态不规则且瓣叶螺旋形下移，超声评价房化右室的比例须多切面结合评估。

3.（多选题）以下先天性心脏病不可能继发肺动脉高压的是（　　）。

A.室间隔缺损

B.房间隔缺损

C.肺动脉狭窄

D.动脉导管未闭

E.乏氏窦破入右心室

F.三尖瓣下移畸形

【答案解析】CF

由于肺动脉瓣狭窄，右心室后负荷增加，排血受阻，长期压力负荷增加使右心室壁肥厚；严重狭窄可使右心排血量减少及右心室扩大，右心室舒张压增高后静脉血回流右心房缓慢，产生周围性发绀，肺动脉瓣的瓣口血流量减小致肺动脉少血；三尖瓣下移畸形的功能右心室舒张末容积明显减小，下移瓣叶对合不良导致明显反流，收缩期右心排血量减小；因此，肺动脉瓣狭窄、三尖瓣下移畸形均是肺动脉血量减少的疾病，不可能继发肺动脉高压。在先天性心脏病中，室间隔缺损、房间隔缺损、动脉导管未闭及乏氏窦破入右心室均有血液的左向右分流，导致肺动脉充血，并发肺动脉高压。

4.（单选题）超声诊断肺动脉瓣狭窄最具价值的依据是（　）。

A.右心扩大，右心室壁增厚

B.肺动脉瓣口短轴测量开瓣面积

C.肺动脉瓣增厚，开放受限，瓣口血流峰值速度400 cm/s

D.肺动脉扩张

E.频谱多普勒测定右室流出道血流速度大于300 cm/s

【答案解析】C

通常肺动脉瓣口短轴切面很难显示，直接测量瓣口面积比较困难；右心扩大，右心室壁增厚，主肺动脉及左、右肺动脉扩张是肺动脉瓣狭窄的继发改变，可帮助诊断肺动脉瓣狭窄；肺动脉瓣增厚，开放受限，频谱多普勒测及高速血流信号是诊断肺动脉瓣狭窄的直接依据；右室流出道血流速度增快有可能是继发性肥厚，也有可能是原发瓣下狭窄，不能作为诊断肺动脉瓣狭窄的直接依据。

（李建华）

第六节　人工心脏瓣膜

【病史】

患者，女性，46岁，二尖瓣人工机械瓣置换术后7年，未规律服用华法林1年，劳累后胸闷乏力3个月来院就诊。听诊：人工瓣膜开瓣音弱。胸部X线检查显示双肺纹理增多，心影扩大。心电图显示房颤心率。心脏彩超显示二尖瓣人工机械瓣置换术后仅见一侧人工瓣叶活动，机械瓣功能障碍，有卡瓣可能。

【相关切面声像图特点】

相关切面声像图见图3-6-1～图3-6-4。

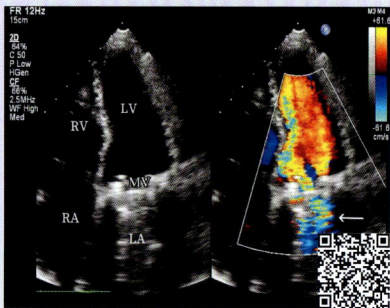

人工二尖瓣机械瓣一侧瓣叶活动，跨瓣血流信号不对称（箭头）。RV：右心室；RA：右心房；LV：左心室；LA：左心房；MV：二尖瓣。

图3-6-1　经胸超声心动图心尖四腔心切面（动态）

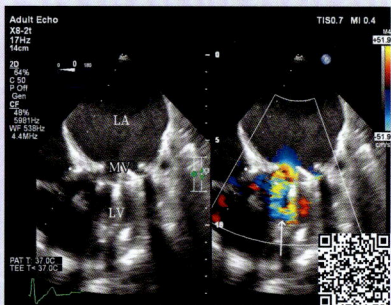

人工二尖瓣机械瓣一侧瓣叶活动，跨瓣血流信号不对称（箭头）。LV：左心室；LA：左心房；MV：二尖瓣。

图3-6-2　经食管超声心动图四腔心切面（动态）

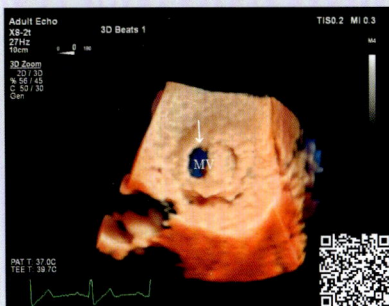

人工二尖瓣机械瓣一侧瓣叶活动（箭头）。MV：二尖瓣。

图3-6-3 经食管三维超声心动图（动态）

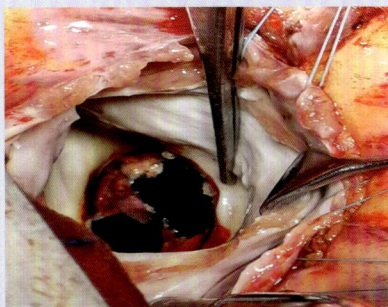

图3-6-4 术中探查人工二尖瓣机械瓣血管翳及血栓形成

【鉴别诊断】

（1）血栓与血管翳：血栓与血管翳在超声心动图上的表现极为相似，显示为附着于瓣叶及瓣环的低至中等回声，血管翳相对血栓回声稍强。二者都会引起人工瓣膜的功能障碍，机械瓣较生物瓣更易形成血栓。血管翳引起的梗阻出现较晚，新发症状、出现血栓栓塞事件及有抗凝治疗未达标者，可提示血栓形成导致瓣膜功能障碍；溶栓治疗对血管翳无效。

（2）感染性心内膜炎：患者常有高热史、新出现的心脏杂音，常合并体循环栓塞等。赘生物附着于瓣环及瓣叶，可损毁人工生物瓣结构，导致人工瓣膜狭窄及反流，可合并瓣周脓肿，严重者会导致心腔间出现分流，加重心脏负荷，赘生物脱落可导致体循环栓塞。超声心动图显示赘生物为单发或多发的中低回声、条絮样回声，活动度大。

（3）瓣周漏：对于较大瓣周漏，二维超声心动图可探及瓣环与组织间的回声失落，彩色多普勒显示反流束起源于人工瓣环之外。多切面扫查测量瓣周反流起始部的宽度有助于评估反流程度，在人工瓣短轴瓣环水平可观察反流的范围。反流的瓣周范围占缝合环总周长的百分比<10%为轻度，10%～29%为中度，≥30%为重度。人工瓣膜摇摆运动通常提示存在>40%的瓣环分离，属于重度反流。

正常人工瓣膜反流是位于瓣环内的少量反流，正常情况下机械瓣都存在少量反流（闭合流），经胸超声心动图更易显示主动脉瓣机械瓣的瓣内反流，而房室瓣位置的机械瓣，其正常反流受机械瓣叶在左心房内的声影和伪像干扰，不易显示，经食管超声心动图可以清晰显示房室瓣人工瓣的反流。

（4）患者–人工瓣膜不匹配（patient-prosthesis mismatch，PPM）：当功能正常的人工瓣膜的有效瓣口面积相对于患者体型（相对于心输出量需求）过小时，会引起术后压差异常升高，进而导致PPM。PPM不是人工瓣膜自身内在的功能障碍，但可与内在性人工瓣膜功能障碍并存。PPM常常于术后早期即存在，如探及瓣叶的形态或活动异常提示存在内在性瓣膜功能障碍。二尖瓣位有效瓣口面积校正值（有效瓣口面积/体表面积）≤1.2 cm^2/m^2，可以推测存在PPM，主动脉瓣位有效瓣口面积校正值<0.85 cm^2/m^2则可推断存在PPM。

经食管超声心动图较经胸超声心动图能更清晰显示人工瓣叶启闭活动情况、血栓及血管翳附着、瓣内反流、瓣周漏的位置及程度，对于感染性心内膜炎，经食管超声心动图能够更敏感地探测赘生物附着位置、瓣环与组织分离程度、瓣周脓肿的累及范围等。

【病例报告书写】

1.超声描述

左心房内径增大，其余心脏各腔室大小正常，室间隔与左心室后壁呈反向运动，房间隔、室间隔延续性完整，大动脉关系正常，二尖瓣人工机械瓣位置固定，瓣环与周围组织运动协调，瓣叶活动正常（活动欠佳、活动受限、仅探及一侧瓣叶活动等），未见明显异常回声附着（可见或存在可疑异常回声附着，大小约__），二尖瓣瓣周（尽量给予定位）探及宽约__cm的回声失落。频谱及彩色多普勒血流成像：舒张期二尖瓣瓣口前向血流峰值流速__cm/s，峰值压差__mmHg，平均压差__mmHg；二尖瓣瓣周（尽量给予定位）探及宽约__cm的反流血流信号（其他瓣膜反流情况）……

2.结论

（1）二尖瓣人工机械瓣置换术后：人工机械瓣功能未见明显异常（人工机械瓣功能障碍，卡瓣可能；人工机械瓣瓣周漏，宽约__cm，位于何处；建议经食管超声心动图检查）。

（2）其他瓣膜反流情况。

（3）肺动脉高压的程度：轻度、中度、重度。

（4）心功能情况。

【要点与讨论】

超声检查时要充分询问病史、手术时间和人工瓣膜类型。

（1）人工瓣膜的类型：异种生物瓣的制作材料常用的有牛心包和猪主动脉瓣；同种异体主动脉瓣由于来源受限且无支架，只可用于主动脉瓣置换；自体肺动脉瓣可用以替换自身主动脉瓣（ROSS手术）。目前以异种生物瓣应用得最多。生物瓣的血栓和血管翳发生率低，但瓣叶组织易变性钙化，瓣叶毁损则需重新置换瓣膜。机械性瓣膜主要有笼球瓣、单叶侧倾碟瓣、双叶碟瓣，目前应用得最多的是双叶碟瓣，机械瓣由金属及其他人工材料组成，瓣叶不会变性，但容易形成血栓，需终身抗凝治疗，长期易形成血管翳。

（2）人工瓣膜的超声表现：超声心动图评价人工瓣膜，需要充分了解人工瓣膜的种类、正常血流动力学特征。不同类型、大小和位置的人工瓣膜的血流动力学特征不同，同一类型的人工瓣膜在不同瓣位使用时也有不同的血流动力学表现。机械双叶碟瓣开放时有三个"口"，分别是中央两片瓣叶的夹缝和两侧较大的半月形开口，彩色多普勒血流成像显示三束血流信号，中央较细窄，两侧较宽；单叶倾斜瓣开放时形成一大一小两个开口，彩色多普勒血流成像显示一宽一窄两束斜向血流信号。人工生物瓣与自然瓣相似，超声心动图可探及生物瓣的瓣架及瓣叶活动。需要指出的是，由于受生物瓣瓣架的限制，人工生物瓣膜的跨瓣压差会比原生瓣膜高，甚至高于机械瓣膜，评价时需关注瓣叶是否充分开放，有无受限。

（3）经胸超声心动图往往难以清晰显示人工机械主动脉瓣的活动状态，当频谱多普勒探及高跨瓣压差时，在排除PPM的情况下，须进行经食管超声心动图检查排除人工瓣膜功能障碍。

（4）由于人工瓣膜的结构特点，所有人工瓣膜均存在一定程度的梗阻和反流。二维超声可探查人工瓣叶的启闭活动、瓣环形态，瓣环位置是否固定，瓣环与周围组织有无分离，瓣叶及瓣环有无异常回声附着，生物瓣叶有无增厚钙化或撕裂、是否充分开放；彩色多普勒血流成像探查要注意人工瓣膜前向血流形态，瓣口反流情况及程度，是否存在瓣周反流（瓣周漏），在人工生物瓣膜处，跨瓣血流束应填充瓣口。

【思考题】

1.（多选题）患者，女性，39岁，因风湿性心脏瓣膜病二尖瓣狭窄行二尖瓣人工机械瓣膜置换术，术后7天行经胸超声心动图检查，显示人工机械瓣形态位置尚可，左心房内探及蓝色血流束，以下诊断可能的是（　）。

A.二尖瓣人工瓣瓣口梗阻

B.二尖瓣人工瓣移位

C.二尖瓣人工瓣瓣周漏

D.二尖瓣人工瓣血管翳形成

E.二尖瓣人工瓣瓣内反流

【答案解析】CE

该患者进行的是经胸超声心动图检查，二尖瓣人工瓣瓣口梗阻表现为瓣口血流速度明显增快，左心室内呈现以红色为主的花色湍流血流信号；经胸超声心动图已探及人工机械瓣形态位置尚可，二尖瓣人工瓣移位与之矛盾，人工瓣膜移位会导致大量瓣周反流入左心房，人工瓣膜随心脏搏动而摇摆晃动，可探及人工瓣环与周围组织间出现明显缝隙，常伴有急性心力衰竭表现，人工瓣膜移位多见于感染性心内膜炎；血管翳形成会导致人工瓣膜功能障碍，可出现瓣口梗阻和关闭不全，须结合患者的手术时间及抗凝水平、观察瓣叶启闭活动，该患者术后7天较易排除血管翳形成；左心房内探及蓝色血流束提示人工瓣膜反流，瓣周反流和瓣内反流均有可能，须进一步探测反流起源的位置，如起源于瓣环之外应为瓣周漏，而瓣内反流受机械瓣叶在左心房内的声影和伪像干扰不易分辨，如反流明显，应建议行经食管超声检查进一步明确反流的位置及程度，如机械瓣闭合时受瓣下组织牵绊干扰，亦可出现闭合流以外的瓣内反流。

2.（病例分析题）患者，女性，45岁，劳累性呼吸困难、胸闷乏力并进行性加重，听诊心尖区有舒张期隆隆样杂音，临床诊断为风湿性心脏瓣膜病二尖瓣狭窄。

（1）（单选题）其超声心动图表现不包括（　）。

A.收缩期可见二尖瓣"连枷样"运动

B.左心室内舒张期见红色花彩血流

C.M型超声二尖瓣前叶呈"城墙垛样"改变

D.左心房内径明显增大

E.二尖瓣瓣口呈穹窿样开放

（2）（单选题）风湿性二尖瓣狭窄的形态改变不包括（　）。

A.瓣叶增厚、回声增强

B.瓣叶及腱索可有钙化

C.二尖瓣前后叶同时受累

D.二尖瓣"吊床样"改变

E.瓣叶开放受限

（3）（单选题）该患者左心房增大，左心房内可见附壁血栓，其超声特点不包括（　）。

A.形状不规则

B.无蒂

C.多位于左心耳处

D.超声易漏诊扁平低回声血栓

E.活动度小，不容易脱落

（4）（单选题）该患者行二尖瓣人工机械瓣置换术，术后超声心动图检查中应该观察和测量的内容包括（　）。

A.人工瓣的形态、位置

B.人工瓣的开闭情况

C.是否存在瓣周漏

D.人工瓣瓣口流速、有无关闭不全

E.以上都是

【答案解析】（1）A；（2）D；（3）E；（4）E

风湿性心脏病二尖瓣狭窄的超声心动图表现主要有二尖瓣回声增强、增厚，二尖瓣钙化，由于瓣叶交界区粘连、瓣下腱索增粗挛缩，导致二尖瓣开放受限，前后叶均受累，由于后叶相对短小，后叶甚至可表现为活动固定，前叶呈穹窿样开放，瓣口呈鱼口状，M型超声二尖瓣前叶呈"城墙垛样"改变，前后叶同向运动。由于二尖瓣开放受限，左心房压力增高，左心房扩大，二尖瓣瓣口舒张期血流速度增快，故二尖瓣瓣口左心室侧在舒张期见红色花彩血流，"连枷样"运动是瓣叶腱索断裂的典型表现，"吊床样"改变为二尖瓣脱垂的典型表现。左心房内附壁血栓的超声表现：形态不规则的实性回声，无蒂，活动度小，呈多层样，多位于左心耳，超声容易漏诊附着于心房壁的扁平状低回声血栓，而心房内最常见的黏液瘤有蒂、活动度大。心房内的新鲜血栓容易脱落导致体循环栓塞。二尖瓣置换术后应重点观察人工瓣的情况，包括形态、位置、开闭情况，瓣口流速及反流，是否存在瓣周漏等。

3.（问答题）人工瓣膜障碍及超声评估包括哪些内容？

【答案解析】

人工瓣膜功能障碍分为结构性和非结构性瓣膜功能障碍。机械性瓣膜自身结构出现损伤、瓣叶活动异常，并非血栓形成、血管翳或赘生物导致的功能障碍，以及人工生物瓣膜的瓣叶钙化或撕裂、瓣叶变形、瓣架断裂，缝合环与瓣架分离导致的功能障碍为结构性瓣膜功能障碍；非结构性瓣膜功能障碍是由非瓣膜本身内在原因所致，具体包括血栓、血管翳、组织或缝线等因素导致的瓣叶活动障碍。

正常机械性瓣膜的瓣叶应该充分地开放并快速关闭，人工生物瓣膜的瓣尖应薄而均匀且活动度良好、关闭时没有脱垂。人工瓣膜功能障碍常表现为狭窄和（或）反流，可通过探查瓣膜的形态异常（增厚钙化、血管翳、血栓形成）和（或）瓣膜的活动异常（瓣环的摇摆运动、瓣叶运动异常）等证据来分辨狭窄或反流的病因。

超声心动图评价人工瓣膜功能应探查瓣膜形态和活动、测量多普勒参数，结合使用人工瓣的时间和心腔重构情况进行综合评价。

（1）人工瓣膜狭窄：人工瓣的大小、心率、心室和心房功能、心腔顺应性、相对的心腔压力、存在PPM或任何梗阻、显著的反流都可以影响跨瓣流速及跨瓣压差。在一度房室传导阻滞

E峰和A峰融合时或舒张期充盈时间缩短的情况下不适宜应用压力减半时间；结合人工瓣膜活动异常，有效瓣口面积<1 cm²和多普勒速度指数>2.5时提示人工二尖瓣存在明显梗阻，多普勒速度指数<0.25、AT/ET>0.37时，提示人工主动脉瓣梗阻（表3-6-1，表3-6-2）。

表3-6-1　人工二尖瓣狭窄分级

参数	正常	可能狭窄	显著狭窄
峰值流速（m/s）	< 1.9	1.9 ~ 2.5	≥ 2.5
平均压差（mmHg）	≤ 5	6 ~ 10	≥ 10
PHT（ms）	< 130	130 ~ 200	> 200
DVI	< 2.2	2.2 ~ 2.5	> 2.5
EOA（cm²）	≥ 2	1 ~ 2	< 1

表3-6-2　人工主动脉瓣狭窄分级

参数	正常	可能狭窄	显著狭窄
峰值流速（m/s）	< 3	3 ~ 4	≥ 4
平均压差（mmHg）	< 20	20 ~ 35	≥ 35
DVI	≥ 0.35	0.25 ~ 0.35	< 0.25
EOA（cm²）	> 1.1	0.8 ~ 1.1	< 0.8
AT（ms）	< 80	80 ~ 100	> 100
AT/ET	< 0.32	0.32 ~ 0.37	> 0.37

PHT：压力减半时间；EOA：有效瓣口面积；DVI：多普勒速度指数。

人工瓣EOA=CSA×VTI$_{LVOT}$/VTI$_{PrV}$

人工主动脉瓣DVI=峰值V$_{LVOT}$/峰值V$_{PrV}$或VTI$_{LVOT}$/VTI$_{PrV}$

人工二尖瓣DVI=VTI$_{PrV}$/VTI$_{LVOT}$。

VTI$_{LVOT}$是指跨左室流出道（LVOT）的血流速度时间积分，VTI$_{PrV}$是指跨人工瓣的血流速度时间积分。CSA为流出道横截面积。峰值V$_{LVOT}$和峰值V$_{PrV}$分别为左室流出道峰值流速和跨人工瓣峰值流速。AT为人工主动脉瓣加速时间，AT/ET为加速时间/LV射血时间。

三尖瓣位人工瓣膜舒张早期峰值速度≥1.9 m/s、平均跨瓣压差≥6 mmHg，压力减半时间≥130 ms，多普勒速度指数≥2提示梗阻，由于受呼吸影响，窦性心律时需采集3~5个心动周期取平均值。人工肺动脉瓣狭窄的多普勒表现包括收缩期前向彩色血流束变窄，人工生物瓣膜跨瓣峰值速度>3.2 m/s（平均压差≥20 mmHg）或同种移植瓣膜峰值速度>2.5 m/s（平均压差≥15 mmHg）。

如探查人工瓣膜活动正常、测量压差减半时间正常或轻度延长且多普勒速度指数正常的情况下，跨瓣压差增大应考虑其他影响因素，如PPM、二叶式机械瓣膜局限性中央高跨瓣压差（测量时需避开中央高速射流）、人工瓣膜反流或高动力状态（如手术后、贫血、败血症）、心动过速等。如发现人工瓣膜运动异常、多普勒速度指数增加、压差减半时间延长及平均压差进行性升高，则提示出现人工瓣膜梗阻。

（2）人工瓣膜反流：评估人工瓣膜的反流程度推荐测量缩流束宽度、二尖瓣有效反流口面积、反流容积和反流分数，缩流束宽度＞6 mm、二尖瓣有效反流口面积≥30 mm²或反流容积≥60 mL、反流分数（反流容积/左室流出道每搏量）＞50%提示为重度人工主动脉瓣反流；缩流束宽度≥7 mm、二尖瓣有效反流口面积≥40 mm²且反流容积≥60 mL、反流分数＞50%提示重度人工二尖瓣反流。

经胸超声心动图探查机械性二尖瓣时，人工瓣膜的声影和伪影常常遮挡瓣膜反流，当出现以下征象时应当怀疑存在人工二尖瓣反流：①收缩期人工瓣的心室侧出现血流汇聚；②左心房内声影的远端出现彩色湍流；③二尖瓣E峰速度、压差和（或）多普勒速度指数增加；④不能解释或新近恶化的肺动脉高压和扩张、呈高动力的左心室。当临床或经胸超声心动图怀疑存在人工二尖瓣反流时，应进行系统的经食管超声心动图检查。

人工三尖瓣反流的评价与人工二尖瓣相似。另外，脉冲多普勒在肝静脉内记录到全收缩期逆向血流提示重度反流；在排除其他因素后，右心腔扩大、下腔静脉扩张、呼吸塌陷率明显减低是反映慢性显著三尖瓣反流的敏感征象。

人工肺动脉瓣反流的反流束宽度大于同帧测量的右室流出道直径的50%～65%时提示重度反流，肺动脉内探及逆向彩色多普勒血流时是中至重度反流的特异性表现。

对于怀疑人工瓣膜功能障碍的患者需结合经胸超声心动图和经食管超声心动图进行全面系统的检查。经胸超声心动图、经食管超声心动图显示人工二尖瓣的瓣膜运动优于人工主动脉瓣。经食管超声心动图显示人工二尖瓣和人工三尖瓣的反流更具优势。经食管三维超声心动图可提供更多信息，对于瓣周反流的定位和定量评价更具优势。

（李建华）

第七节　感染性心内膜炎

【病史】

患者，男性，41岁，因"间歇发热2个月，乏力、贫血"就诊。听诊发现主动脉瓣听诊区舒张期杂音，心尖区收缩期杂音。胸部X线检查显示肺淤血，心影增大。心脏彩超显示主动脉瓣多发赘生物形成并中–重度反流；二尖瓣多发赘生物形成、瓣叶脱垂穿孔并重度反流。

【相关切面声像图特点】

相关切面声像图见图3-7-1～图3-7-6。

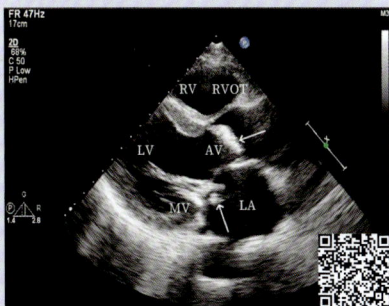

主动脉瓣、二尖瓣均探及多发活动度较大的实质性回声附着（箭头）。RV：右心室；RVOT：右室流出道；AV：主动脉瓣；LV：左心室；MV：二尖瓣；LA：左心房。

图3-7-1　胸骨旁左室长轴切面一（动态）

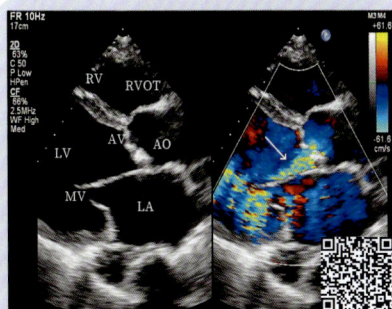

主动脉瓣、二尖瓣大量反流（箭头）。RV：右心室；RVOT：右室流出道；AV：主动脉瓣；LV：左心室；MV：二尖瓣；LA：左心房；AO：主动脉。

图3-7-2　胸骨旁左室长轴切面二（动态）

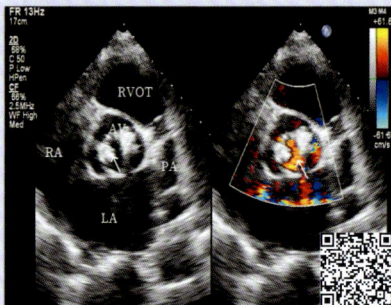

主动脉瓣多个实质性回声附着，主动脉瓣大量反流（箭头）。RVOT：右室流出道；AV：主动脉瓣；RA：右心房；PA：肺动脉；LA：左心房。

图3-7-3 大动脉短轴切面（动态）

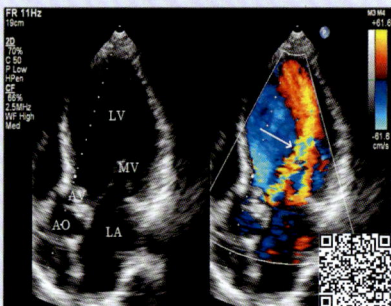

主动脉瓣大量偏心性（偏向二尖瓣前叶）反流（箭头）。LV：左心室；LA：左心房；AV：主动脉瓣；MV：二尖瓣；AO：主动脉。

图3-7-4 心尖五腔心切面（动态）

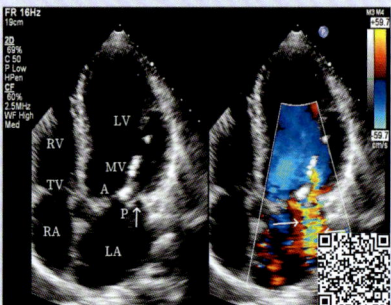

二尖瓣后叶脱垂、穿孔，二尖瓣大量反流（箭头）。RV：右心室；LV：左心室；LA：左心房；RA：右心房；TV：三尖瓣；MV：二尖瓣；A：二尖瓣前叶；P：二尖瓣后叶。

图3-7-5 心尖四腔心切面（动态）

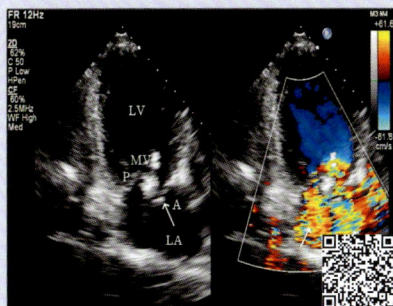

二尖瓣前叶脱垂、穿孔，二尖瓣大量反流（箭头）。LV：左心室；LA：左心房；MV：二尖瓣；A：二尖瓣前叶；P：二尖瓣后叶。

图3-7-6　心尖两腔心切面（动态）

【鉴别诊断】

（1）感染性心内膜炎的赘生物多数突起于原有组织，活动度大，回声相对较弱，赘生物逐渐陈旧机化，回声增强，合并钙化可呈强回声，故陈旧性赘生物易误诊为瓣叶纤维化、风湿性心脏病或退行性变等。注意排查患者有无感染病史。退行性瓣膜钙化多见于老年人，钙化多位于后叶瓣环，多数无活动性；风湿性瓣膜病变则以瓣尖增厚、交界粘连、瓣下腱索增粗挛缩为主，少数风湿性瓣膜病的瓣叶亦会出现赘生物样突起，伴有一定活动度，通常为瓣叶炎性病变后的增生组织，结合患者病史及实验室检查可鉴别。

（2）感染性心内膜炎通常急性发病，毁损心脏瓣膜导致急性瓣膜功能障碍，由于发病急、病程短，与原发性瓣膜病不同，感染性心内膜炎对心腔大小的继发性改变往往与瓣膜反流程度不成比例。若超声表现为瓣叶、腱索等组织结构增厚，未检出明显的赘生物但仍怀疑存在感染性心内膜炎，可动态观察瓣膜变化，如果短期内发现瓣膜明显增厚或反流加重甚至出现赘生物，可与风湿性心脏病或老年退行性病变引起的瓣膜损害相鉴别。

（3）感染性赘生物还应注意与瓣膜肿瘤相鉴别。肿瘤通常为单发，形态较为规则，对瓣膜的浸润通常也比较明显；赘生物则多数为多发，形态多不规则，结合病史可以帮助鉴别。乳头状弹力纤维瘤是非常少见的良性肿瘤，通常偶然被发现，或是首先表现为体循环栓塞而被发现。主要发生在主动脉瓣和房室瓣，通过蒂附着于瓣膜上，活动度大。相应的瓣叶正常或轻度增厚，通常不伴有瓣膜反流，瓣膜功能正常是与感染性赘生物的重要鉴别点。

（4）腱索断裂也会急性起病，瓣膜急性反流所导致的心腔改变与瓣膜功能损伤程度不成正比，断裂的腱索比较细长，活动度大，收缩期连同瓣叶甩入心房侧，即"连枷样"运动，通常伴有相应瓣叶的脱垂和黏液样变性，仔细分辨可发现其与赘生物形态不同。

【病例报告书写】

1.超声描述

左心房、左心室内径增大，主动脉、肺动脉内径增宽，室间隔与左心室后壁呈反向运动，运动幅度尚可，房间隔、室间隔延续性完整，大动脉关系正常；主动脉瓣增厚，其上探及多个实质性回声附着，活动度大，最大者约__cm，主动脉瓣瓣环径约__cm；二尖瓣增厚，其上探及多个实质性回声附着，最大者约__cm，二尖瓣前交界区前叶及后叶脱垂、穿孔，二尖瓣瓣环径约__cm；频谱及彩色多普勒血流成像：舒张期主动脉瓣口探及大量偏心性偏向二尖瓣前叶的反流血流信号，收缩期二尖瓣瓣口探及多束中心性及偏心性反流血流信号，三尖瓣瓣口可见以蓝色为主的反流束，峰值流速__cm/s，峰值压差__mmHg（各瓣膜反流情况）……（心内膜炎的心脏病变超声表现多样，累及不同的结构可引起不同的功能障碍表现，超声描述须包括有无原发病及原发病表现，心脏腔室的继发改变，累及结构的形态改变、功能障碍程度等）。

2.结论（如有原发病，先做原发病的超声诊断）

（1）主动脉瓣病变：主动脉瓣多发赘生物形成并中–重度反流。

（2）二尖瓣病变：二尖瓣多发赘生物形成、瓣叶脱垂穿孔并重度反流。

（3）肺动脉高压的程度：轻度、中度、重度。

【要点与讨论】

（1）超声心动图是检查感染性心内膜炎的首选无创性方法。赘生物是感染性心内膜炎的特异性表现，超声对检出赘生物具有较高的敏感性，对临床上怀疑为心内膜炎的患者，通过M型超声心动图、二维超声心动图和多普勒超声心动图，能够检出确切的赘生物，往往对诊断具有十分重要的作用。M型超声心动图主要用于观察各个心脏瓣膜的赘生物，并且对赘生物与钙化性组织之间的鉴别有较好的敏感性；二维超声心动图主要探查赘生物的附着部位，赘生物数目、形态及大小，以及附着部位组织结构的毁损情况；彩色多普勒超声心动图可以评价由赘生物所导致的心血管结构破坏情况，相应组织结构的功能障碍情况，如瓣膜关闭不全及异常窦道、通道的出现，并从血流动力学评价感染性心内膜炎的严重程度。

（2）超声发现赘生物是诊断感染性心内膜炎的必要条件，且是最常见的异常发现，诊断时一定要结合临床表现。虽然超声心动图上感染性心内膜炎所形成的赘生物有特殊的表现，但遇到赘生物与瓣膜血栓、局限性或结节样瓣膜增厚及钙化、良性的瓣叶结节或瓣膜纤维条索、缝合环周围的缝合物质及其他占位性病变鉴别困难时，需要仔细辨别，并紧密结合临床和血培养等实验室检查结果进行鉴别诊断。对多数心内膜炎患者，通过经胸超声心动图检查可进行诊断，如经胸超声心动图显示图像不清晰或者鉴别困难，可采用经食管超声心动图检查，经食管超声心动图较经胸超声心动图对赘生物及其相关并发症的观察更为敏感。经食管超声心动图通常可清晰显示患者心血管形态结构的变化，对微小的赘生物也具有较高的敏感性，因此合理应用经食管超声心动图可提高检查的敏感性和阳性率。应用经食管实时三维超声心动图能够实时直观显示瓣膜赘生物的数目、形态、附着部位及瓣膜的受损部位、程度，为临床手术方式的选择提供更有价值的信息。

（3）感染性心内膜炎的超声心动图表现因致病菌的种类、心内膜炎的受累部位和程度不同而各有差异。同时，感染性心内膜炎多数发生于原有心血管病的基础上，故在检查时还需要注意患者的基础心血管病表现，尤其是瓣膜病变、人工瓣膜、人造植入物、乏氏窦瘤破裂、室间隔缺损和动脉导管未闭等。因此超声检查需要在探查赘生物、心血管结构破坏和并发症等心内膜炎证据的同时，分辨是否存在原有的基础心血管病，确定基础心血管病变及心内膜炎所致的血流动力学异常等，为临床提供更全面的诊断信息。对瓣膜置换术后患者，尤其要注意鉴别赘生物与血栓，询问病史、手术时间、人工瓣膜类型及抗凝强度是帮助鉴别诊断的必要手段，通常从形态学上，赘生物应具有一定的活动性、血栓则包裹、充填附着于瓣环上。人工机械瓣的声影和混响降低了经胸超声心动图和经食管超声心动图观察人工瓣膜赘生物的敏感性，须结合经胸和经食管超声心动图的探查方向和怀疑病变的位置，合理选择检查方式以帮助鉴别诊断。

（4）如超声心动图未检出明确的赘生物，但临床仍怀疑存在感染性心内膜炎，可动态观察瓣膜变化，如短期内发现瓣膜明显增厚或反流加重甚至出现赘生物，提示感染性心内膜炎。采用超声动态观察，不仅能帮助临床诊断，也能为临床治疗处理提供重要的参考信息。随着病情的发展，赘生物可出现脱落、愈合、机化、甚至钙化等改变，心血管结构可随病变发展而进展或出现各种并发症等，均可通过超声检查随诊观察。经过正规的抗感染治疗，赘生物逐渐缩小，病变局部回声增强等，往往提示病变好转。当患者突然出现体循环栓塞症状，往往超声可探及赘生物消失或数目明显减少，提示赘生物脱落造成栓塞，而当发现赘生物形态增大、数量增加和（或）心血管结构进一步受到破坏时，多数提示病变进展，预后不良。

【思考题】

1.（单选题）患者，女性，27岁，因"发热、畏寒半个月余"就诊，听诊闻及二尖瓣区收缩期杂音，超声心动图探及二尖瓣前叶上可见实性回声附着，该疾病最可能的诊断为（　）。

A.二尖瓣前叶脱垂

B.黏液瘤

C.二尖瓣赘生物

D.风湿性二尖瓣狭窄

E.左心房内血栓

【答案解析】D

二尖瓣前瓣上可见实质性回声附着，结合患者有发热、畏寒病史，首先考虑感染性心内膜炎伴二尖瓣赘生物形成，进一步超声注意探查此异常回声的活动度、大小、附着位置，对心脏结构的毁损程度和功能障碍程度，同时还需辨别是否存在二尖瓣基础病变；左心房内血栓一般附着在左心房内壁，基底部较宽，活动不明显；二尖瓣脱垂是指二尖瓣瓣叶在收缩期脱入左心房，呈"吊床样"改变，与本题中超声图像不符；左心房黏液瘤往往附着在左心房壁上，极少单独累及二尖瓣瓣叶；风湿性心脏病二尖瓣狭窄表现为二尖瓣增厚钙化、瓣下腱索挛缩、舒张期二尖瓣开放受限等。

2.（多选题）容易引发感染性心内膜炎的疾病包括（ ）。

A.动脉导管未闭

B.乏氏窦瘤破裂

C.主动脉瓣二叶畸形

D.二尖瓣脱垂

E.人工瓣膜

【答案解析】ABCDE

感染性心内膜炎多数发生于原有心血管病的基础之上，故在检查时还需要注意患者的基础心血管病表现，尤其是瓣膜病变、人工瓣膜、人造植入物、乏氏窦瘤破裂、室间隔缺损和动脉导管未闭等。瓣膜病变以主动脉瓣畸形、二尖瓣退行性变多见，瓣膜的狭窄和（或）反流血流均为高速湍流，对瓣叶及周围组织结构的心内膜持续冲击，成为心内膜炎的易感因素；室间隔缺损和动脉导管未闭等先天性心脏病的异常分流血流通常为高速湍流，同样是感染性心内膜炎易感因素；乏氏窦瘤破裂常常与感染性心内膜炎互为因果，主动脉根部结构发育异常可导致血流动力学异常，成为心内膜炎的易感因素，心内膜炎也可加重对主动脉根部结构的破坏，二者相互作用，恶性循环；瓣膜退行性病变也是成年人感染性心内膜炎的主要的基础心脏病变。儿童患者中则以先天性心脏病为最主要的基础心脏病变。其他易感因素包括人工瓣膜置换术后、先天性心脏病缺损修补或介入封堵术后、起搏器植入术或自动心律转复除颤器植入术后、静脉毒品的滥用等。另外，需注意到防御机制的抑制也是高危因素，如肿瘤患者使用细胞毒性药物和器官移植患者使用免疫抑制剂。

3.（病例分析题）患者，女性，21岁。因"反复发热、乏力伴心脏杂音2个月"入院。查体：体温38.2 ℃，皮肤无出血点。心脏听诊于胸骨左缘第3～4肋间闻及4级收缩期杂音，并有震颤。实验室检查：白细胞21×10^9/L，中性粒细胞91%，红细胞沉降率72 mm/h。血培养：金黄色葡萄球菌阳性。临床考虑感染性心内膜炎，准备行超声心动图检查。

（1）（单选题）临床诊断感染性心内膜炎的两个主要检查是（ ）。

A.心电图+X线检查

B.免疫学检查+CT检查

C.血培养+超声心动图

D.尿常规+血常规

（2）（多选题）对本患者行超声心动图检查，不妥的是（　）。

A.首选经胸超声心动图

B.首选经食管超声心动图

C.经食管超声心动图较经胸超声心动图敏感，检出赘生物的敏感性高达95%以上

D.超声心动图未发现赘生物，可排除感染性心内膜炎

E.超声心动图发现赘生物，可帮助诊断感染性心内膜炎

F.超声心动图有助于明确患者基础心脏疾病

（3）（多选题）经胸超声心动图显示左室长轴切面和大动脉短轴切面室间隔膜部回声中断，大小约0.6 cm，此处分流血流的峰值流速约470 cm/s。胸骨旁四腔心切面探及室间隔回声中断的右心室面边缘附着2~3个中等回声团块，活动度较大。超声诊断为（　）。

A.先天性心脏病

B.室间隔缺损

C.右心室赘生物

D.右心室黏液瘤

（4）（单选题）有关感染性心内膜炎的治疗原则，错误的是（　）。

A.以杀菌类抗生素为主

B.抑菌类药与杀菌类抗生素联合应用

C.早期、足量、长程使用抗生素

D.瓣膜功能损害致中重度心力衰竭，需手术换瓣

E.需等待感染控制后方可手术

F.本例首选耐酶青霉素类，如苯唑西林联合氨基糖苷类

【答案解析】（1）C；（2）BD；（3）ABC；（4）E

（1）感染性心内膜炎的临床表现缺乏特异性，超声心动图和血培养是诊断感染性心内膜炎的两大基石。

（2）对多数心内膜炎患者，通过经胸超声心动图检查可进行诊断，如经胸超声心动图显示图像不清晰或者鉴别困难的情况，可采用经食管超声检查，经食管超声心动图较经胸超声对赘

生物及其相关并发症的观察更为敏感。经食管超声心动图通常可清晰显示患者心血管形态结构的变化和赘生物，对微小的赘生物也具有较高的敏感性，因此合理应用经食管超声心动图可提高检查的敏感性和阳性率。超声心动图发现赘生物，可帮助诊断感染性心内膜炎；未发现赘生物，不能排除感染性心内膜炎。如超声心动图未检出明确的赘生物，但临床仍怀疑存在感染性心内膜炎，可动态观察瓣膜变化，如短期内发现瓣膜明显增厚或反流加重甚至出现赘生物，提示感染性心内膜炎。

（3）室间隔膜部回声中断提示室间隔膜部缺损。室间隔缺损和动脉导管未闭等先天性心脏病的异常分流血流通常为高速湍流，持续冲击周围组织结构，是感染性心内膜炎的易感因素。

（4）对于中重度心力衰竭、瓣膜功能损害、巨大赘生物有发生栓塞可能等的患者，应在大剂量敏感抗生素及对症、支持治疗的同时，行手术治疗。本例血培养出金黄色葡萄球菌，在获知药敏结果前首选耐酶青霉素类，如苯唑西林或氯唑西林等，联合氨基糖苷类。

4.（问答题）感染性心内膜炎的并发症有哪些？

【答案解析】

感染性心内膜炎的并发症主要包括瓣膜穿孔、脓肿、假性瓣膜瘤、瘘及瘘道、人工瓣环撕裂等。心内膜炎对瓣膜的侵蚀破坏引起瓣膜反流或加重原基础瓣膜病变的反流程度，二维超声结合彩色多普勒可帮助判断瓣膜反流的产生机制和损害的严重程度。

（1）瓣膜穿孔：二维超声心动图探及受累的瓣叶组织上有程度不同的连续性中断，收缩期彩色多普勒在瓣叶的回声中断处可探及高速的反流血流信号。受心内膜炎的侵蚀，瓣膜穿孔往往与瓣下腱索断裂、瓣叶脱垂合并存在，因此瓣叶的脱垂、瓣叶的"连枷样"运动与赘生物的甩动常同时存在。

（2）脓肿：超声心动图表现为在病变组织周围有别于心脏结构的形状不规则的异常回声，其内可呈低回声或无回声，陈旧性心内膜炎可发展为脓腔，其内可见血流信号充填。

（3）假性瓣膜瘤：假性瓣膜瘤较为少见，都是由于感染对瓣膜或瓣环的直接侵袭，以及血流的剪切力对瓣膜组织的直接破坏，或者是受累感染的主动脉瓣的反流导致迁移性的感染侵蚀二尖瓣前叶，以及主动脉瓣反流的射流束对二尖瓣前叶的血流冲击作用。在炎性侵袭和血流冲击的双重作用下，二尖瓣的内膜组织夹层分离穿孔，分离的组织扩张膨出形成假性瓣膜瘤。

二尖瓣假性瓣膜瘤需与二尖瓣脱垂相鉴别，二者在形态学上有明显差异，瓣膜瘤具有明确的瘤颈部，瘤体上可有破口，收缩期膨向左心房，舒张期塌陷，彩色多普勒表现亦有特征性，收缩期血流信号经瘤颈部进入瘤体，再经破口进入左心房；二尖瓣脱垂的瓣叶与相邻的瓣叶交界处有明显的对合错位，收缩期血流信号经对合错位的瓣叶交界处反流入左心房，呈偏向健侧的偏心性反流血流信号。

（4）瘘及瘘道：瓣膜或瓣环的感染侵蚀扩展引起主动脉根部穿孔破裂或主动脉和心腔之间形成交通。彩色多普勒可探及主动脉与左心房、右心房或右心室之间交通血流信号，频谱多普勒可测及高速分流信号。

（5）人工瓣环撕裂：二维超声表现为缝合环与周围组织间不同程度的回声中断。彩色多普勒可探及源于缝合环与周围组织间的反流血流信号，瓣环短轴切面彩色多普勒的表现有利于评价瓣环撕裂的程度。

（李建华）

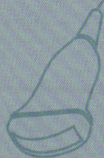

第四章

冠状动脉粥样
硬化性心脏病

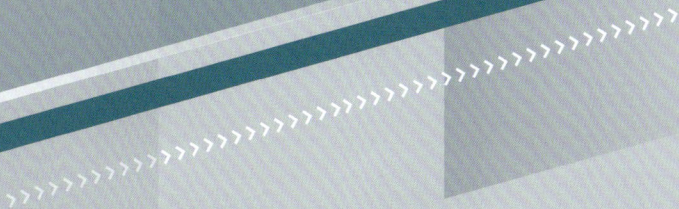

【病史】

患者，女性，65岁，因"反复活动后胸痛、气促2月余，再发加重1月余"就诊。患者近2个多月来反复出现活动后胸痛、气促，伴胸闷、心悸，未行特殊诊治。1个月前无明显诱因再次出现胸痛，性质同前，伴乏力、晕厥1次，急送至当地医院就诊，考虑急性心肌梗死，进行药物溶栓治疗，为求进一步诊治来我院就诊。查体：血压140/70 mmHg，心率101次/分，心前区闻及2级收缩期杂音。既往史：糖尿病病史10年余，血糖控制欠佳；否认高血压病史。

心脏超声显示左心房、左心室内径增大；左心室后壁、下壁、侧壁运动减弱，假性室壁瘤形成，其内部分血栓形成可能，与左心室相通，可见多个交通口，最大两个分别约0.4 cm、0.5 cm；二尖瓣中度关闭不全、三尖瓣轻–中度关闭不全，左心室收缩、舒张功能减低，射血分数35%。

左心声学造影显示左心室后壁、下壁、侧壁运动减弱，左心室后侧壁基底段假性室壁瘤形成，多个交通口，最大两个分别约0.4 cm、0.5 cm，其内部分血栓形成；左室心腔内未见明显造影剂充盈缺损；左心室后壁、下壁、侧壁心肌灌注缺损，左心室射血分数约34%。

【相关切面声像图特点】

相关切面声像图见图4-0-1～图4-0-9。

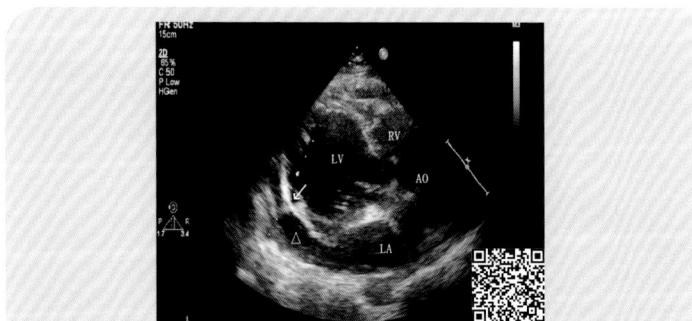

左心房、左心室内径增大，左心室后壁运动减弱，基底段内膜回声增强，室壁变薄，局部回声中断（箭头），其后方可见不规则无回声区（三角形）。LV：左心室；LA：左心房；RV：右心室；AO：主动脉。

图4-0-1　胸骨旁左室长轴切面一（动态）

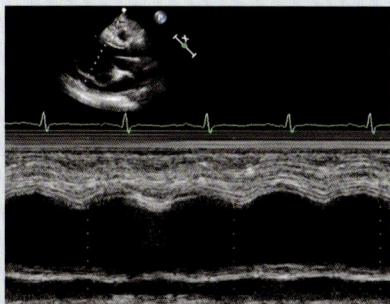

M型室壁运动曲线显示室间隔运动尚可，左心室后壁变薄，运动减弱。

图4-0-2　左室长轴切面

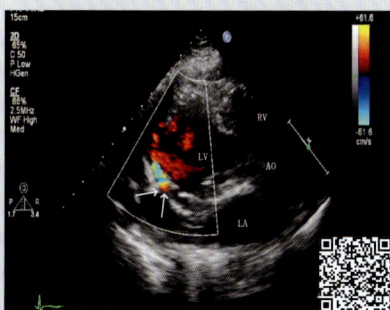

左心室后壁基底段室壁回声连续中断约0.5 cm，彩色多普勒血流成像显示该处左心室与无回声区交通血流信号（箭头）。LV：左心室；LA：左心房；RV：右心室；AO：主动脉。

图4-0-3　胸骨旁左室长轴切面二（动态）

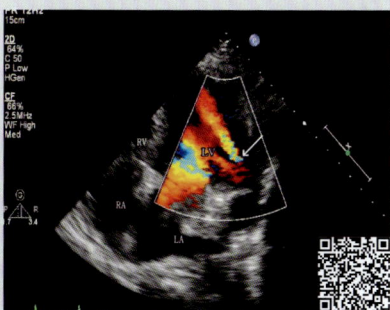

左心室侧壁基底段运动减弱，局部回声连续中断约0.4 cm，彩色多普勒血流成像显示该处左心室与无回声区往返交通血流信号（箭头）。LV：左心室；LA：左心房；RV：右心室；RA：右心房。

图4-0-4　心尖四腔心切面一（动态）

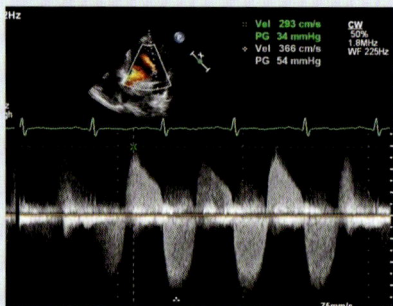

连续多普勒显示舒张期无回声区至左室的红色正向血流频谱V_{max}：293 cm/s，收缩期左室至无回声区蓝色负向血流频谱V_{max}：366 cm/s。

图4-0-5　心尖四腔心切面二

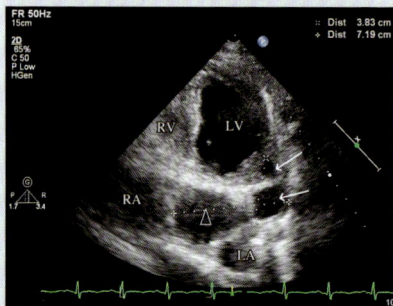

左室壁后外侧不规则无回声区（箭头），其内部分可疑中低回声团块（三角形）。LV：左心室；LA：左心房；RV：右心室；RA：右心房。

图4-0-6　非标准心尖四腔心切面一

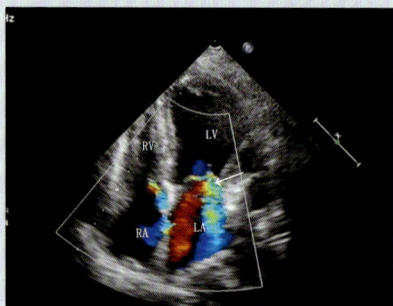

二尖瓣中等量反流（箭头），三尖瓣少-中量反流。LV：左心室；LA：左心房；RV：右心室；RA：右心房。

图4-0-7　心尖四腔心切面三

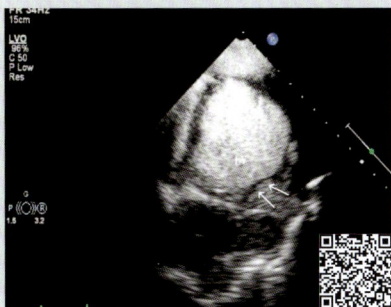

左室心腔造影显示左心室造影剂通过左室侧壁交通口往返充盈无回声区（箭头），左心腔内未见明显造影剂充盈缺损。

图4-0-8　心尖四腔心切面四（动态）

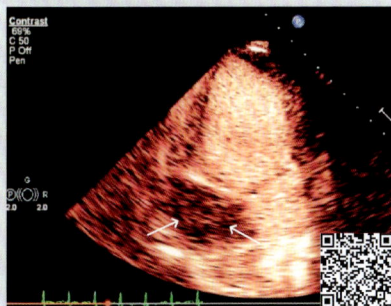

左室心肌声学造影显示左室后外侧探及范围约8.5 cm×2.6 cm的不规则无回声区，与左心室相交通，部分无回声区域充盈缺损，范围约4.8 cm×2.9 cm（血栓形成）（箭头）；左心室后壁、下壁、侧壁心肌灌注缺损。

图4-0-9　非标准心尖四腔心切面二（动态）

【鉴别诊断】

（1）扩张型心肌病：与缺血性心肌病超声均表现为心脏扩大，心肌收缩运动减弱，二者的鉴别要点见表4-0-1。

（2）室间隔运动异常，但收缩期增厚率正常，例如，右心室容量负荷过重，室间隔同向运动；心脏术后室间隔运动减低；完全性左束支传导阻滞，前间隔中上段收缩延迟或为矛盾运动；室壁"牵累"现象——正常心肌节段受邻近反常运动节段的牵拉向外运动造成缺血的假象。心梗则是室间隔收缩期增厚率减低或消失。

表4-0-1　扩张型心肌病与缺血性心肌病的鉴别

鉴别要点	扩张型心肌病	缺血性心肌病
发病年龄	青中年	中老年
病史	原因不明，部分患有心肌炎病史	有心绞痛和心肌梗死病史
心脏形态	全心扩大，左心室扩大呈球形	多以左心扩大为主
室壁运动	运动减弱，呈普遍性	运动减弱，部分节段明显，或部分节段运动尚可，呈非均匀性
室壁厚度及回声	一般无明显改变	陈旧性心梗节段性室壁变薄，回声增强
心肌超声造影	心肌灌注正常	节段性心肌灌注缺损
冠状动脉造影	正常	多支冠状动脉病变

（3）急性心肌炎：可引起节段性/弥漫性室壁运动减弱，心肌酶谱升高，但运动异常的室壁节段与冠状动脉灌注的相应节段无相关性，结合病史、发病年龄、心电图演变过程等有助于鉴别，冠状动脉造影可以鉴别。

（4）假性室壁瘤与真性室壁瘤的鉴别：假性室壁瘤室壁回声连续性中断，与心腔外囊状无回声区相交通，瘤颈较小，瘤腔内常有血栓形成，以左心室后下壁多见。彩色多普勒血流成像可见心室和瘤腔之间交通血流信号。真性室壁瘤为心肌梗死后薄弱的心肌瘢痕组织，室壁连续性完整，瘤颈较宽，与周围的正常心肌组织界限清楚，多见于左室心尖部。

（5）胸痛症状需与主动脉夹层动脉瘤、肺动脉栓塞相鉴别。主动脉夹层动脉瘤：患者常有高血压病史，胸痛一开始即达高峰，常放射至肩背、腹部、下肢，需与急性心肌梗死相鉴别；心脏超声显示主动脉内可见撕脱的内膜回声，剥离的内膜将血管腔分为真、假两腔，夹层未累及冠状动脉时，一般无节段性室壁运动异常，可行主动脉CTA进一步鉴别。急性肺动脉栓塞：患者多有深静脉血栓病史，可出现胸痛、咯血；心脏超声可见右心扩大，室间隔运动异常，常出现明显三尖瓣关闭不全，肺动脉压明显增高，部分患者主肺动脉和（或）左、右肺动脉起始段可探及异常的团块回声，行肺动脉CTA可鉴别。

【病例报告书写】

1.超声描述

左心房、左心室内径增大，升主动脉内径增宽，搏动尚可。室间隔与左心室后壁无增厚，节段性室壁运动异常：室间隔、左心室前壁、左室心尖部运动减弱（左前降支狭窄），左心室后壁、侧壁基底段、中间段运动减弱（左回旋支狭窄），左心室下壁、后室间隔基底段运动减弱（右冠状动脉狭窄）；心肌梗死常见并发症：左室心尖部室壁变薄，矛盾运动，向外膨出，范围约__cm，其内可见实质性中等回声附着（左室心尖部室壁瘤，其内附壁血栓形成）/室间隔心尖段回声中断约__cm（室间隔穿孔）/左心室后壁、侧壁外方探及范围约__cm的无回声区，与左心室相通，交通口大小约__cm（左心室假性室壁瘤形成）；二尖瓣前叶收缩期脱入左心房，可见腱索"连枷样"运动（二尖瓣乳头肌断裂或局部腱索断裂），其余瓣膜回声，活动尚可。频谱及彩色多普勒血流成像：室间隔心尖段心室水平探及左向右分流血流信号；二尖瓣、三尖瓣可见反流血流信号。频谱超声显示舒张期二尖瓣瓣口血流频谱形态A峰增高，E/A<1。

2.结论

（1）左心房、左心室内径增大，升主动脉内径增宽。

（2）节段性室壁运动异常。

（3）心梗并发症：左室心尖部室壁瘤、附壁血栓形成/室间隔心尖段穿孔/左心室假性室壁瘤形成/二尖瓣乳头肌断裂。

（4）二尖瓣脱垂并关闭不全。

（5）左心室收缩、舒张功能降低。

【要点与讨论】

（1）节段性室壁运动异常是心肌梗死的特征性表现，一般在心肌灌注缺损后发生，是一个早于心电图改变和心绞痛症状出现的特异性指标。其严重性和范围取决于缺血区域内透壁性和非透壁性梗死心肌的数量。急性透壁性心肌梗死往往于心肌受累数秒内出现节段性室壁运动异常，表现为运动减弱或消失。非透壁性心肌梗死包括内膜下心肌梗死和局灶性心肌梗死，后者引起节段性室壁运动异常的程度较轻，可仅表现为室壁增厚率异常，但仍有位移。

（2）心肌梗死区域可同时存在冬眠心肌、顿抑心肌和瘢痕组织。前两种状态心肌的收缩功能可以恢复，但较正常时减弱。非梗死区正常心肌出现代偿性运动增强。若非梗死区心肌未出现运动代偿性增强，则提示冠状动脉多支病变。

（3）急性心肌梗死一旦确诊，应用经胸超声心动图随访心肌重构的发展及室壁运动异常的消退。运动减弱不应单纯以心内膜位移是否小于5 mm确定，有时在高龄患者或服用β受体阻滞剂的患者中也可出现。应特别注意观察运动减弱区域与冠状动脉分布是否一致，或同时伴有其他节段室壁的运动正常或增强，才具有真正意义。

（4）可靠的室壁运动分析是超声检查中最重要的技巧之一，检查时应多切面扫查：左室长轴切面、左室短轴切面（二尖瓣水平、乳头肌水平、心尖水平），心尖四腔心、两腔心、三腔心切面，多声窗探查，尽量显示清楚整个左心室壁的运动状态。综合应用不同室壁运动异常检测与分析方法，准确评估左心室收缩功能。由于M型超声束通过心脏的限制，不能全面评价室壁运动；当取样线穿过非缺血、非梗死的心室壁时，可导致心功能测值的高估。因此对于冠心病左心室重构及室壁瘤形成，应用改良双平面Simpson公式法测定心功能正确性相对高，测值更为可靠。

（5）超声诊断冠心病需注意询问有无冠心病病史，按照17节段分析法全面评估左心室壁各节段运动（有无节段性室壁运动异常）；观测各心腔大小、形态改变（左心室有无重构）；各瓣膜尤其二尖瓣功能评价（有无乳头肌功能不全）；综合多种方法评估左心室整体与局部收缩功能，注意不要遗漏心梗并发症的超声诊断，全面细致检查，从而做出一个准确的冠心病超声诊断。

【思考题】

1.（单选题）引起急性前间壁心肌梗死的冠状动脉分支是（ ）。

A.左冠状动脉主干

B.左冠状动脉前降支

C.左冠状动脉回旋支

D.右冠状动脉右心室前支

【答案解析】B

A.左冠状动脉主干从升主动脉发出后，在肺动脉主干后方向左下方行走，在肺动脉主干和左心耳之间沿左侧房室沟向前下分为前降支和回旋支。

B.左前降支为左冠状动脉主干的延续，前降支发出左圆锥支、斜角支、左心室前支、右心室前支和室间隔前支等分支。供血区域有主动脉和肺动脉主干根部、部分左心房壁、左心室前壁、部分右心室前壁、前上2/3室间隔、心尖区和前乳头肌等。

C.左回旋支从左冠状动脉主干发出后，供血区域有左心室侧壁和后壁、左心房等。

D.右冠状动脉的主要分支有右圆锥支、右心房支、窦房结支、右心室前支、后室间隔支、后降支等。右冠状动脉供血区域包括右心房、窦房结、右室流出道、肺动脉圆锥、右心室前壁、右心室后壁、室间隔下1/3和房室结等。另外，注意左心室下壁心尖段由LAD和RCA双重供血；左心室侧壁心尖段由LAD和LCX双重供血。

2.（多选题）评价节段性室壁运动异常的方法有（　　）。

A.目测半定量法

B.组织多普勒成像

C.超声斑点跟踪成像

D.实时三维超声

E.声学定量（AQ）

【答案解析】ABCD

A.目测半定量法：在实时状态下，目测对比观察室壁运动幅度，通过半定量方法［将室壁运动异常按程度分为不同等级，并按等级记分。1分：运动正常，心内膜运动幅度>5 mm，收缩期室壁增厚率>25%。2分：运动减低，心内膜运动幅度2~5 mm，室壁增厚率<25%。3分：运动消失（无运动），心内膜运动幅度<2 mm，室壁增厚率消失。4分：反常运动（矛盾运动）。5分：室壁瘤形成］评价室壁运动异常程度，计算室壁运动积分指数（WMSI）：WMSI=各节段评分总和／参与评分的节段数。WMSI与整体左心室射血分数相关性良好，WMSI越高，病情越重，并发症越多。

B.组织多普勒成像：使用"低通滤波器"滤除了血流产生的高频信号，只允许心脏组织结构运动产生的低频信号通过，可以直接测量心肌在长轴方向上的运动速度、位移、时相等信息，对节段室壁运动进行定性和定量评价；为临床评价心脏局部和整体功能提供了一种新的安全、简便、无创的检测手段。

C.超声斑点跟踪成像：利用高分辨率的二维灰阶图像分析声学斑点的运动轨迹，能够定量评价心肌的纵向应变、径向应变、圆周应变及心室的扭转运动，不受心脏整体运动和角度的影响，较组织多普勒能更真实、准确地反映心脏运动情况。

D.实时三维超声：不依赖几何假设，对不规则腔室及室壁运动异常者，左心室容积及射血分数的测量会更加可靠、准确。能够对整个心室室壁运动进行同步分析，全面评价各室壁节段的运动状态，能全面反映心肌缺血时整体和局部心室容积、室壁运动等，提高冠心病患者左心室局部收缩功能定量评价的准确性。

E.声学定量：根据回声信号，仪器自动识别组织血液界面，跟踪勾画心内膜轮廓，采用单平面Simpson法计算左室容量，分析心脏收缩舒张时容积、面积变化的定量方法。声学定量技术主要用于对心脏的整体收缩功能进行评价。

3.（病例分析题）患者，男性，53岁，胸痛1年，加重1个月，发现心脏杂音半个月。查体：心界稍向左扩大，胸骨左缘第3、第4肋间闻及3级收缩期杂音。心电图：$V_2 \sim V_6$导联呈QS型，ST-T异常。既往史有高血压病史和吸烟史。

（1）（多选题）临床拟诊冠心病，进行室壁运动分析，超声心动图检查应该观察的切面有（　　）。

A.胸骨旁左室长轴切面

B.心尖四腔心切面

C.心尖两腔心切面

D.二尖瓣水平左室短轴切面

E.乳头肌水平左室短轴切面

F.大动脉短轴切面

（2）（多选题）该患者心脏超声提示左心增大，室间隔与左心室前壁、左室心尖部运动减弱，左室心尖部室壁瘤形成，室间隔心尖段穿孔；应用超声心动图定量评价该患者的左心室整体功能，可采用的检查方法有（　　）。

A.Teichholz法

B.二维超声

C.三维超声

D.多普勒血流量法

E.组织多普勒超声

（3）（多选题）患者冠状动脉造影显示左主干未见明显狭窄；左前降支近段支架内闭塞；回旋支狭窄约70%；右主干近段狭窄约40%，如欲评价该患者PCI术后缺血区域的再灌注状态，可采用的检查是（　）。

A.心肌PET

B.心肌SPECT

C.心脏实时三维成像

D.心肌声学造影

E.小剂量多巴酚丁胺负荷试验

【答案解析】（1）ABCDE；（2）BCDE；（3）BD

（1）结合患者病史和心电图改变，考虑冠心病急性广泛前壁心肌梗死，需要从多切面扫查，重点对左前降支供血心肌切面进行扫查，评估节段性室壁运动异常的范围和程度。大动脉短轴切面主要观察右室流出道、主动脉瓣、肺动脉的形态、功能，是观察动脉导管未闭及室间隔缺损分型的重要切面。

（2）Teichholz法：二维超声引导定出M型超声取样线位置，在心动周期中测量左心室舒张末内径和左心室收缩末内径，代入校正的Teichholtz公式得到左心室射血分数，该方法应用的前提是设定左心室形状类似椭球体，左心室各部位室壁的运动均匀一致，对于左心室变形、心梗合并室壁瘤、有明显节段性运动异常的患者有较大局限性。因此M型超声测量法一般用于健康人群评估左心室射血功能。

（3）单光子发射计算机断层成像（singlephoton emission computed tomography，SPECT）：心肌灌注显像也被用来评估存活心肌，因为只有活的心肌才能摄取血流灌注显像剂。正电子发射断层成像术（positron emission tomography，PET）通过心肌代谢显像，利用显像剂能量代谢产物，评估心肌代谢活性是否存在。心肌声学造影：采用超低机械指数可以实时观察心肌灌注状态，负荷超声心动图结合心肌声学造影可同时评价室壁运动和心肌灌注。当节段心肌血流灌注正常而室壁运动降低或消失时应考虑心肌顿抑；当节段心肌血流灌注和室壁运动均降低时应考虑心肌冬眠。顿抑心肌与冬眠心肌均为存活心肌，均具有收缩储备，对正性肌力药物有收缩增强反应；两者的区别在于心肌顿抑发生在短暂的严重缺血现象之后，血流恢复后，受损的心肌在数小时或数天才能恢复，而冬眠心肌则发生在长期慢性缺血后，缺血一旦恢复心功能即恢复。临床上评价冠心病患者有无存活的心肌具有重要意义，因为再血管化治疗仅能提高具有存活心肌的患者的生存率，若心肌无活性，经再血管化治疗后功能也无法恢复。超声评价存活心肌的常用方法包括小剂量多巴酚丁胺负荷试验和心肌声学造影检查；评价PCI术后缺血区域的再灌注状态有心肌SPECT和心肌声学造影。

4.（问答题）心肌梗死主要并发症的超声表现有哪些？

【答案解析】

心肌梗死主要并发症超声表现：①乳头肌功能不全或乳头肌断裂：乳头肌功能不全时，二尖瓣收缩期呈"吊床样"脱入左心房；乳头肌断裂时，二尖瓣瓣叶呈"连枷样"活动，可见乳头肌断端回声，彩色多普勒血流成像显示二尖瓣明显偏心反流或原有反流程度加重。②室间隔穿孔：室间隔回声中断，邻近心尖部，缺损周边室壁运动减弱、消失；彩色多普勒血流成像显示心室水平左向右分流的血流信号。③真性室壁瘤：瘤壁与正常心肌连续，局部室壁变薄、回声增强，收缩期向外膨出，呈矛盾运动，好发于左室心尖部。④附壁血栓：左室心尖部室壁瘤内可见实质性异常团块回声附着。⑤假性室壁瘤：室壁连续性突然中断，与心腔外囊状无回声区相通，瘤颈较小，彩色多普勒血流成像可见心室和瘤腔之间交通血流信号，多见于左心室下壁、侧壁心肌梗死。

（李海燕）

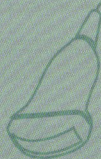

第五章

高血压心脏病

【病史】

患者，男性，33岁，因"反复气促伴双下肢浮肿1月余"就诊。查体：心界向左扩大。心脏彩超显示左心房、左心室内径增大；左心室壁增厚，室间隔运动减弱，其余左室壁运动稍减弱；二尖瓣、三尖瓣少量反流；左心室收缩、舒张功能降低。心电图显示窦性心律，左室肥厚。冠状动脉造影显示右冠优势型，血流TIMI 2级。左主干未见明显狭窄；左前降支近中段扩张；回旋支细小；右主干全程扩张，中段狭窄20%。既往史：高血压病史多年，未规律服药，血压最高160/130 mmHg，否认糖尿病、脑梗死病史。

【相关切面声像图特点】

相关切面声像图见图5-0-1～图5-0-10。

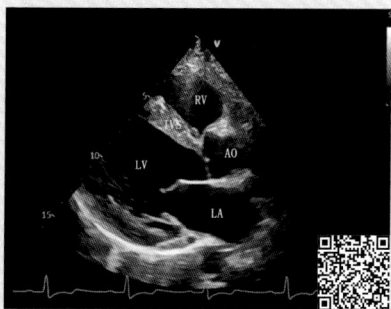

左心房、左心室内径增大，左心室壁对称性均匀增厚，主动脉内径稍增宽。
LV：左心室；LA：左心房；RV：右心室；AO：主动脉；IVS：室间隔。

图5-0-1 胸骨旁左室长轴切面（动态）

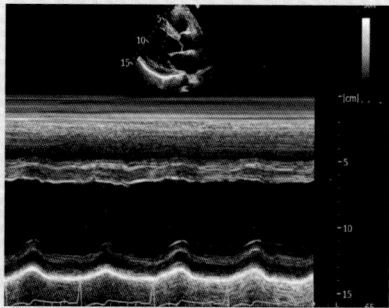

M型室壁运动曲线显示室间隔运动减弱，左心室后壁运动稍减弱。

图5-0-2 左室长轴切面

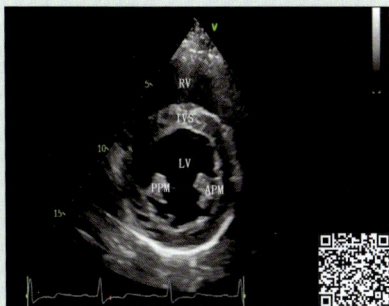

左心室壁增厚，乳头肌增粗，心肌回声无改变，室间隔运动减弱，其余左心室壁运动稍减弱。LV：左心室；RV：右心室；IVS：室间隔；PPM：后内侧乳头肌；APM：前外侧乳头肌。

图5-0-3　乳头肌水平左室短轴切面（动态）

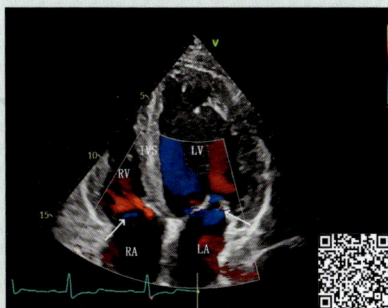

左心增大，室间隔运动减弱，左心室侧壁运动稍减弱，二尖瓣、三尖瓣少量反流（箭头）。LV：左心室；LA：左心房；RV：右心室；RA：右心房；IVS：室间隔。

图5-0-4　左室心尖四腔心切面一（动态）

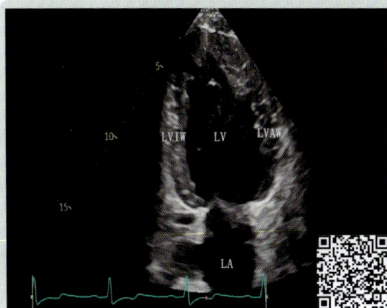

左心室下壁、前壁运动稍减弱。LV：左心室；LA：左心房；LVAW：左心室前壁；LVIW：左心室下壁。

图5-0-5　左室心尖两腔心切面（动态）

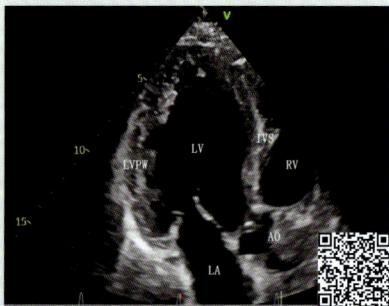

前室间隔运动减弱，左心室后壁运动稍减弱。LV：左心室；LA：左心房；RV：右心室；IVS：室间隔；LVPW：左心室后壁；AO：主动脉。

图5-0-6　左室心尖三腔心切面（动态）

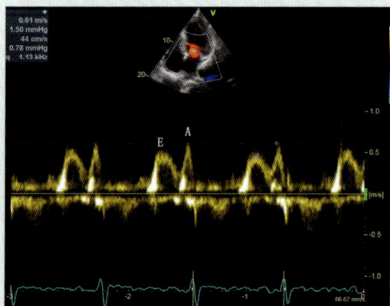

二尖瓣瓣口血流脉冲多普勒显示E/A<1。

图5-0-7　心尖四腔心切面一

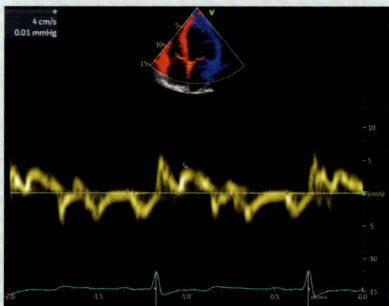

二尖瓣瓣环室间隔侧组织多普勒成像s'=4 cm/s，e'/a'<1。

图5-0-8　心尖四腔心切面二

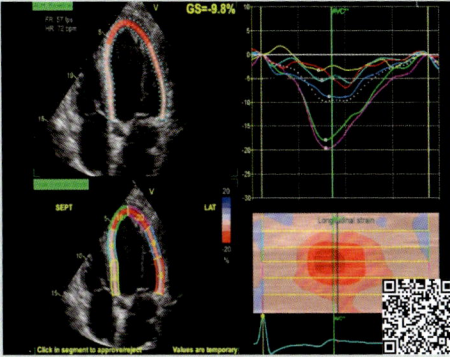

二维斑点追踪成像。左上图显示二维斑点追踪图像及整体应变值；左下图显示左心室各节段应变值；右上图为左心室应变-时间曲线，不同颜色的曲线分别代表不同节段的应变-时间曲线，白色虚线是左心室心尖四腔心整体应变曲线；右下图为M型应变成像图，颜色越接近深红，表示心肌缩短形变能力越强。GS：整体应变。

图5-0-9　左室心尖四腔心切面二（动态）

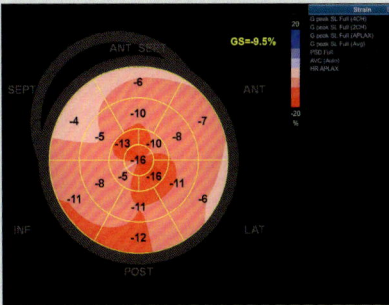

牛眼图由彩色编码颜色深浅不同的红色和蓝色组成，不同颜色代表不同的应变值，颜色越深，表示应变绝对值越大，该患者左心室室间隔基底段峰值应变值下降明显，颜色呈粉白色。

图5-0-10　应变牛眼图

【鉴别诊断】

（1）肥厚型心肌病：高血压引起心脏的后负荷增加，从而使心肌结构和功能发生改变。左心室心肌代偿性向心性肥厚需与肥厚型心肌病相鉴别，见表5-0-1。少部分高血压患者表现为不对称性肥厚，以室间隔为著。左心室后壁增厚或正常，二者之比可大于1.3，但一般小于1.5。此类型多见于老年妇女，多伴有瓣膜退行性改变。

表5-0-1　高血压心脏病左心室肥厚与肥厚型心肌病的鉴别

鉴别要点	高血压心脏病左心室肥厚	肥厚型心肌病
年龄	中年以上多	中青年多
高血压病史	有	无
家族性肥厚型心肌病史及猝死史	无	可有
肥厚类型及心肌回声	多为对称性、心肌回声多正常，舒张期室间隔/左室后壁厚度比值<1.3	多为不对称性，回声斑点增强，舒张期室间隔/左室后壁厚度比值>1.3，可见SAM征
左心室	正常或轻度缩小	缩小，可呈新月形
左心室收缩功能	早期正常或偏高，晚期减低	高动力性

（2）扩张型心肌病：高血压心脏病晚期失代偿，左心房、左心室扩大，室壁运动减低，收缩功能降低，表现为扩张型心肌病样改变。需与高血压心脏病相鉴别。高血压心脏病既往有长期高血压病史，血压控制不佳或未控制，失代偿期左室呈离心性肥厚，室壁运动减弱，但左心室心肌重量指数增加；临床上多有心、脑、肾、眼底等靶器官的损害。扩张型心肌病目前病因不明，多认为与病毒感染、自身免疫等有关，心脏超声可见左心室呈"球形"扩张，室壁变薄，运动普遍减弱。

（3）先天性左心室流出系统狭窄：主动脉瓣口狭窄包括主动脉瓣狭窄、瓣上狭窄、瓣下狭窄，引起心脏阻力（后负荷）增加，也导致左心室心肌均匀性增厚，心脏超声可鉴别，应特别注意观察主动脉瓣有无狭窄性病变，主动脉瓣上、瓣下有无隔膜或异常肌束。主动脉缩窄近端血压升高，引起左心室后负荷加重，左心室肥大和劳损与高血压心脏病表现相似，但缩窄远端血流量减少，血压降低，下半身供血不足，表现上肢血压高而下肢血压低特点，结合心脏超声可鉴别。

（4）运动员心脏生理性肥厚：好发于高强度训练的运动员，多属于生理性代偿，可伴有室壁轻度增厚及心腔轻度扩大。室壁厚度大于13 mm的生理性肥厚非常少见，因为这种肥厚是对体能训练的生理性代偿，其室壁应力基本正常。运动员左心室生理性肥厚在停止高强度训练后能够较快恢复正常。

【病例报告书写】

1.超声描述

各房室大小（正常/左心房内径增大/左心房及左心室内径增大）。主动脉内径情况（正常/增宽/瘤样扩张，甚至发生内膜剥离形成夹层动脉瘤），主动脉前后壁回声增强，重搏波情况（存在、消失），肺动脉内径正常。室间隔与左心室后壁厚度（正常/均匀性对称性增厚≥11 mm/非对称性室间隔增厚或室间隔基底部增厚，舒张期室间隔/左心室后壁厚度比值<1.3）；室壁运动幅度及增厚率（正常/增强/晚期运动减弱/合并冠心病可出现节段性室壁运动异常）。各瓣膜形态回声正常，启闭尚可（主动脉瓣回声增强、关闭欠佳/二尖瓣环钙化、回声增强，合并二尖瓣脱垂多累及后叶）。频谱及彩色多普勒血流成像：二尖瓣、三尖瓣、主动脉瓣可见反流血流信号。频谱超声显示舒张期二尖瓣瓣口血流频谱形态A峰增高，E/A<1或E峰增高，E/A≥2。

2.结论

（1）各腔室大小改变（左心房/左心房及左心室内径增大，升主动脉内径增宽）。

（2）左心室重构（正常构型/向心性重构/向心性肥厚/离心性肥厚/非对称性室间隔增厚或前室间隔基底部增厚）及室壁运动情况（正常/增强/晚期运动减弱）。

（3）主动脉瓣、二尖瓣、三尖瓣关闭不全。

（4）左心室心功能改变（舒张功能不全Ⅰ级/Ⅱ级/Ⅲ级；晚期左心室收缩功能减低）。

【要点与讨论】

（1）高血压心脏病是指以动脉收缩压和（或）舒张压持续升高，使左心室后负荷逐渐加重，左心室逐渐肥厚，失代偿期心腔扩大而形成的器质性心脏病。高血压同时也可加速形成动脉粥样硬化，并引起心、脑、肾病变，从而发生冠心病、脑血管病及肾功能减退，是易患冠状动脉粥样硬化的危险因素之一。

（2）高血压左心室重构是指长期高血压引起心脏负荷增加，血流动力学改变，伴随神经、内分泌异常，致左心室肥厚及心腔扩大，常见构型分为正常构型、向心性重构、向心性肥厚、离心性肥厚。早期控制高血压所致构型的不良发展，可从根本上减少心血管事件的发生率和死亡率。心脏超声可观察不同高血压左心室重构类型的心功能及血流动力学改变，从而在临床评估患者病情的严重程度、制定治疗方案及评价预后方面发挥重要作用。

（3）超声心动图是诊断左心室肥厚最敏感、最可靠的手段，超声心动图在心电图出现左心室肥厚之前多已能够看到。向心性肥厚是典型的高血压左心室肥厚表现，是心血管病的独立危险因素。因此正确测量室间隔、左心室后壁厚度，采用合适的方法如M型超声、二维超声、实时三维超声等综合评估左心室质量指数、相对室壁厚度，可对高血压左心室重构类型做出恰当的分型。

（4）在测量室间隔厚度时，要注意与正常心脏解剖变异（左心室假腱索）区别开。左心室假腱索是指左心室内除正常连接乳头肌和二尖瓣瓣叶的腱索以外的纤维条索结构，属于一种先天性解剖变异，又称左心室条束。当条索状强回声自室间隔基底段延伸至心尖段，且其内有心肌成分时，称为桥状肌小梁，如果不能将二者区分开，则容易误认为室间隔增厚。通过二维超声和M型超声仔细观察，在收缩期或舒张期其会与真正的室间隔分离，可予以鉴别。

（5）超声心动图只能对高血压心脏病做出提示性诊断，而不能给出定性诊断。常规超声心动图仅能提供心脏形态学和功能改变，很难鉴别心肌肥厚的病因，心肌肥厚的病因包括：①后负荷增加：高血压、主动脉瓣狭窄、主动脉瓣下隔膜、主动脉缩窄等；②前负荷增加：主动脉瓣关闭不全、运动员心脏等；③继发性心肌病：内分泌代谢异常、肾衰、心肌炎等；④原发性心肌病：肥厚型心肌病、浸润性心肌病（如心肌淀粉样变、法布雷病）等。在观察高血压心脏改变时，可利用一些新技术，如斑点追踪、心肌声学造影、实时三维超声等，这些技术在左心室肥厚鉴别诊断中可发挥重要作用。

【思考题】

1.（单选题）患者，男性，60岁，高血压病史10年余，控制欠佳，血压160/100 mmHg，心脏超声舒张功能评估：二尖瓣瓣口血流脉冲多普勒显示E/A=75/49=1.5，二尖瓣瓣环室间隔侧及左心室侧壁侧平均E/e'为7.48，左心房容积指数为41.3 mL/m²，三尖瓣反流峰值流速288 cm/s，则该患者左心室舒张功能分级为（　）。

A.左室舒张功能Ⅰ级

B.左室舒张功能Ⅲ级

C.左室舒张功能Ⅱ级

D.左室舒张功能正常

【答案解析】C

A.E/A≤0.8且E≤50 cm/s，则提示左心室充盈压正常，舒张功能不全Ⅰ级。

B.E/A≥2，提示左心室充盈压升高，舒张功能不全Ⅲ级。

C.E/A≤0.8且E>50 cm/s，或0.8<E/A<2，此为灰区，则需采用3个指标进行评估：①平均E/e′>14；②三尖瓣反流速度>2.8 m/s；③左心房容量指数>34 mL/m²。患者为老年，高血压病史多年，以上3个指标中有2个阳性，提示左心房压力升高，舒张功能不全Ⅱ级（具体详见本书第二章第二节"左心室舒张功能评估"）。

D.高血压是引起舒张性心力衰竭的最常见原因之一。心肌肥厚是发生舒张功能异常的最常见病理基础，超声心动图作为间接的估测方法，任何一种指标均不能准确判断舒张功能异常及其严重程度；需要注意临床指标如心率、血压，再结合二维超声心动图和多普勒超声检查综合评估。

2.（多选题）高血压心脏病左心室重构的类型有（　　）。

A.正常构型

B.向心性重构

C.向心性肥厚

D.离心性肥厚

【答案解析】ABCD

Ganau提出的左心室构型划分标准主要基于两项参数：左心室质量指数（LVMI）和相对室壁厚度（RWT）。具体而言，左心室质量（LVM）通过Devereux校正公式计算，即LVM=0.8×{1.04×[(LVDd+PWTd+IVSTd)³−LVDd³]}+0.6（单位：g），随后将LVM除以体表面积（BSA）得到LVMI。相对室壁厚度则通过公式RWT=(IVSTd+PWTd)/LVDd计算。该标准通过比较LVMI和RWT的正常高限与异常分布范围，最终将左心室构型分为不同亚型。压力负荷和容量负荷的交互作用是形成左心室不同几何构型的主要因素。左心室几何构型中，一般以正常构型多见，其次是离心性肥厚和向心性重构，向心性肥厚的分布最少。

A.正常构型LVMI≤116 g/m²（男）或≤109 g/m²（女），RWT≤0.42，该构型左心室内径、室壁厚度、LVMI、RWT保持

正常，压力负荷和容量负荷无明显变化。左心房稍有扩大，是高血压心脏病的早期反应，提示及早改善生活方式、给予药物治疗，可有效抑制正常构型向不良重构发展。

B.向心性重构：LVMI在正常范围，RWT>0.42，是压力负荷增加和容量低负荷的结果。左心室壁增厚，RWT超过正常高限，LVMI虽在正常范围，左心室舒张末容积减小，这种构型改变可降低已增高的压力负荷，左心室收缩功能尚正常，左心室舒张功能降低，但左心房扩大不明显，左心室顺应性下降不明显。

C.向心性肥厚：LVMI高于正常，RWT>0.42，是典型的高血压左心室肥厚的表现。此型左心室变小或正常，左心室壁厚度明显增加，LVMI、RWT明显增高，为压力负荷过重，但容量负荷不能降低的结果。该构型的治疗应在控制血压的同时积极改善左心室舒张功能及潜在的收缩功能不全。

D.离心性肥厚：LVMI高于正常，RWT<0.42。表现为左心室腔扩大，室壁厚度、室后壁厚度虽较向心性肥厚有所减轻，但LVMI增大，提示肥厚改变仍在加重，由于心腔扩大RWT<0.42。该构型既有容量负荷过重又有压力负荷过重，病情较重且多有心力衰竭病史，应以综合治疗为主，从短期的血流动力学作用转变为长期的、修复性的策略，降低心力衰竭患者的住院率和死亡率。

3.（病例分析题）患者，男性，60岁，发现高血压15年，活动后胸闷气短2个月，未规律服药，血压控制不佳；既往吸烟10年余。查体：血压170/100 mmHg，心率70次/分，室性期前收缩，心界向左扩大，心尖区可闻及2级收缩期杂音。心电图诊断：左心室高电压和ST段低平。

（1）（多选题）临床拟诊高血压心脏病，高危组，心力衰竭，进行超声心动图检查可出现的超声表现有（　　）。

A.左心房、左心室增大甚至全心增大

B.左心室壁对称性增厚或无增厚

C.心肌回声无明显改变，左心室壁运动减弱

D.二尖瓣、三尖瓣关闭不全

（2）（单选题）若患者处于高血压心脏病代偿期，左心室向心性重构、左心室射血分数正常，应用斑点追踪超声心动图技术对其进行左心室收缩功能评价，以下形成的心脏牛眼图属于高

血压心脏病左心室向心性重构改变的是（　　）。

A.牛眼图显示均匀一致红色

B.牛眼图显示以基底部室间隔改变为主，呈浅红色

C.牛眼图显示出现浅红色至浅蓝色甚至深蓝色的节段区域

D.牛眼图显示不和谐、不均质的彩色

【答案解析】（1）ABCD；（2）B

（1）患者长期高血压未控制合并心脏靶器官损害，左心室长期压力负荷过重，心肌收缩力失代偿，左心室壁运动减弱，左心室呈离心性肥厚，心脏扩大。因左心房增大，充盈压升高，引起肺循环高压，肺动脉高压，右心可增大，二尖瓣、三尖瓣关闭不全，最终发生心力衰竭。

（2）A.心肌正常牛眼图改变。牛眼图识别取决于该节段区域左心室收缩期峰值纵向应变的平均值。颜色识别：每一心肌节段区域的颜色根据应变值参数梯度由高到低变化，形成由深红-粉-白-深蓝色差别转变。其中深红色节段区域表示左心室收缩期峰值纵向应变平均值较高，细胞应变能力良好，应变值正常，视为正常心肌；深蓝色节段区域表示左心室收缩期峰值纵向应变平均值极低，细胞应变能力严重下降甚至消失，视为死亡心肌；介于红、蓝两色阶之间浅红色至浅蓝色的节段区域，则表示左心室收缩期峰值纵向应变平均值不同程度减低，细胞应变能力呈轻度、中度或重度下降，可视为心肌不同程度受损。

B.高血压心脏病左心室向心性重构牛眼图改变。斑点追踪技术对高血压早期诊断及亚临床变化有较高敏感性。高血压心脏病心室重构时，二维超声牛眼图显示以基部心肌（尤其室间隔）左心室峰值应变值下降为特点，其程度与左心室肥厚程度一致。

C.冠心病心肌缺血牛眼图改变。牛眼图显示心肌收缩期峰值应变有节段性减低或消失，与支配心肌的冠状动脉分支走行相对应，可识别缺血心肌、梗死心肌和瘢痕组织。

D.心力衰竭牛眼图改变。超声牛眼图表现为心肌收缩期峰值应变弥漫性下降，峰值应变曲线的达峰时间不同步，在收缩末期显示不和谐不均质的彩色。

4.（问答题）高血压心脏病的超声诊断要点有哪些？

【答案解析】

（1）二维和M型超声心动图特征如下。

1）左心室肥厚是高血压心脏病主要的超声表现，超声检出室壁肥厚早于心电图。高血压初期，一般无明显的左心室壁肥厚，随病程进展可出现左心室壁肥厚，左心腔扩大、左心室重构。

向心性肥厚：左心室壁与室间隔呈向心性均匀增厚，心肌回声无改变，左心室正常或变小。心肌收缩运动较正常增强。室间隔、左心室后壁厚度≥12 mm，室间隔/左心室后壁比值＜1.3多为对称性肥厚。

离心性肥厚：当心肌收缩功能失代偿时，引起离心性扩张型肥厚，最终发展为左心衰。左心室壁可以对称性增厚或不增厚，左心腔扩大、全心受累时，右心腔也扩大；左心室壁运动减低，整体收缩功能下降。

2）左心房增大：高血压时，心脏后负荷增加，使左心室充盈压升高，左心房内残余血量增加，心房肌收缩性加强，心房肌初长度增加，以致出现左心房扩大。此外，心房壁薄，代偿差也是左心房扩大的因素。左室壁肌层较厚，代偿能力较左心房强，因此高血压患者出现左心室结构明显改变之前，可单纯表现为左心房内径增大。左心房增大是左心室舒张功能的代偿过程，可作为高血压心脏病的早期诊断指征之一。

3）主动脉内径增宽：升主动脉粥样硬化、管壁增厚、内径增宽，其程度与高血压有高度相关性；M型超声显示主动脉管壁运动重搏波波幅减低或消失。

（2）多普勒超声心动图特征如下。

1）主动脉瓣易发生增厚、钙化等改变，主动脉、二尖瓣瓣环扩张可导致反流；部分患者亦可出现二尖瓣腱索变性、断裂导致二尖瓣脱垂并关闭不全。若室间隔非对称性增厚，基底部明显时亦可导致左室流出道梗阻。左室流出道收缩期峰值流速加快，峰值后移。

2）左心室的功能变化，包括：①左心室舒张功能：左心室舒张功能异常可早于室壁肥厚，当室壁肥厚时多有舒张功能异常，当舒张期二尖瓣瓣口血流频谱正常时，应结合组织多普勒进行判断是否存在假性正常化现象；②左心室收缩功能：晚期（离心性肥厚）时收缩功能减低，对左心室构型正常者，可用M型超声进行心功能测量，对向心性或离心性肥厚者，以改良Simpson法测量心功能准确性较高。

（李海燕）

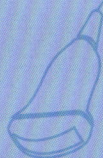

第六章

主动脉相关疾病

第一节　马方综合征

【病史】

患者，男性，27岁，因胸闷、心慌3月余，近期加重入院，既往曾出现自发性气胸。查体：形体瘦长，身高185 cm，体重65 kg，四肢及双手手指细长，蜘蛛状指（趾），皮下脂肪少，鸡胸。听诊：心率82次/分，心律齐，胸骨左缘第3、第4肋间闻及舒张期叹气样杂音。眼部检查：高度近视。心电图、胸部X线检查无异常。超声心动图显示升主动脉增宽，主动脉窦部瘤样扩张，左心房、左心室内径增大，左心室壁增厚。彩色多普勒血流成像显示主动脉瓣口舒张期反流血流信号，二尖瓣收缩期反流血流信号。

【相关切面声像图特点】

相关切面声像图见图6-1-1～图6-1-8。

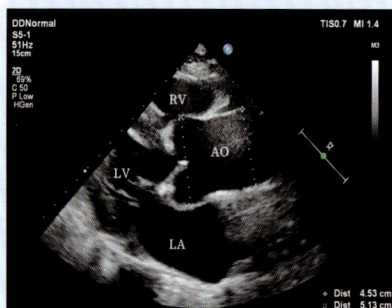

升主动脉增宽，主动脉窦部瘤样扩张。AO：主动脉；LV：左心室；LA：左心房；RV：右心室。

图6-1-1　胸骨旁左室长轴切面一

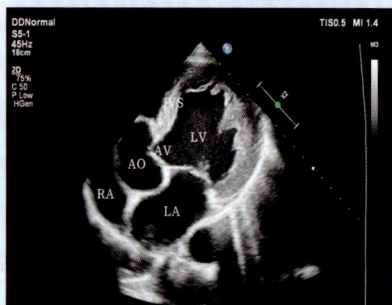

左心室内径增大，左心室壁增厚。AO：主动脉；LV：左心室；LA：左心房；RA：右心房；IVS：室间隔；AV：主动脉瓣。

图6-1-2　心尖五腔心切面一

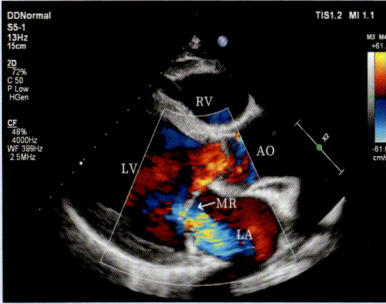

彩色多普勒血流成像显示二尖瓣收缩期反流血流信号（箭头）。AO：主动脉；LV：左心室；LA：左心房；RV：右心室；MR：二尖瓣反流。

图6-1-3　胸骨旁左室长轴切面二

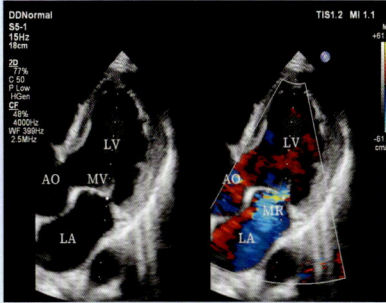

彩色多普勒血流成像显示二尖瓣收缩期反流血流信号。AO：主动脉；LV：左心室；LA：左心房；MV：二尖瓣；MR：二尖瓣反流。

图6-1-4　心尖五腔心切面二

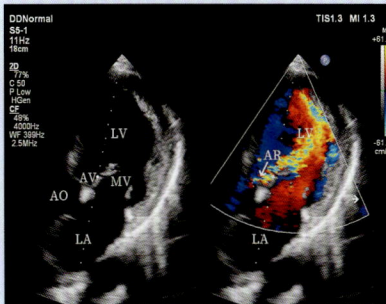

彩色多普勒血流成像显示主动脉瓣口舒张期反流信号（箭头）。AO：主动脉；LV：左心室；LA：左心房；AV：主动脉瓣；AR：主动脉瓣反流；MV：二尖瓣。

图6-1-5　心尖五腔心切面三

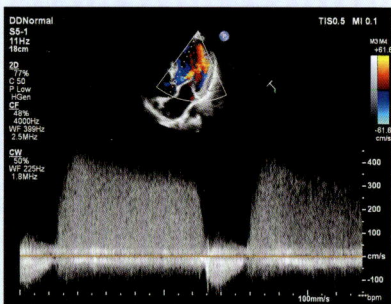

连续多普勒显示主动脉瓣舒张期反流频谱。

图6-1-6 心尖五腔心切面四

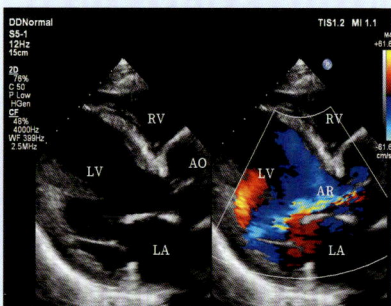

左心室内径明显增大，彩色多普勒血流成像显示主动脉舒张期反流血流信号。AO：主动脉；LV：左心室；LA：左心房；RV：右心室；AR：主动脉瓣反流。

图6-1-7 胸骨旁左室长轴切面三

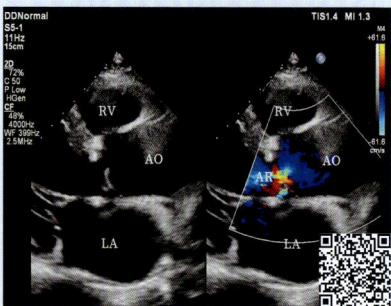

彩色多普勒血流成像显示主动脉舒张期反流血流信号。AO：主动脉；LA：左心房；RV：右心室；AR：主动脉瓣反流。

图6-1-8 胸骨旁左室长轴切面四（动态）

【鉴别诊断】

（1）需与各类导致主动脉扩张或瓣膜关闭不全的疾病相鉴别，如导致主动脉扩张的高血压、导致瓣膜病变的风湿性心脏病等，这些疾病往往没有马方综合征（Marfan syndrome，MFS）的特征性临床表现及超声表现。

（2）同型胱氨酸尿症又称高胱氨酸尿症，是一种先天性代谢障碍性疾病，主要累及骨骼系统、眼部、心血管系统、神经系统，心血管系统改变较少，临床表现为指（趾）过长、晶状体异位、智力不全等，可通过尿生化检查鉴别。

（3）Ehler-Danlos综合征、Loeys-Dietz综合征、Sphrintzen-Goldberg综合征等与马方综合征在主动脉、瓣膜病变或临床表现上有相似之处，可通过基因检测、临床表现及心血管超声与之鉴别。

【病例报告书写】

1.超声描述

左心房、左心室内径增大，其余心脏各腔室内径在正常范围，左心室壁增厚，运动尚可。主动脉窦部内径明显增宽，向外膨出，升主动脉内径稍增宽，壁回声尚可，搏动尚可，二尖瓣较冗长，收缩期稍脱入左心房（伴主动脉瓣脱垂时，可见主动脉瓣舒张期脱向左室流出道）。频谱及彩色多普勒血流成像：左心室内可见舒张期源于主动脉瓣口以红色为主的中等量反流束，二尖瓣、三尖瓣可见少到中等量反流血流信号。

2.结论

（1）主动脉窦部瘤样扩张，升主动脉内径稍增宽。

（2）左心房、左心室内径增大。

（3）左心室壁增厚。

（4）主动脉瓣中度关闭不全，二尖瓣、三尖瓣轻–中度关闭不全。

注：结合临床表现，考虑马方综合征的可能，建议进一步检查。

【要点与讨论】

（1）马方综合征为一种累及结缔组织的常染色体显性遗传病，全身多系统受累，主要以胶原成分高的心血管系统、骨骼系统及眼部为主。骨骼系统主要表现为身材瘦长、四肢过长、蜘蛛样指（趾）、拇指征及腕征阳性、关节韧带松弛、头颅改变、脊柱或胸廓畸形等。内眼疾病则主要表现为晶状体脱位或半脱位、视网膜脱离、虹膜震颤、继发性青光眼及白内障等。

（2）马方综合征心血管系统异常主要表现为主动脉瘤、主动脉瓣脱垂、二尖瓣脱垂及主动脉夹层。由于 *FBN1* 基因突变，弹性纤维减少、变性和断裂，平滑肌破坏及胶原纤维增生，导致出现广泛血管重塑、结缔组织进行性破坏，随着左心室持续射血并长期冲击主动脉壁，主动脉根部壁变薄，弥漫性整体向外膨出，而窦管结合部以远的主动脉内径逐渐缩小至正常。当主动脉内径扩大时主动脉瓣口也随之扩大，三瓣叶舒张期对合不良，致主动脉瓣关闭不全，反流量较大使得左心房、左心室不同程度增大，长期的左心负荷过重将导致心力衰竭。

（3）在马方综合征患者中常发现二尖瓣黏液变性，二尖瓣瓣叶冗长，腱索伸展，瓣叶收缩期脱入左心房，超过瓣环连线，形成二尖瓣脱垂征象。主动脉瓣亦可受累变性导致主动脉瓣脱垂，而三尖瓣及肺动脉瓣受累较少。因此怀疑马方综合征时，不仅应观察测量升主动脉，更应多切面评估心脏各瓣膜情况，如果经胸超声心动图不能清晰显示主动脉近端，应采用经食管超声心动图检查。

（4）使用彩色多普勒血流成像及频谱多普勒可探及各瓣膜的反流信号及评估反流程度。

（5）马方综合征患者常伴有主动脉夹层，这也是其主要的死亡原因之一，临床表现为突发性胸背部剧烈疼痛，并可呈进行性加重，其可发生于升主动脉、降主动脉或腹主动脉等不同部位，二维超声心动图中可见主动脉前壁或后壁呈双层光带回声，彩色多普勒血流成像可显示内膜破裂位置、真假腔血流及交通。当夹层累及其他分支血管时也会出现相应的临床表现，若累及冠状动脉形成冠状动脉夹层，则可能发生心肌缺血，局部室壁运动异常，甚至心肌梗死，若累及颈动脉则可能出现颅脑供血的改变。

（6）随着患者年龄增长，症状进一步加重，升主动脉快速扩张，可导致主动脉夹层或破裂、心力衰竭等，将明显增加猝死的风险，危及患者的生命，因此应早发现、早诊断、早治疗。

（7）马方综合征患者预防性手术的生存率高于急诊主动脉手术，预防性手术适应证包括：①不伴其他风险因素，主动脉根部扩张至5 cm或以上；②伴其他风险因素如严重二尖瓣或主动脉瓣关闭不全、主动脉夹层家族史、主动脉根部内径快速扩张（1年内增加超过0.3 cm）、全身高血压、有怀孕意向等，主动脉根部内径干预值小于4.5 cm甚至更低。

【思考题】

1.（单选题）马方综合征心血管病变主要病理改变错误的是（　）。

A.主动脉管壁中层囊性坏死、平滑肌破坏

B.较少累及主动脉管壁内膜

C.主动脉管壁胶原蛋白减少、变性

D.二尖瓣、主动脉瓣、腱索发生黏液变性

【答案解析】C

A.当主动脉管壁中层发生囊性坏死、平滑肌破坏时，主动脉内膜剥脱形成夹层。

B.马方综合征主动脉管壁主要累及中层弹性纤维组织，弹性纤维减少、变性和断裂，平滑肌被破坏，胶原纤维增生，主动脉壁变薄，向外扩张。

C.FBN1负责编码结缔组织原纤维蛋白，基因突变主要累及弹力蛋白。

D.二尖瓣、主动脉瓣、腱索发生黏液变性导致瓣叶冗长，腱索伸展，从而发生二尖瓣、主动脉瓣反流。

2.（多选题）关于马方综合征超声表现，下列正确的是（　）。

A.二尖瓣、主动脉瓣反流

B.主动脉内径增宽，左心房、左心室扩大

C.主动脉瘤及主动脉夹层

D.主动脉瘤及房间隔缺损

【答案解析】ABCD

A.瓣膜黏液变性，可主要累及二尖瓣及主动脉瓣，三尖瓣及肺动脉瓣少见，表现为二尖瓣及主动脉瓣脱垂并关闭不全。主动脉瓣关闭不全还可能是由于主动脉根部扩张瓣环扩大，导致对合欠佳，关闭不全，大量的主动脉反流使左心室增大，二尖瓣也可出现相对关闭不全。

B.由于主动脉壁结缔组织异常，加之左心室持续射血并长期冲击主动脉壁，主动脉根部壁变薄，整体弥漫性向外膨出，内径增大，主动脉反流量较大时，左心室、左心房随即增大。

C.马方综合征是主动脉夹层的风险因素，当主动脉管壁中层发生囊性坏死时，主动脉内膜剥脱形成夹层。

D.由于FBN1基因缺陷的影响，马方综合征临床表现多样化，心血管系统除常见的主动脉病变、瓣膜病变，部分患者还会伴随先天性心脏病，如房间隔缺损、室间隔缺损、法洛四联症等。

3.（病例分析题）患者，女性，25岁，初产妇，妊娠25周，因"清晨突发胸背部撕裂样疼痛"就诊，疼痛呈持续性。查体：四肢及双手手指细长，蜘蛛状指（趾），拇指征阳性，阴道无流血，腹部无压痛，听诊胸骨左缘第3、第4肋间闻及舒张期杂音。眼部检查：高度近视。胸部X线检查显示脊柱侧弯。心电图无异常。超声心动图显示主动脉窦部瘤样扩张，主动脉内可见线状漂浮的光带回声，左心房、左心室内径增大，左心室壁增厚，彩色多普勒血流成像显示主动脉瓣口舒张期反流信号，二尖瓣、三尖瓣收缩期反流血流信号。

（1）（单选题）该患者最可能的诊断是（　　）。

A.胎盘早剥

B.马方综合征合并主动脉夹层

C.真性主动脉瘤合并主动脉夹层

D.急性冠状动脉综合征

（2）（单选题）马方综合征为一种常染色体显性遗传的结缔组织代谢障碍性疾病，与其发生相关的蛋白是（　　）。

A.弹性蛋白

B.胶原蛋白

C.糖萼蛋白

D.整联蛋白

（3）（单选题）下列说法错误的是（　　）。

A.该患者妊娠期间应定期监测主动脉根部内径及主动脉根部内径的生长速率

B.马方综合征患者妊娠并发主动脉夹层需结合孕周及主动脉夹层分型制定手术方案

C.马方综合征患者发生与妊娠相关的B型主动脉夹层风险与主动脉根直径有关

D.马方综合征患者主动脉夹层常发生在产后

【答案解析】（1）B；（2）A；（3）C

（1）A.胎盘早剥典型症状为阴道流血、腹痛、子宫张力增高，子宫压痛，胎位不清，与该患者的症状不符。

B.妊娠期间患者处于高血容量、高心输出量及心率增快状态，并因雌孕激素水平升高减少了主动脉中膜弹性纤维的数量，从而降低了主动脉壁的弹性，增加了形成主动脉夹层的风险。结合患者骨骼系统异常改变，并出现眼部疾病，主动脉听诊区杂音，超声表现为主动脉窦瘤、瓣膜反流及主动脉夹层，考虑为马方综合征合并主动脉夹层。

C.真性主动脉瘤不伴有马方综合征的典型骨骼及眼部改变。

D.高龄为急性冠状动脉综合征的高危因素之一，而该患者年龄较小，且心电图无异常改变。

（2）纤维蛋白原-1（FBN1）是一种与弹性蛋白相关的糖蛋白，大部分马方综合征是由基因突变所致。*FBN1*负责编码结缔组织原纤维蛋白，维持着弹性纤维的长期稳定性，基因突变导致弹性蛋白数量减少，使得富含弹性纤维的骨骼、眼、心血管等系统或器官受累，从而出现高身高、长肢体、主动脉及瓣膜病变等多样化的临床表现。

（3）根据2022年ACC/AHA主动脉疾病的诊断和治疗指南，马方综合征发生与妊娠相关的A型主动脉夹层的风险与主动脉病变状况及内径有关，当主动脉根部扩张>4.0 cm，特别是>4.5 cm时，在妊娠期和产后发生A型主动脉夹层的风险增加。B型主动脉夹层占马方综合征妊娠相关夹层的20%～40%，可不伴主动脉扩张。

4.（问答题）马方综合征的超声诊断要点有哪些？

【答案解析】

（1）二维和M型超声心动图特征如下。

1）主动脉窦部瘤样扩张，窦管结合部远端逐渐缩小至正常内径，呈"蒜头样"，大动脉短轴切面呈"品"字排列。

2）主动脉管壁变薄，内径增大，瓣环扩大，大动脉短轴舒张期三瓣叶对合不良，可见明显对合间隙，收缩期可见因过度牵拉而开放受限，呈等边三角形的三瓣叶。

3）二尖瓣冗长，收缩期脱入左心房，伴主动脉瓣脱垂时，可见主动脉瓣舒张期脱入左室流出道。

4）当二尖瓣、主动脉瓣反流量大时，可见左心房、左心室不同程度增大。

5）当合并主动脉夹层时，主动脉内可见线状漂浮的光带回声，将主动脉分为真腔及假腔。

6）其他心血管畸形（房间隔缺损、室间隔缺损、动脉导管未闭等）、心包积液。

（2）彩色多普勒超声特征如下。

1）彩色多普勒血流成像：分别于收缩期及舒张期可见二尖瓣及主动脉瓣反流束，并显示反流束起源、走行及范围，评估反流程度。合并主动脉夹层时，可显示内膜破口位置、真假腔血流及交通，通常真腔血流流速较快，颜色较亮，假腔血流流速较慢，颜色较暗。

2）频谱多普勒：探及二尖瓣及主动脉瓣反流信号，合并主动脉夹层时，可探测破口位置及真假腔内血流，真腔内较高流速血流及假腔内较低流速血流。

（3）经食管超声心动图：食管紧邻胸、降主动脉，可获得清晰的主动脉图像，并清楚显示二尖瓣、主动脉瓣病变，从而辅助马方综合征的诊断及治疗。

（王庆慧、叶书舍）

第二节　主动脉夹层与主动脉壁间血肿

一、主动脉夹层

【病史】

患者，男性，50岁，因"突发胸痛6 h"就诊，6 h前无诱因出现胸痛，呈进行性加重，伴大汗，无头晕、黑矇，无恶心、呕吐。既往高血压病史10年余，血压控制不佳。查体：体温36.5 ℃，脉搏92次/分，呼吸19次/分，左上肢测量血压为110/71 mmHg，右上肢测量血压为130/72 mmHg。心电图显示ST段压低。胸部X线检查显示胸腔纵隔增大。超声心动图显示左心室、左心房内径增大，室间隔与左心室后壁增厚，左心室壁运动尚可。升主动脉内径增宽，升主动脉、主动脉弓、降主动脉管腔内可见膜样回声飘动。彩色多普勒血流成像显示主动脉腔内可见双向血流信号，主动脉瓣舒张期可见大量反流血流信号。

【相关切面声像图特点】

相关切面声像图见图6-2-1～图6-2-8。

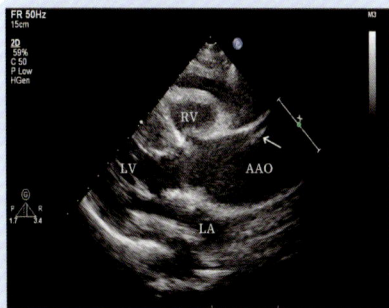

升主动脉内径增宽，管腔内可见膜样回声飘动（箭头）。LV：左心室；LA：左心房；AAO：升主动脉；RV：右心室。

图6-2-1　胸骨旁左室长轴切面一

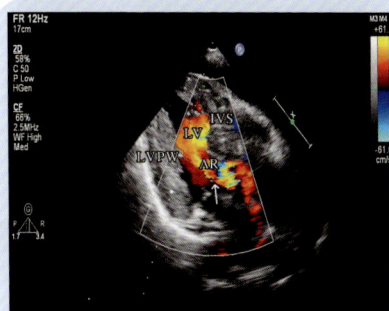

彩色多普勒血流成像显示主动脉瓣舒张期大量反流血流信号（箭头）。LV：左心室；IVS：室间隔；LVPW：左心室后壁；AR：主动脉瓣反流。

图6-2-2　胸骨旁左室长轴切面二

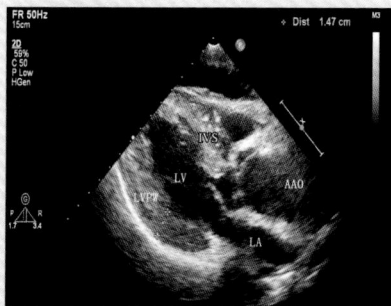

左心室内径增大，室间隔与左心室后壁增厚。LV：左心室；LA：左心房；AAO：升主动脉；IVS：室间隔；LVPW：左心室后壁。

图6-2-3　胸骨旁左室长轴切面三

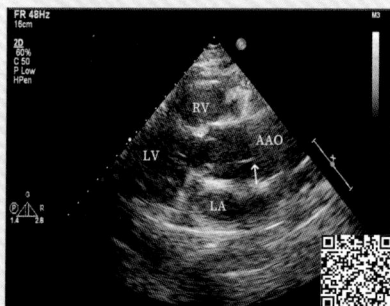

升主动脉管腔内膜样回声飘动（箭头）。LV：左心室；LA：左心房；RV：右心室；AAO：升主动脉。

图6-2-4　胸骨旁左室长轴切面四（动态）

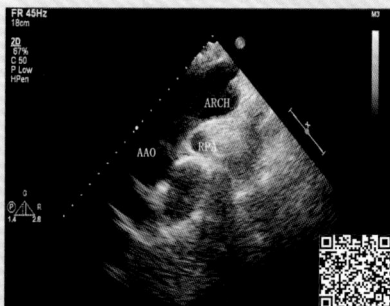

主动脉管腔内膜样回声飘动。ARCH：主动脉弓；AAO：升主动脉；RPA：右肺动脉。

图6-2-5　胸骨上窝主动脉弓长轴切面一（动态）

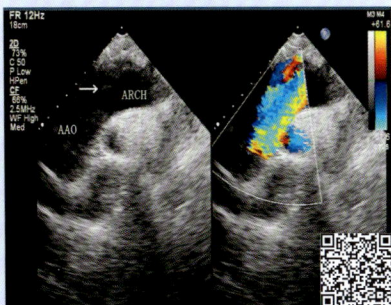

彩色多普勒血流成像显示真腔内可见明亮的血流信号，假腔内未见明显的血流信号。箭头：撕裂的内膜；ARCH：主动脉弓；AAO：升主动脉。

图6-2-6　胸骨上窝主动脉弓长轴切面二（动态）

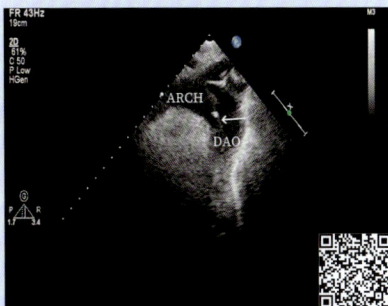

左锁骨下动脉远端主动脉管腔内膜样回声飘动（箭头）。ARCH：主动脉弓；DAO：降主动脉。

图6-2-7　胸骨上窝主动脉弓长轴切面三（动态）

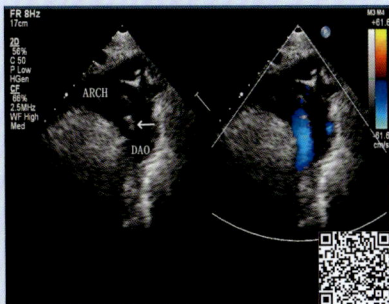

彩色多普勒血流成像显示真腔内可见明亮的血流信号，假腔内未见明显的血流信号。箭头：撕裂的内膜；ARCH：主动脉弓；DAO：降主动脉。

图6-2-8　胸骨上窝主动脉弓长轴切面四（动态）

【鉴别诊断】

（1）升主动脉内伪像：二维及M型曲线显示为回声带走行方向及运动幅度与主动脉管壁一致，无"飘动感"，彩色多普勒血流成像显示回声带两侧血流色彩程度一致，不似主动脉夹层，真腔血流速度快色彩明亮，假腔血流速度慢色彩较暗。

（2）主动脉壁间血肿（intramural hemorrhage and hematoma, IMH）：为主动脉壁中膜与外膜之间的局限性血肿，主动脉壁呈新月形或环形增厚，内膜完整，无与血管壁分离的内膜片，而主动脉夹层可见内膜片及内膜破口，形成双腔，但当假腔内血液淤滞形成血栓发生血栓化时，两者鉴别较困难，需动态观察。

（3）主动脉瘤：主动脉呈瘤样扩张，管腔内无剥脱的内膜回声，内膜连续性无中断，易与主动脉夹层相鉴别。当主动脉夹层假腔发生血栓化，与剥脱的内膜片融为一体时，需注意与主动脉瘤伴附壁血栓相鉴别。

（4）假性动脉瘤：与主动脉夹层仅内膜连续性中断不同的是，假性动脉瘤为动脉壁全层断裂，但破口范围小，病变范围局限，动脉管腔内无剥脱的内膜回声。

（5）主动脉瓣脱垂：单纯的主动脉瓣脱垂时，舒张期瓣膜脱入左室流出道，对合点位于瓣环下，并导致主动脉反流，且主动脉管腔内未见剥脱的内膜片。当夹层累及主动脉瓣时，也可出现主动脉瓣脱垂，当夹层位置近主动脉瓣且范围较大时，管腔内剥脱的内膜在舒张期随反流的血流脱入左室流出道，且长度超过主动脉瓣，此时需谨慎分辨，避免漏诊为单纯的主动脉瓣脱垂。

【病例报告书写】

1.超声描述

左心室、左心房内径增大，室间隔与左室后壁增厚，左室壁运动尚可。升主动脉内径增宽，升主动脉、主动脉弓、降主动脉内可探及膜样回声飘动。各瓣膜回声、活动尚可。心包腔内右室前壁侧可见宽约0.4 cm的液性暗区。频谱及彩色多普勒血流成像：主动脉真腔血流明亮，假腔血流暗淡，收缩期血流从真腔通过破口流入假腔，舒张期血流从假腔通过破口流入真腔。主动脉瓣、三尖瓣可见反流血流信号。

2.结论

（1）主动脉夹层形成（Stanford A型），升主动脉内径增宽。

（2）左心室、左心房内径增大。

（3）左室壁增厚，左心室壁运动尚可。

（4）主动脉瓣重度关闭不全。

（5）少量心包积液。

【要点与讨论】

（1）主动脉夹层为最常见的主动脉综合征，是一种死亡率极高的心血管急重症，男女之比约为2∶1，好发于50～70岁，其常因主动脉内膜撕裂，并在心脏泵血压力的共同作用下，发生内膜与中层的剥离，或中层滋养血管破裂形成壁内血肿，压力增高可造成内膜撕裂，最终导致夹层破裂、心包压塞、低灌注综合征、急性心力衰竭等危及患者的生命。内膜片将主动脉管腔分为真腔及假腔，两者通过内膜破口相沟通，且部分患者含有多个破口，内膜上的血流入口即为原发破口，夹层顺行或逆行发展过程中主动脉内膜再次出现一个或多个破口，称为继发破口。该病的主要病因为高血压、结缔组织疾病（如马方综合征、系统性红斑狼疮等）、动脉粥样硬化、先天性心血管病、严重外伤、妊娠、梅毒、心内膜炎等，其中高血压是主动脉夹层最主要的病因。

（2）主动脉夹层内膜的剥脱和撕裂可发生在主动脉全程各段，严重者可累及各分支血管，从而出现各种不同的临床表现，如累及颈总动脉可出现颅内供血不足，出现头晕、昏迷、偏瘫等症状；累及肾动脉时可出现急性腰痛、血尿等症状；累及肠系膜动脉时，可致肠缺血，出现腹痛、腹泻等症状；累及髂动脉时，股动脉血流灌注减少，可出现下肢缺血疼痛；累及冠状动脉时，冠状动脉灌注不足，使室壁运动减弱，严重者可致心肌梗死。因此对可疑主动脉夹层患者进行超声检查时，除通过超声图像进行诊断外，还需要结合患者的临床表现。

（3）分型：主要有DeBakey分型、Stanford分型、孙氏分型、阜外分型及2020年美国血管外科/胸外科协会制定的新的主动脉夹层命名方法，这里主要介绍DeBakey分型及Stanford分型。

1）DeBakey分型如下。

DeBakey Ⅰ型：内膜原发破口位于升主动脉或主动脉弓，夹层累及升主动脉、主动脉弓及降主动脉全程。

DeBakey Ⅱ型：内膜原发破口位于升主动脉，夹层局限于升主动脉，少数累及部分主动脉弓。

DeBakey Ⅲ型：内膜原发破口位于左锁骨下动脉开口远端，

夹层累及胸主动脉而未累及腹主动脉为DeBakey Ⅲa型，夹层累及腹主动脉为DeBakey Ⅲb型。

2）Stanford分型如下。

Stanford A型：所有累及升主动脉的夹层，与内膜原发破口无关。

Stanford B型：所有仅累及降主动脉或累及腹主动脉以远的夹层，与内膜原发破口无关。

Stanford 非A-非B型：内膜原发破口及夹层局限于主动脉弓，或内膜原发破口位于左锁骨下动脉近端，夹层逆行累及主动脉弓部，未累及升主动脉。

（4）根据2022年美国血管外科/胸外科协会发表的主动脉疾病诊断和治疗指南，将主动脉夹层分为4期：超急性期（<24 h）、急性期（1~14天）、亚急性期（15~90天）和慢性期（>90天）。

（5）诊断主动脉夹层需要多切面反复观察，常用观察切面主要有胸骨旁左室长轴切面、胸骨旁大动脉短轴切面、心尖五腔心切面、胸骨上主动脉弓长轴及短轴切面、剑突下腹主动脉长轴及短轴切面。主动脉夹层内膜破口的位置及夹层累及的范围决定着其分型和治疗，因此进行超声检查时需要注意的主要内容为内膜撕裂口位置、夹层累及范围、分支血管受累情况、是否累及升主动脉、主动脉瓣是否受累及主动脉瓣反流程度、假腔内有无血栓、有无心包积液。

（6）真腔与假腔的鉴别：①二维及M型超声：主动脉管腔被内膜片分为真腔及假腔，收缩期内膜片向假腔移动，真腔面积变大，舒张期内膜片向真腔移动，假腔面积增大；②频谱与彩色多普勒血流成像：真腔血流速度较快，血流颜色较亮，假腔血流速度较慢，血流颜色较暗，收缩期血流通过破口从真腔流入假腔，舒张期血流通过破口从假腔流入真腔。

二、主动脉壁间血肿

【鉴别诊断】

（1）主动脉粥样硬化：主动脉壁不规则增厚，内壁不光滑，而主动脉壁内血肿的主动脉管壁呈环形或新月形增厚，较规则，内壁较光滑，内膜无破口。

（2）大动脉炎：与主动脉壁间血肿管壁呈环形或新月形不

均匀增厚不同的是，大动脉炎管壁多为均匀性增厚，有时可出现管腔狭窄甚至闭塞。

（3）主动脉夹层：同前。

【病例报告书写】

1.超声描述

左心房、左心室内径增大，室间隔与左心室后壁增厚，左心室壁运动尚可。升主动脉内径增宽，升主动脉后壁探及范围约1.1 cm，厚约1.2 cm的低/中低回声区。各瓣膜回声、活动尚可。频谱及彩色多普勒血流成像：低/中低回声区与主动脉腔间未见明显的交通血流信号，各瓣膜未见明显的反流血流信号。

2.结论

（1）主动脉壁间血肿形成。

（2）左心室、左心房内径增大，升主动脉内径增宽。

（3）左心室壁增厚。

【CT表现】

CT表现见图6-2-9。

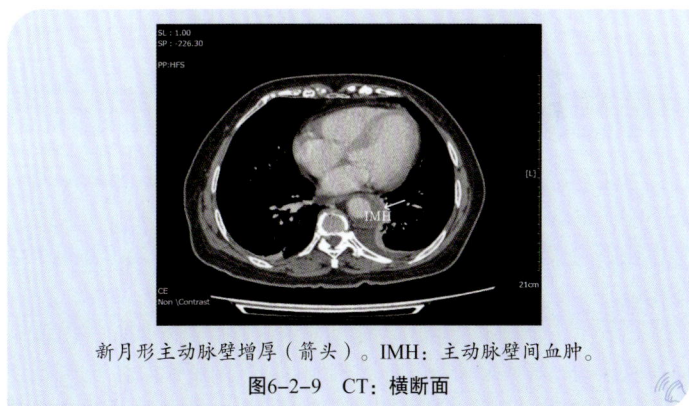

新月形主动脉壁增厚（箭头）。IMH：主动脉壁间血肿。

图6-2-9　CT：横断面

【要点与讨论】

（1）主动脉壁间血肿是常见的急性主动脉综合征之一，症状与主动脉夹层相似，主要表现为突发的胸背部或腹部剧烈疼痛。其发病部位多为升主动脉，其次为降主动脉和主动脉弓。

（2）主动脉壁间血肿的形成可能与动脉壁滋养层血管破裂、动脉粥样硬化斑块破裂形成溃疡，血液渗入中膜层及动脉穿透性溃疡有关，所形成的壁间血肿位于主动脉中膜与外膜之间，无内膜破口，无假腔形成。根据Stanford分型，累及升主动脉的为A型，未累及者为B型。此病临床转归复杂，部分可进展为主动脉夹层、主动脉破裂、形成假性动脉瘤，只有少部分保守治疗后可自行吸收。

（3）对于主动脉壁间血肿的诊断，临床中常用CT或核磁共振成像，而常规经胸超声心动图诊断主动脉壁间血肿困难，但可采用经食管超声心动图，典型表现为主动脉壁内可见低/中低回声区，管壁呈环形或新月形增厚，管壁光滑，内膜无破口，彩色多普勒血流成像显示壁内的低/中低回声区与管腔间无交通血流信号。

【思考题】

1.（单选题）关于主动脉夹层真腔和假腔，下列说法正确的是（　　）。

A.真腔内径大，假腔内径小

B.彩色多普勒血流成像显示真腔内血流速度快，血流色彩亮，假腔血流速度慢，血流色彩暗

C.彩色多普勒血流成像显示收缩期血流从假腔流入真腔，舒张期从真腔流入假腔

D.真腔内可见血栓回声

【答案解析】B

A.主动脉内撕裂的内膜将管腔分为真腔及假腔，管腔的大小并不能用来区分真腔和假腔，但我们工作中多见真腔小于假腔，考虑原因为血流通过内膜破口时快速涌出，压力较大，真腔往往被压扁。

C.发生主动脉夹层时，收缩期血流从真腔流入假腔，内膜片向假腔运动，舒张期血流从假腔流入真腔，内膜片向真腔运动。

D.假腔内可因为血液淤滞导致血栓化，伴有血栓的假腔形态多不规则。

2.（多选题）下列关于主动脉壁间血肿，正确的是（　　）。

A.主动脉壁呈环形或新月形增厚

B.主动脉管壁内低回声区与管腔无交通的血流

C.仅累及升主动脉为Stanford A型

D.主动脉内壁不光滑

【答案解析】AB

C.所有累及升主动脉的均为Stanford A型，未累及者为Stanford B型。

D.主动脉壁间血肿内壁光滑，内膜无破口，可与主动脉粥样硬化内膜不光滑相鉴别。

3.（病例分析题）患者，男性，40岁，活动时突发胸痛5 h，呈撕裂样，持续不缓解，并向后背放射，伴大汗，头晕、黑矇，无咯血。既往高血压病史6年余。查体：体温36.7 ℃，脉搏76次/分，呼吸19次/分，血压190/110 mmHg。听诊胸骨左缘第3、第4肋间闻及舒张期杂音。检验结果：心肌酶谱无异常。超声心动图显示升主动脉内径增宽，升主动脉管腔内可见膜样回声飘动，彩色多普勒血流成像显示主动脉腔内可见双向血流信号，主动脉瓣舒张期可见大量反流血流信号。颈部血管超声显示左侧颈总动脉管腔内可见膜样回声飘动。

（1）（单选题）该患者最可能的诊断为（　）。

A.Stanford A型主动脉夹层伴主动脉瓣关闭不全

B.Stanford A型主动脉夹层、左侧颈总动脉夹层伴主动脉瓣关闭不全

C.Stanford B型主动脉夹层、左侧颈总动脉夹层伴主动脉瓣关闭不全

D.Stanford B型主动脉夹层伴主动脉瓣关闭不全

（2）（单选题）该患者术前超声检查的主要内容不包括（　）。

A.主动脉各分支血管受累情况

B.主动脉内膜撕裂口位置及夹层范围

C.升主动脉及瓣膜是否受累，瓣膜反流程度

D.真腔内有无血栓

（3）（单选题）该患者术后超声检查的主要内容不包括（　）。

A.主动脉人工瓣功能及是否有瓣周漏

B.远端是否有新生夹层

C.三尖瓣反流程度

D.血管置换吻合口有无吻合口瘘，有无吻合口狭窄

E.心功能恢复情况

【答案解析】（1）B；（2）D；（3）C

（1）结合临床表现（突发胸部撕裂样疼痛，大汗，背部放射痛，并持续不缓解）、既往史（高血压）及超声表现（管腔内可见细条样强回声漂浮）可诊断为主动脉夹层，通过心脏超声（夹层累及升主动脉）可诊断为Stanford A型，在夹层的背景下结合临床表现（头晕、黑矇）及颈部血管超声（夹层累及左颈总动脉）可诊断左侧颈总动脉夹层，结合听诊（胸骨左缘第3、第4肋间闻及舒张期杂音）及超声心动图（主动脉瓣舒张期可见大量反流血流信号）可诊断主动脉瓣关闭不全。

（2）A.观察主动脉各分支血管受累情况对主动脉夹层的治疗方案选择及预后有很大影响。

B.观察主动脉内膜撕裂口位置及夹层范围对主动脉夹层的分型、治疗方案的选择及预后有很大影响。

C.升主动脉及瓣膜是否受累，瓣膜反流程度决定行升主动脉手术时是否要处理主动脉瓣。

D.真腔血流速度快，不易产生血栓。假腔内可因血液淤滞导致血栓化，伴有血栓的假腔形态多不规则。

（3）术后监测主动脉人工瓣功能及是否有瓣周漏，血管置换吻合口有无吻合口瘘、吻合口狭窄，远端有无新生夹层，以及心功能恢复情况对患者预后或再次手术有重要影响，而三尖瓣反流程度的监测与该手术无直接关系。

4.（简答题）Stanford A型主动脉夹层的超声诊断要点。

【答案解析】

（1）二维和M型超声心动图特征如下。

1）多切面可显示升主动脉不同程度扩张，腔内可见膜样回声，随心动周期摆动。

2）多切面可显示主动脉管腔被内膜片分为真腔及假腔，收缩期内膜片向假腔移动，真腔面积变大，舒张期内膜片向真腔移动，假腔面积增大。

3）当夹层累及主动脉瓣时，可见主动脉瓣脱垂，舒张期主动脉瓣脱入左室流出道。

4）当反流量过大时，左心室、左心房变大，左心室壁增厚。

5）假腔内有时可见不同程度的血栓形成。

（2）彩色多普勒超声特征如下。

1）彩色多普勒血流成像：真腔血流速度较快，血流颜色较亮，假腔血流速度较慢，血流颜色较暗，收缩期血流通过破口从真腔流入假腔，舒张期血流通过破口从假腔流入真腔。

2）频谱多普勒：真腔内血流速度较快，假腔内血流速度较慢，脉冲波取样容积置于内膜破口处，可见收缩期血流从真腔流入假腔，速度较快，舒张期血流从假腔流入真腔，速度较慢。

（3）经食管超声心动图：除可以多角度观察到原发破口和继发破口，明确血流方向，还可以观察冠状动脉受累及主动脉瓣受累情况。

（4）经胸三维超声心动图：可以更直观地显示夹层破口位置及夹层累及范围、程度。

（王庆慧、叶书含）

第三节　主动脉窦瘤

【病史】

患者，男性，34岁，因"活动后心慌、乏力半年，咳嗽、咳痰1周"入院。查体：心率84次/分，胸骨左缘第4～5肋间可闻及3/6级收缩期喷射样杂音。入院心电图显示窦性心律，左心室肥大，右束支传导阻滞。胸部X线检查显示双肺纹理增粗、增多，主动脉根部扩大。心脏彩超显示主动脉瓣二叶畸形；主动脉窦瘤形成并破裂，两个破口，分别约0.6 cm（破入右心房）、0.2 cm（破入左心房）；三尖瓣中度关闭不全。

【相关切面声像图特点】

相关切面声像图见图6-3-1～图6-3-18。

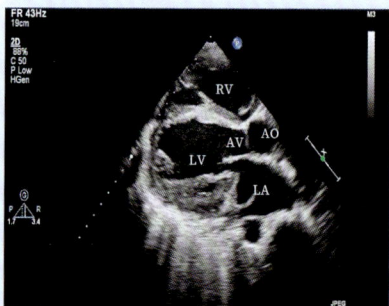

主动脉左冠窦回声失落。AO：主动脉；LV：左心室；LA：左心房；AV：主动脉瓣；RV：右心室。

图6-3-1　胸骨旁左室长轴切面一

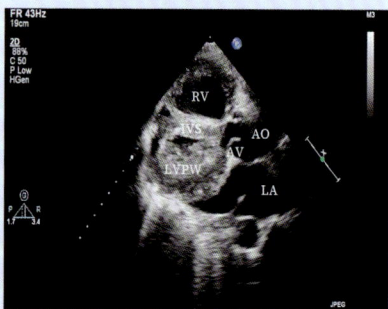

左心室壁增厚。AO：主动脉；LA：左心房；AV：主动脉瓣；RV：右心室；IVS：室间隔；LVPW：左心室后壁。

图6-3-2　胸骨旁左室长轴切面二

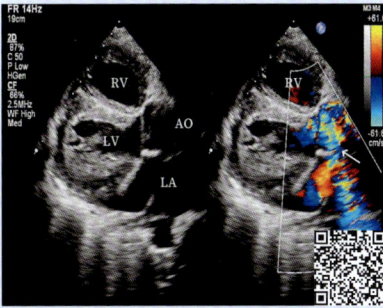

主动脉左冠窦破入左心房（箭头）。AO：主动脉；LV：左心室；RV：右心室；LA：左心房。

图6-3-3　胸骨旁左室长轴切面三（动态）

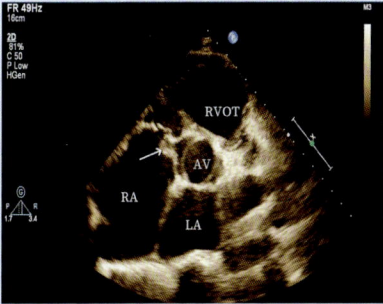

主动脉瓣开瓣呈二叶，主动脉右冠窦呈瘤样向右心房膨出（箭头）。RVOT：右室流出道；RA：右心房；LA：左心房；AV：主动脉瓣。

图6-3-4　大动脉短轴切面一

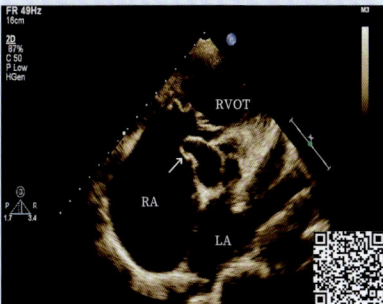

主动脉右冠窦破口边缘游离、残存的窦壁呈活瓣样飘动（箭头）。RVOT：右室流出道；RA：右心房；LA：左心房。

图6-3-5　大动脉短轴切面二（动态）

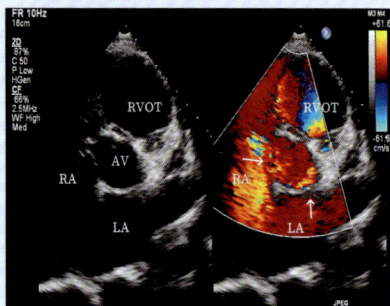

右冠窦破入右心房、左冠窦破入左心房（箭头）。RVOT：右室流出道；
RA：右心房；LA：左心房；AV：主动脉瓣。

图6-3-6　大动脉短轴切面三

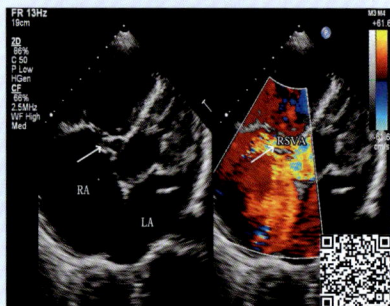

右冠窦膨向右心房，破口内径约0.4 cm（箭头）。RA：右心房；LA：左
心房；RSVA：主动脉窦瘤破裂。

图6-3-7　大动脉短轴切面四（动态）

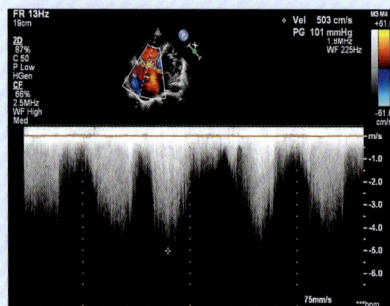

连续多普勒测量三尖瓣口反流血流速度。

图6-3-8　心尖四腔心切面一

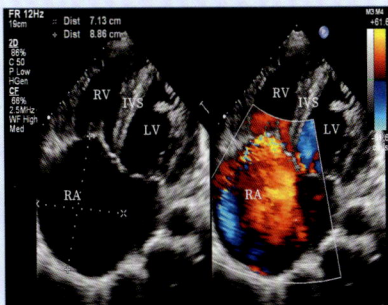

右心房内径明显增大。LV：左心室；RV：右心室；RA：右心房；IVS：
室间隔。

图6-3-9　心尖四腔心切面二

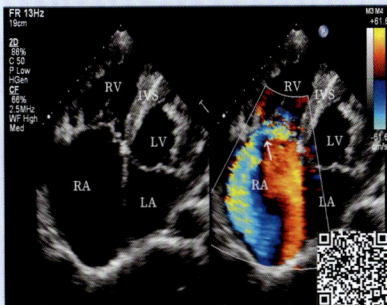

三尖瓣明显反流（箭头）。LV：左心室；RV：右心室；RA：右心房；
LA：左心房；IVS：室间隔。

图6-3-10　心尖四腔心切面三（动态）

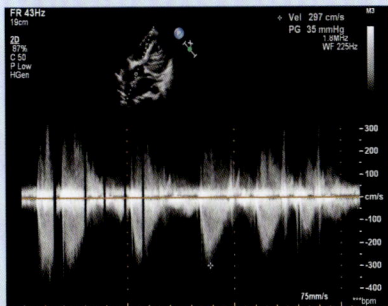

连续多普勒测量主动脉瓣口流速，主动脉瓣收缩期前向血流速度增快。

图6-3-11　心尖五腔心切面一

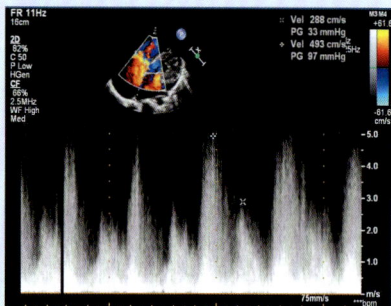

连续多普勒测量右冠窦破口处分流血流流速。

图6-3-12　心尖五腔心切面二

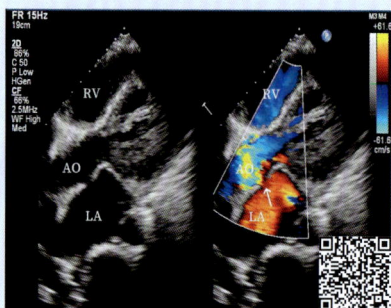

主动脉左冠窦可见分流口破入左心房（箭头）。AO：主动脉；RV：右心室；LA：左心房。

图6-3-13　心尖五腔心切面三（动态）

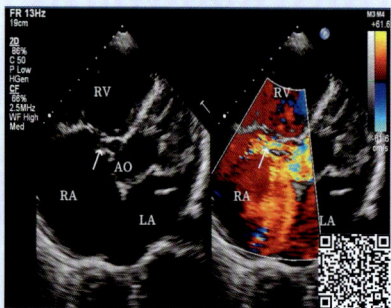

主动脉右冠窦破入右心房（箭头）。AO：主动脉；RV：右心室；RA：右心房；LV：左心室；LA：左心房。

图6-3-14　心尖五腔心切面四（动态）

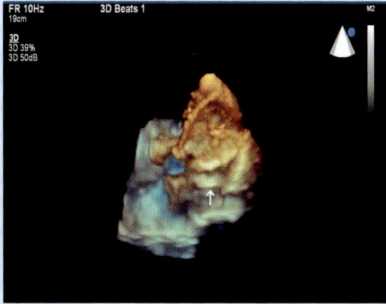

主动脉右冠窦瘤破入右心房（箭头）。

图6-3-15 经胸三维超声心动图

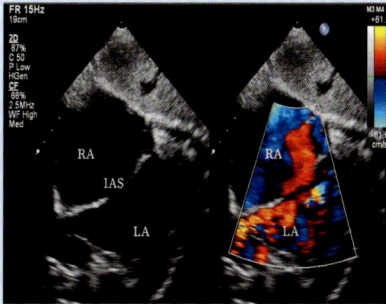

房间隔延续性完整。RA：右心房；LA：左心房；IAS：房间隔

图6-3-16 剑突下双房切面

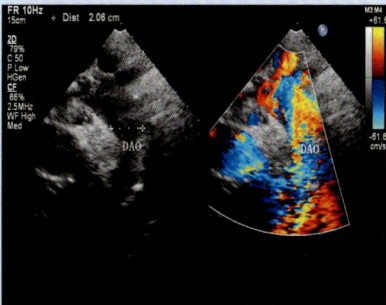

降主动脉内可见五彩镶嵌的射流束，降主动脉内径约2.1 cm。DAO：降主动脉。

图6-3-17 胸骨上窝切面一

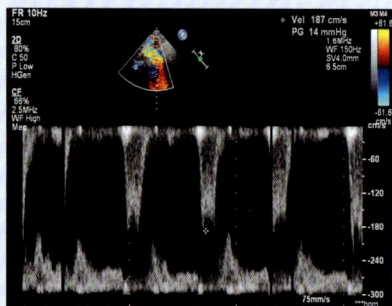

脉冲多普勒测量降主动脉血流流速。

图6-3-18　胸骨上窝切面二

【鉴别诊断】

（1）冠状动脉瘘：在主动脉瓣环水平以上，出现冠状动脉异常扩张，形成冠状动脉瘘，尤其是右冠状动脉瘘入右心室，容易与窦瘤破裂相混淆，二者均可探及双期高速分流信号，但仔细扫查可见前者为呈长管状扩张的右冠状动脉，且与右心室相通，湍流源自冠状动脉末端，与主动脉窦相距较远；而后者为呈囊袋状的窦瘤。

（2）室间隔缺损伴主动脉瓣脱垂：当室间隔缺损合并主动脉瓣脱垂时，部分脱垂的主动脉瓣可呈瘤样改变，并向右心室膨出，甚至经室间隔缺损突向右心室。超声多普勒检查时，可探测到收缩期室间隔缺损分流信号与舒张期主动脉瓣反流信号，因而可被误诊为右冠窦瘤破裂。二者的鉴别诊断关键在于正确判断主动脉瓣环的位置。瘤样结构位于瓣环上方者为右冠窦窦瘤破裂，位于瓣环下方者为脱垂的右冠瓣合并室间隔缺损。彩色多普勒血流成像可清晰显示收缩期来源于室间隔缺损的分流信号，舒张期来源于主动脉瓣的反流信号，从而可与窦瘤破裂相鉴别。

（3）室间隔膜部瘤形成：室间隔缺损位于主动脉瓣下，室间隔膜部在心底短轴切面上位于右冠窦的右侧，靠近三尖瓣隔瓣；而主动脉窦瘤破裂连续中断处位于主动脉瓣上，其中右冠窦瘤破入右室流出道时，窦瘤的破裂口靠近肺动脉瓣。大动脉短轴切面应注意破口与瘤体的边缘有无残余瘤体组织，一般来说主动脉窦瘤破裂破口与瘤体边缘有残余瘤体组织，而室间隔缺损口与瘤体的边缘则无延续。室间隔缺损一般为收缩期频谱，主动脉窦瘤破裂是收缩期及舒张期双期频谱（破入左心室为舒张期频谱）。

（4）室间隔缺损伴肺动脉瓣关闭不全：较大的漏斗部的室间隔缺损伴有肺动脉瓣反流，彩色多普勒血流成像可见双期湍流血流，易与主动脉右冠窦瘤破入右室流出道相混淆，但后者的双期血流是连续性的，而室间隔缺损伴肺动脉瓣关闭不全的彩色多普勒血流成像显示室间隔缺损收缩期湍流和舒张期源于肺动脉瓣的反流。

（5）马方综合征：亦称为先天性中胚层发育不良、蜘蛛指（趾）征、肢体细长症。主要表现为周围结缔组织营养不良、骨骼异常、内眼疾病和心血管异常，是一种累及结缔组织的遗传性疾病。主动脉病变按其发生率依次分为主动脉根部扩张伴主动脉瓣关闭不全、升主动脉瘤、主动脉夹层等。鉴别时需要结合临床资料进行综合判断。

【病例报告书写】

1.超声描述

左心房、右心室、右心房内径增大，左心室壁增厚，室间隔运动减弱，其余左心室壁运动尚可。主动脉窦部内径增宽，主动脉瓣开瓣呈二叶，左右排列，主动脉右冠窦明显膨向右心房，基底约1.1 cm，膨出1.8 cm，其上可见一个破口，约0.5 cm。彩色多普勒血流成像显示右心房内主动脉右冠窦瘤处探及一束双期分流血流信号；主动脉瓣舒张期可见反流血流信号；三尖瓣收缩期可见反流血流信号。

2.结论

（1）病因诊断：主动脉瓣病变：主动脉瓣二叶畸形并中-重度关闭不全。

（2）主动脉右冠窦瘤破入右心房，一个破口，约0.5 cm，左向右分流（主动脉窦瘤膨出方向、破口部位、破入的心腔、破口的大小和面积、病理分型）。

（3）其他合并的心血管畸形。

【要点与讨论】

（1）超声心动图是诊断主动脉窦瘤及破裂的主要检查方式。通过胸骨旁左室长轴切面、大动脉短轴切面及心尖五腔心切面可以观察主动脉窦的膨出与变薄情况，包括膨出方向及破口部位，破入的心腔及破口大小、数量；观察有无继发主动脉瓣脱垂；评价心腔容量负荷改变及肺动脉压力；筛查合并的畸形种类等。

（2）各心腔根据主动脉窦瘤破口部位和大小的不同，扩大的程度也不相同。当主动脉窦瘤破裂到右室流出道时，双心室均扩大，破裂口较大时以右心室增大为主，而破裂口较小时则以左心室增大为主；当主动脉窦瘤破裂到右心房时，则以右心房扩大为主；当主动脉窦瘤破裂到左心房时，左心明显扩大；当主动脉窦瘤破裂到左心室时，则仅有左心室扩大。

（3）主动脉窦瘤破裂常伴有高位室间隔缺损，需仔细检查室水平有无左向右分流，同时合并室间隔缺损者，可在缺损处观察到高速的收缩期分流频谱，连续多普勒是鉴别有无合并室间隔缺损的敏感方法。

（4）彩色多普勒血流成像可清晰显示窦瘤破裂处的彩色血流信号，除破入左心室者仅表现为舒张期分流以外，其余均呈现双期连续性、色彩鲜明的分流信号。当主动脉窦瘤破入右心室血流量多时，肺动脉内血流也呈五彩镶嵌色。

【思考题】

1.（单选题）下列关于主动脉窦瘤的说法不正确的是（　　）。

A.主动脉窦瘤的破裂都是先天性的

B.主动脉窦瘤破裂的血流动力学改变与窦瘤破入的心腔有密切关系

C.胸骨旁大动脉短轴切面可见主动脉窦瘤样扩张

D.彩色多普勒血流成像可在破口处观察到五色镶嵌连续高速血流频谱

E. 主动脉窦瘤的破裂有先天性因素，也有后天性因素

【答案解析】A

A.主动脉窦瘤通常是先天性的，部分是后天形成的。先天性主动脉窦瘤常伴有室间隔缺损、主动脉瓣关闭不全、肺动脉狭窄、动脉导管未闭或房间隔缺损，其中以合并室间隔缺损最为常见。先天性主动脉窦瘤形成的根本原因是胚胎发育阶段主动脉窦部动脉壁中层发育缺陷，与主动脉瓣纤维环相连的窦壁缺乏中层弹力纤维，仅由血管内膜和外膜及心腔间的结缔组织构成薄弱的窦壁。由于血流长期冲击和心肌收缩，窦壁被动扩张，中层组织与纤维环分离，形成突向低压心腔的瘤腔并逐渐增大。后天形成

的主动脉窦瘤主要是由感染性心内膜炎、梅毒、马方综合征、结核等引发。异常通道使血流易产生湍流，破坏心内膜，微生物易附着形成赘生物，炎性损伤使本已薄弱的瘤壁进一步受损，终致破裂，主动脉窦瘤破裂、合并存在的畸形和感染性心内膜炎三者间相互关联。此选项说法错误。

B.主动脉窦瘤破裂的血流动力学改变与窦瘤破入的心腔有密切的关系，分流量的大小则主要取决于破裂口的直径和破裂口两端的压力阶差。破裂口小、破裂口两侧压力阶差小，则左向右分流量小；破裂口大、破裂口两侧压力阶差大，则左向右分流量大。

C.右冠窦瘤在胸骨旁左室长轴切面和大动脉短轴切面上易显示，无冠窦瘤破入右心房应取心尖五腔心切面和心底短轴切面，左冠窦瘤破入左心房或左室流出道时应取左室长轴切面和心尖五腔心切面。

D.彩色多普勒血流成像能清楚地显示主动脉的血液经主动脉窦瘤的破裂口向心腔内分流，呈五彩镶嵌色，破裂口大时，异常血流所占的面积大，破裂口小时，异常血流所占的面积小。当主动脉窦瘤破入右心室的血流量多时，肺动脉内血流也呈五彩镶嵌色。

E.从窦瘤形成至破裂是一个慢性过程，主动脉窦瘤的形成分先天性因素和后天性因素，有些因素可促使窦瘤破裂。劳累、用力、怀孕、分娩、输液等，凡是明显增加心脏负荷的因素均可能成为主动脉窦瘤破裂的诱发因素。

2.（多选题）主动脉窦瘤破裂的病理分型主要有（　　）。
A.右冠窦破入右室流出道
B.无冠窦破入右心房
C.右冠窦破入室间隔
D.左冠窦破入左心室
E.右冠窦破入右心房
【答案解析】ABDE
Sakakibara按照主动脉窦瘤发生的部位及破裂后与周围组织的关系，将主动脉窦瘤分为4型。

Ⅰ型窦瘤从右冠窦左侧部分破入右室流出道，其中约有50.6%的病例合并高位室间隔缺损，少数病例合并主动脉瓣关闭不全，此型在临床上最常见。

Ⅱ型窦瘤从右冠窦中央部分穿过室上嵴破入右室流出道，此型少见，约占5.7%。

Ⅲ型窦瘤起自右冠窦右侧，破入右心室（Ⅲa型）或右心房（Ⅲb型）。

Ⅳ型无冠窦瘤从无冠窦的右侧破入右心房。

3.（病例分析题）患者，男性，52岁，两年前无明显诱因出现胸闷、气短，呈阵发性，无胸前区疼痛，伴心悸，未予重视，近1个月再次出现胸闷、气短，伴乏力、夜间阵发性呼吸困难。查体：双肺呼吸音清，心界扩大，听诊胸骨左缘第3肋间可闻及连续性吹风样杂音，3/6级，心律齐。心电图显示窦性心律，电轴左偏，不完全性右束支传导阻滞。胸腹主动脉CTA显示主动脉硬化。冠状动脉CTA显示冠状动脉呈右势型，回旋支异位开口于右窦，绕行主动脉背部至左冠状沟。其余未见异常。超声提示主动脉瓣二叶瓣畸形；主动脉窦瘤形成并破裂（破入右心房）；左心室、左心房、右心房内径增大。

（1）（单选题）该患者在超声检查过程中，应重点进行鉴别诊断的疾病是（　）。

A.室间隔膜部瘤形成并缺损

B.肥厚型心肌病

C.心肌炎

D.动脉导管未闭

E.心力衰竭

（2）（单选题）有关该患者的心脏超声表现，以下说法最可能错误的是（　）。

A.彩色多普勒血流成像可见全心动周期以收缩期为主，血流束向右心房高速射流

B.大动脉短轴切面显示右侧冠状动脉未见明显增宽

C.主动脉瓣舒张期关闭时呈"一"字形

D.可见主动脉窦瘤破入右心房，右心房增大

E.可见心室水平左向右分流血流信号

（3）（单选题）该患者若行体外循环下主动脉窦瘤破裂修补术，下列说法错误的是（　）。

A.手术越早越好

B.术后应定期复查心脏彩超

C.术后复查超声提示右心房略大，主动脉瓣二叶瓣畸形；右

窦与右心房间未见异常血流束

D.术中经食管超声心动图评估除手术相关内容外，还要评估手术矫正后可能出现的新异常。

E.主动脉窦瘤破裂不可行介入治疗

【答案解析】（1）A；（2）E；（3）E

（1）超声心动图诊断主动脉窦瘤破裂时需与以下疾病相鉴别：右冠状动脉瘘入右心室、室间隔缺损伴主动脉瓣脱垂、室间隔膜部瘤形成、室间隔缺损伴肺动脉瓣关闭不全。

（2）该患者超声提示主动脉瓣二叶瓣畸形；主动脉窦瘤形成并破裂（破入右心房）。选项A、B、C、D的描述符合超声诊断结果，而E选项心室水平左向右分流血流信号是室间隔缺损的典型表现。

（3）主动脉窦瘤破裂的传统治疗方法多采用心内直视修补术，但因其经常合并有严重的主动脉反流及手术相关损伤，近年来经皮导管封堵主动脉窦瘤破裂逐渐得到重视。介入治疗适应证：超声心动图证实主动脉窦瘤破口存在，且为右冠窦到右心室水平的左向右分流，瘤体未累及瓣环或主动脉瓣，窦瘤破口边缘至主动脉瓣环距离≥7 mm，距右冠状动脉开口≥5 mm，心功能可耐受手术，排除其他严重心脏畸形。

4.（问答题）主动脉窦瘤破裂与室间隔缺损的超声诊断鉴别要点有哪些？

【答案解析】

（1）右冠窦瘤破入右室流出道时，窦瘤的破裂口在心底短轴切面上常位于右冠窦的前方或偏左侧，靠近肺动脉瓣，此时可借助频谱多普勒与干下型室间隔缺损相鉴别；膜周型室间隔缺损位于右冠窦的右侧，靠近三尖瓣隔瓣。

（2）窦瘤破裂口的顶端多延伸较长，在右室流入道内摆动，舒张期易显示，而室间隔膜部瘤的瘤体常较短，收缩期与舒张期变化不大。

（3）频谱多普勒：主动脉窦瘤的破裂口位于主动脉瓣的上方，取样为双期湍流频谱，而室间隔膜部瘤则位于主动脉瓣的下方，取样为收缩期高速湍流频谱。

（王庆慧、陈瑞艳）

第四节 主动脉缩窄与主动脉弓离断

一、主动脉缩窄

【病史】

患儿，女性，2岁5个月，因"发现先天性心脏病1年"入院。患儿发育差，平素易"感冒"，哭闹或活动后无明显气促等不适，无口唇发绀、晕厥、腹胀、双下肢水肿等。查体：心率132次/分，心浊音界扩大，心尖搏动增强，胸骨左缘第3~4肋间可闻及3/6级收缩期杂音。双源CT显示卵圆孔未闭，室间隔缺损，心脏各房室增大；主动脉峡部缩窄（导管前），最窄处约0.5 cm，缩窄后方主动脉内径约0.9 cm；肺动脉主干增粗（肺动脉高压），永存左上腔静脉。心脏彩超显示先天性心脏病，室间隔缺损，膜周型，约0.6 cm，左向右分流，肺动脉收缩压45 mmHg；主动脉缩窄；卵圆孔未闭；永存左上腔静脉。

【相关切面声像图特点】

相关切面声像图见图6-4-1~图6-4-16。

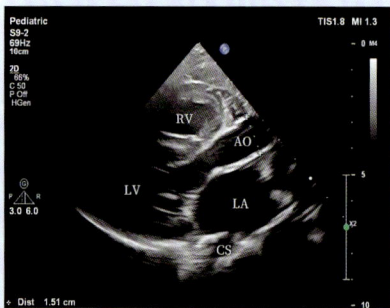

升主动脉内径约1.5 cm，冠状静脉窦内径增宽。AO：主动脉；LV：左心室；LA：左心房；RV：右心室；CS：冠状静脉窦。

图6-4-1 胸骨旁左室长轴切面一

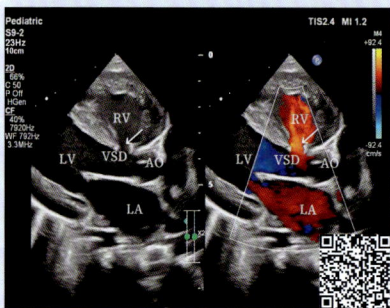

室间隔回声脱失，可见过隔血流（箭头）。AO：主动脉；LV：左心室；LA：左心房；RV：右心室；VSD：室间隔缺损。

图6-4-2 胸骨旁左室长轴切面二（动态）

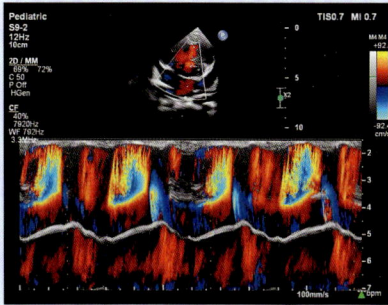

室间隔缺损处以左向右分流为主的双向分流。

图6-4-3　胸骨旁左室长轴切面：彩色多普勒血流成像和M型超声

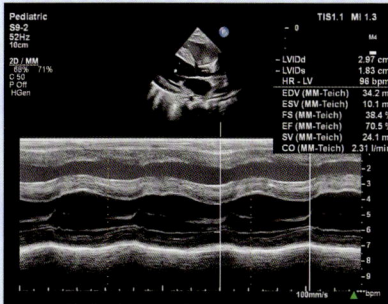

左心室心功能评估。

图6-4-4　胸骨旁左室长轴切面：M型超声

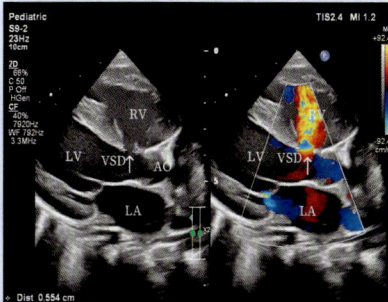

室间隔缺损大小约0.6 cm（箭头）。AO：主动脉；LV：左心室；LA：左心房；RV：右心室；VSD：室间隔缺损。

图6-4-5　胸骨旁左室长轴切面三

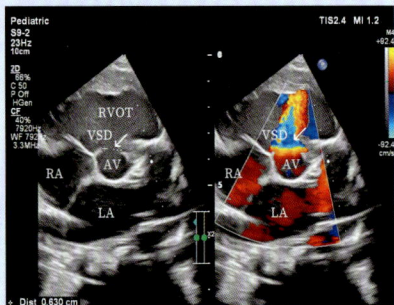

室间隔缺损回声脱失（箭头）。RVOT：右室流出道；RA：右心房；
LA：左心房；AV：主动脉瓣；VSD：室间隔缺损。

图6-4-6　胸骨旁大动脉短轴切面一

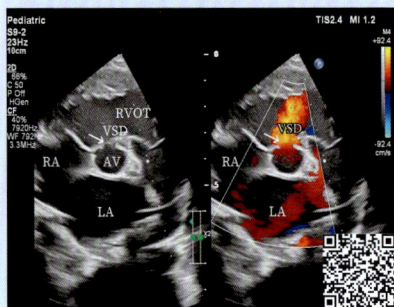

室间隔缺损处以左向右分流为主血流信号（箭头）。RVOT：右室流出
道；RA：右心房；LA：左心房；AV：主动脉瓣；VSD：室间隔缺损。

图6-4-7　胸骨旁大动脉短轴切面二（动态）

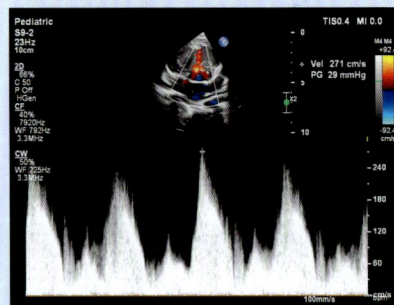

连续多普勒测量室间隔缺损处收缩期分流血流频谱。

图6-4-8　胸骨旁大动脉短轴切面三

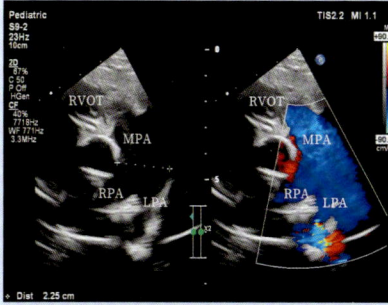

肺动脉内径增宽，约2.3 cm。RVOT：右室流出道；MPA：主肺动脉；
RPA：右肺动脉；LPA：左肺动脉。

图6-4-9　胸骨旁大动脉短轴切面四

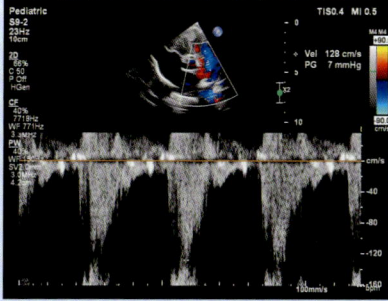

脉冲多普勒测肺动脉流速。

图6-4-10　胸骨旁大动脉短轴切面五

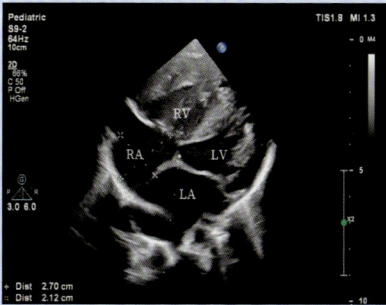

右心房内径增大。LV：左心室；LA：左心房；RV：右心室；RA：右
心房。

图6-4-11　心尖四腔心切面

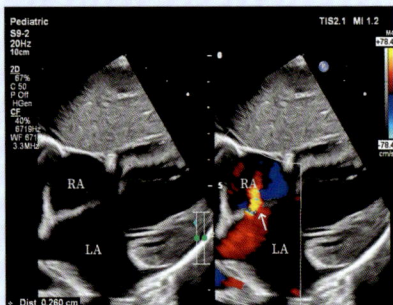

心房水平左向右分流血流信号（小房间隔缺损或卵圆孔未闭）（箭头）。
RA：右心房；LA：左心房。

图6-4-12 剑突下两腔心切面

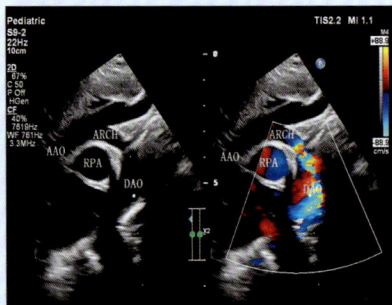

主动脉弓及降主动脉可见五彩镶嵌射流束。AAO：升主动脉；ARCH：主
动脉弓；DAO：降主动脉；RPA：右肺动脉。

图6-4-13 胸骨上窝主动脉弓长轴切面一

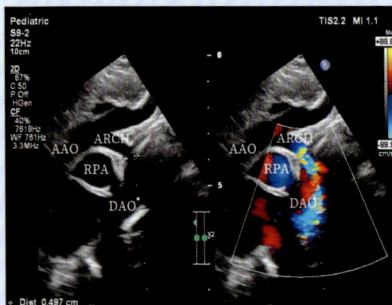

缩窄的主动脉弓最窄处内径约0.5 cm。AAO：升主动脉；ARCH：主动脉
弓；DAO：降主动脉；RPA：右肺动脉。

图6-4-14 胸骨上窝主动脉弓长轴切面二

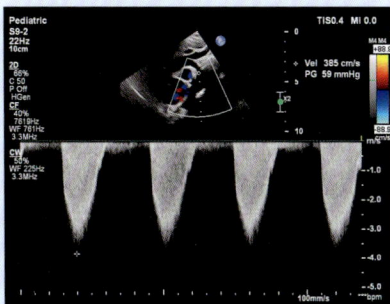

连续多普勒测降主动脉高速射流束。

图6-4-15　胸骨上窝切面一

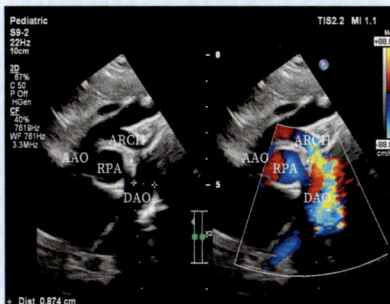

缩窄的主动脉弓下段降主动脉内径约0.9 cm。AAO：升主动脉；ARCH：主动脉弓；DAO：降主动脉；RPA：右肺动脉。

图6-4-16　胸骨上窝切面二

二、主动脉弓离断

【病史】

患者，女性，22岁，因"头痛、胸闷3年余，加重1周"就诊。患者活动后出现气促、口唇发绀，偶有晕厥、双下肢水肿等表现。查体：心率86次/分，心浊音界扩大，心尖搏动增强。心脏彩超显示先天性心脏病，主动脉弓离断（A型）；动脉导管未闭，呈管型，内径约1.3 cm，左向右分流；室间隔缺损，膜周型，大小约0.9 cm，左向右分流。

【相关切面声像图特点】

相关切面声像图见图6-4-17～图6-4-25。

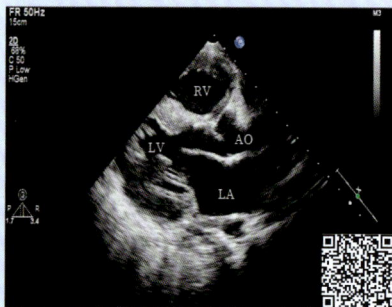

左心室壁明显增厚。AO：主动脉；LV：左心室；LA：左心房；RV：右心室。

图6-4-17 胸骨旁左室长轴切面（动态）

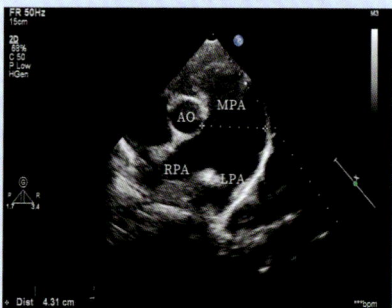

主肺动脉内径增宽。AO：主动脉；MPA：主肺动脉；RPA：右肺动脉；LPA：左肺动脉。

图6-4-18 大动脉短轴切面一

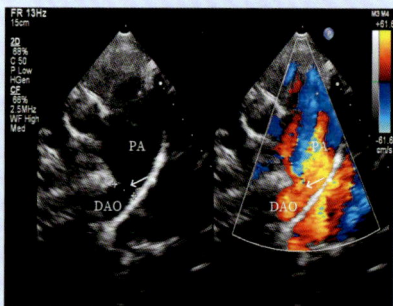

动脉导管未闭，呈管型，内径约1.3 cm（箭头）。PA：肺动脉；DAO：降主动脉。

图6-4-19 大动脉短轴切面二

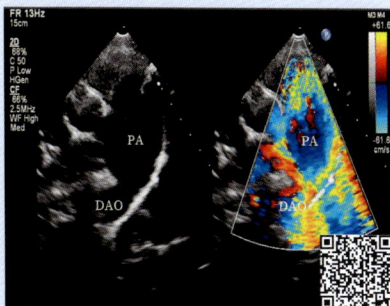

动脉导管未闭，左向右分流，肺动脉五彩镶嵌血流信号。PA：肺动脉；
DAO：降主动脉。

图6-4-20 大动脉短轴切面三（动态）

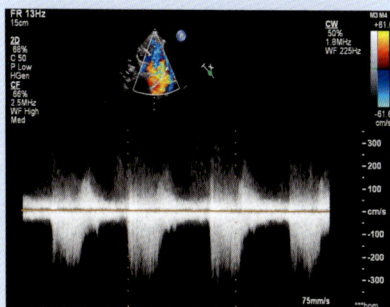

连续多普勒测量动脉导管未闭血流频谱。

图6-4-21 大动脉短轴切面四

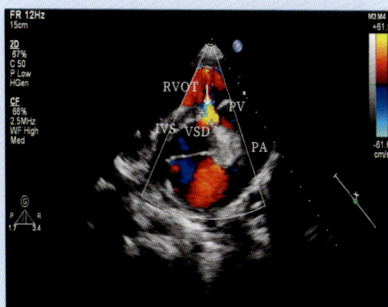

室间隔缺损，干下型，约0.9 cm，左向右分流血流信号（箭头）。
RVOT：右室流出道；IVS：室间隔；PA：肺动脉；PV：肺动脉瓣；
VSD：室间隔缺损。

图6-4-22 大动脉短轴切面五

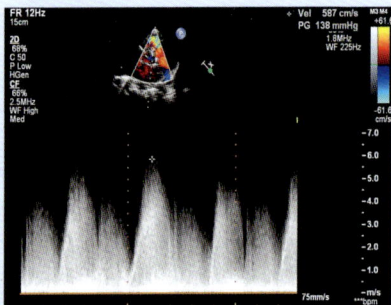

连续多普勒测量室间隔缺损处左向右高速分流血流信号。

图6-4-23　大动脉短轴切面六

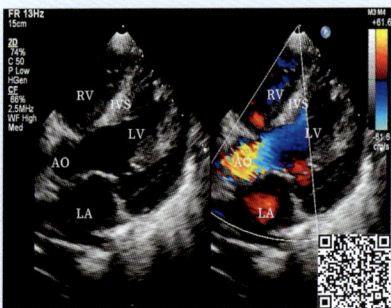

主动脉瓣可见五彩镶嵌血流信号。AO：主动脉；LV：左心室；LA：左心房；RV：右心室；IVS：室间隔。

图6-4-24　心尖五腔心切面（动态）

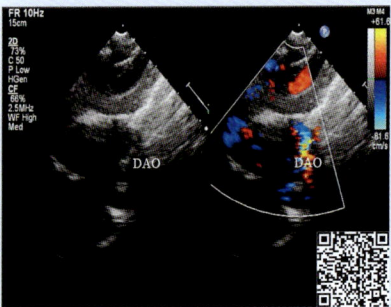

降主动脉远端未见明显延续，头臂干内径扩张，降主动脉通过动脉导管与肺动脉相通。DAO：降主动脉。

图6-4-25　胸骨上窝切面（动态）

【鉴别诊断】

（1）主动脉缩窄与主动脉弓离断相鉴别：重度主动脉缩窄血流动力学类似主动脉弓离断，二者的鉴别点在于主动脉缩窄的主动脉弓局部内径缩窄，但是仍有延续，以降主动脉缩窄较多见，且可于弓降部探及高速湍流，大动脉短轴可见粗大的侧支或丰富的侧支循环。

（2）主动脉弓离断和闭锁与单纯室间隔缺损的鉴别：主动脉弓离断和闭锁常合并室间隔缺损，临床易误诊为单纯的室间隔缺损，正确诊断是手术成败的关键。两者的鉴别要点：单纯室间隔缺损时升主动脉内径大多数正常，而主动脉弓离断和闭锁时升主动脉常发育不良。单纯室间隔缺损伴肺动脉高压时，肺动脉可扩张，但其程度远低于主动脉弓离断和闭锁，后者肺动脉多呈瘤样扩张，其内径与主动脉内径之比常大于1.5，甚至可大于2，而单纯室间隔缺损时的两者之比常小于2。主动脉弓离断和闭锁时的左心室肥厚程度明显超过单纯室间隔缺损时的左心室肥厚程度，若怀疑室间隔缺损伴主动脉弓离断或闭锁，取胸骨上窝主动脉弓长轴切面可发现主动脉弓与降主动脉回声连续性中断，并可探及降主动脉的盲端，局部不能探及血流信号即可明确诊断。

【病例报告书写】

1.超声描述

心脏各腔室内径大小正常，室间隔与左心室后壁增厚，室间隔与左心室壁呈反向运动，运动幅度增强，室间隔连续性中断，大小约__cm，大动脉关系正常，各瓣膜活动、回声未见明显异常。降主动脉动脉韧带处内径缩窄，最窄处内径约__，远端降主动脉呈狭窄后扩张，降主动脉内径约__。频谱及彩色多普勒血流成像：心室水平探及以左向右为主的双向分流血流信号；降主动脉狭窄处见五彩镶嵌射流束，峰值流速__cm/s，峰值压差__mmHg……

2.结论

（1）病因诊断：先天性心脏病。

（2）主动脉缩窄或缩窄的分型。

（3）肺动脉高压的程度：轻度、中度、重度。

（4）其他合并的心血管畸形。

【要点与讨论】

（1）胸骨上窝主动脉弓长轴切面可直接显示主动脉缩窄的部位和程度、升主动脉及主动脉弓的发育情况；左室长轴切面可直接显示主动脉缩窄的继发性改变，主动脉缩窄严重者可观察到室间隔及左心室后壁增厚、室间隔及左心室后壁运动幅度增强等表现。

（2）彩色多普勒血流成像：主动脉缩窄前可见血流汇聚带，通过缩窄区后的血流呈五彩镶嵌样的湍流状喷射性血流；如缩窄部位较长，呈迂曲状，则可于缩窄区域探及彩带样五彩镶嵌的高速血流；腹主动脉血流速度减低。

（3）频谱多普勒：取样线置于缩窄部位可测及高速血流频谱并可获得跨缩窄部位的峰值压差及平均压差；腹主动脉血流频谱峰值流速下降、加速时间延长、负向峰消失或持续存在于整个心动周期的单相低速血流，提示上游血管显著狭窄。

（4）超声心动图对主动脉缩窄或主动脉弓离断的诊断依赖于胸骨上窝切面的完整显示，有时由于患儿哭闹无法充分暴露胸骨上窝，或胸骨上窝图像显示不满意，或缩窄位于降主动脉远心段，无法直接显示降主动脉缩窄区域，需仔细观察腹主动脉血流速度与形态的改变，可提高检出率。一般而言，在腹主动脉血流形态及血流速度正常情况下可排除较重的主动脉缩窄。

（5）主动脉缩窄合并缩窄后动脉导管未闭者，可能因主动脉的流量较大而高估跨狭窄压差，应注意缩窄前的血流速度范围。

（6）主动脉弓离断时，动脉导管未闭、室间隔缺损是最常见的合并畸形，称主动脉弓离断三联征，尤其是出现以左向右分流为主的大室间隔缺损合并右向左分流的动脉导管未闭时，要高度怀疑主动脉弓离断。

（7）主动脉弓离断远端通常由动脉导管供血，所以动脉导管未闭的右向左分流速度往往高于艾森曼格综合征的右向左分流速度，可达3 m/s以上。

【思考题】

1.（单选题）患儿，女性，5岁，心脏超声检查显示胸骨上窝切面主动脉峡部内径缩小，狭窄处血流呈明亮的五彩镶嵌状，狭窄段后血流呈扩散状，诊断为（ ）。

A.主动脉弓离断

B.主动脉缩窄

C.主动脉瓣狭窄

D.动脉导管未闭

E.以上都不正确

【答案解析】B

A.主动脉弓离断的典型超声表现：二维超声显示主动脉弓降部连续性中断；彩色多普勒血流成像显示在降主动脉首段可探及朝向探头的红色血流信号。

B."胸骨上窝切面主动脉峡部内径缩小，狭窄处血流呈明亮的五彩镶嵌状，狭窄段后血流呈扩散状"符合主动脉缩窄的超声心动图表现。

C.主动脉瓣狭窄的超声表现：二维超声显示主动脉瓣增厚、回声增强，可伴有钙化，瓣膜开放受限，大动脉短轴切面可见瓣口开放呈三角形、圆形、不规则形，开放面积缩小，左心室后壁与室间隔对称性增厚，左心房增大，升主动脉增宽；M型超声显示收缩期开放幅度减小（<16 mm），呈多条线状。彩色多普勒血流成像显示收缩期主动脉瓣口探及五彩镶嵌射流束；频谱多普勒显示主动脉瓣口上方记录到收缩期的高速湍流频谱。

D.动脉导管未闭的超声表现：二维超声显示在大动脉水平短轴切面上，左肺动脉和右肺动脉分叉处或在左肺动脉起始部与降主动脉之间有导管相通；在胸骨上窝主动脉弓长轴切面上，于锁骨下动脉的对侧（主动脉峡部的小弯侧）或其略下方，肺动脉管壁回声中断，并有管道与降主动脉相通。左心房、左心室扩大，肺动脉扩张，二尖瓣前叶活动幅度增大，室间隔与左心室壁活动度增大。彩色多普勒血流成像显示五彩镶嵌血流从降主动脉经导管进入肺动脉。

2.（多选题）主动脉弓离断的分型包括（　）。

A.导管前型

B.A型

C.B型

D.C型

E.导管后型

【答案解析】BCD

Celoria等首先提出主动脉弓离断的三型分类方法。A型：占30%～44%，指离断部位位于左锁骨下动脉起始部远端的主动脉，一般通过未闭的动脉导管供应身体下半部的血液。B型：占43%～70%，指主动脉在左锁骨下动脉起始部之间离断，可通过未闭的动脉导管供应左上肢和身体下半部分的血液。C型：占5%～17%，指主动脉在左锁骨下动脉与左颈总动脉之间离断，左颈总动脉的血液也来自未闭的动脉导管。

主动脉缩窄根据缩窄部位与动脉导管之间的位置关系，一般分为导管前型和导管后型。导管后型又称为Ⅰ型、单纯型、典型型或成人型，约占90%，多见于成年人，缩窄位于发出动脉导管之后的主动脉峡部，病变比较局限、单纯，程度多较轻。导管前型又称为Ⅱ型、不典型型、复杂型或婴儿型，约占10%，多见于婴儿期，缩窄位于发出动脉导管之前的降主动脉，通常在主动脉峡部或主动脉弓部，多呈管状发育不良。

3.（病例分析题）患者，女性，56岁，因"下肢无力1个月"入院。患者双下肢发冷，行走约40 min后出现下肢无力，间歇性跛行症状。既往有高血压病史。查体：上肢血压150/70 mmHg，下肢血压110/55 mmHg，压差约40 mmHg。心律齐，心音亢进，主动脉瓣听诊区及二尖瓣听诊区可闻及明显收缩期吹风样杂音。行主动脉CTA检查提示降主动脉缩窄。超声提示先天性心脏病：降主动脉缩窄；主动脉瓣畸形（二叶畸形），主动脉瓣钙化伴狭窄（中度），主动脉瓣反流（重度），主动脉窦扩张，升主动脉增宽；室间隔缺损（膜部）；左心房、左心室扩大，左心室肥厚；右头臂动脉瘤样扩张，左侧颈总动脉起源变异。

（1）（单选题）该患者最可能的主动脉缩窄分型为（ ）。

A.A型

B.B型

C.C型

D.导管前型

E.导管后型

（2）（单选题）主动脉缩窄常合并的其他心脏畸形不包括（ ）。

A.主动脉瓣二叶畸形

B.主动脉窦瘤形成

C.主动脉弓发育不良

D.动脉导管未闭

E.室间隔缺损

（3）（单选题）主动脉缩窄的手术治疗方式主要有（　）。

A.外科主动脉瓣膜置换术

B.经导管介入封堵术

C.主动脉缩窄矫治术并其他心脏畸形修补或矫治

D.经皮介入修补术

E.经导管主动脉瓣置换术

【答案解析】（1）E；（2）B；（3）C

（1）主动脉缩窄的主要特征是降主动脉缩窄，缩窄部位通常位于主动脉峡部及左锁骨下动脉远端动脉导管插入部位，临床上分为两型：导管后型及导管前型。导管后型又称为Ⅰ型、单纯型、典型型或成人型，约占90%，多见于成年人，缩窄位于发出动脉导管之后的主动脉峡部，病变比较局限、单纯、程度多较轻。导管前型又称为Ⅱ型、不典型型、复杂型或婴儿型，约占10%，多见于婴儿期，缩窄位于发出动脉导管之前的降主动脉，通常在主动脉峡部或主动脉弓部，多呈管状发育不良。

（2）主动脉缩窄是一种主动脉发育异常所致的先天性心脏病，占先天性心脏病的6%～8%，男性多见，常合并其他心脏畸形，如主动脉瓣二叶畸形（发生率为50%～75%）、室间隔缺损、主动脉弓发育不良、主动脉瓣下狭窄、二尖瓣异常、房间隔缺损、动脉导管未闭等，还可合并脑动脉瘤（发生率为2.5%～10%）等外周血管畸形。

（3）手术方式包括缩窄段切除端口吻合术、主动脉补片成形术、左锁骨下动脉翻转术。

4.（问答题）主动脉弓离断的超声征象有哪些?

【答案解析】

二维超声心动图显示升主动脉正常的上升弧度消失，呈垂直向上延伸，并发出头臂动脉，主动脉弓与降主动脉之间的连续性中断，并可显示出盲端。离断的部位不同，其盲端的位置也不相同。

A型：主动脉弓左锁骨下动脉起始部的远端与降主动脉之间的主动脉弓连续性中断，降主动脉通过动脉导管与肺动脉相通。

动脉导管大多数粗大，此时降主动脉与动脉导管连接的形态就犹如主动脉弓，但其位置低于正常主动脉弓的位置。

B型：左颈总动脉与左锁骨下动脉之间的主动脉弓连续性中断，左锁骨下动脉起自降主动脉，降主动脉通过未闭的动脉导管与肺动脉交通。

C型：无名动脉与左颈总动脉之间的主动脉弓连续性中断，可显示出主动脉弓部的盲端，左颈总动脉和左锁骨下动脉均起自降主动脉，降主动脉通过未闭的动脉导管与肺动脉相通。

左心房和左心室明显扩大（但也可左、右心腔均扩大），左、右心室肥厚，主动脉根部及升主动脉因发育不良而较细窄，肺动脉呈瘤样扩张，肺动脉内径与主动脉内径之比常大于1.5。可合并其他心血管畸形，如动脉导管未闭、室间隔缺损等。

频谱多普勒可于缺损口探及高速湍流：当分流量较大时，右室流出道可探及流速偏快的五彩镶嵌血流信号，此时要注意与右室流出道狭窄相鉴别。

脉冲多普勒可显示收缩期肺动脉内异常血流信号，血流加速时间缩短，峰值前移；合并动脉导管未闭或中重度肺动脉瓣反流时，彩色多普勒血流成像显示舒张期肺动脉内五彩血流信号或于肺动脉瓣下显示舒张期红色反流信号，彩色多普勒血流成像还可显示合并其他心脏畸形及侧支循环的异常血流信号。

（王庆慧、陈瑞艳）

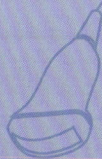

第七章

先天性心脏病

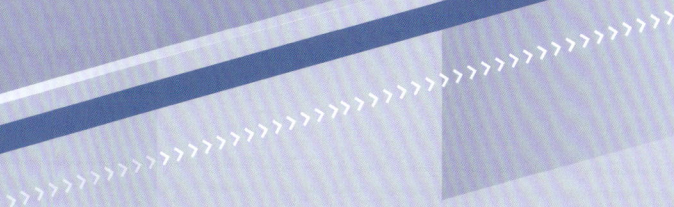

第一节　房间隔缺损

【病史】

患儿，女性，7岁，因"生长发育迟缓"就诊。查体：胸骨左缘第2～3肋间2级收缩期杂音，P_2亢进。胸部X线检查显示双肺纹理增多，心影增大。心电图显示窦性心动过速，ST-T改变，不完全性右束支阻滞。心脏彩超显示先天性心脏病，房间隔缺损，继发孔型，约2.5 cm，左向右分流，右心增大，三尖瓣反流（中度）。

【相关切面声像图特点】

相关切面声像图见图7-1-1～图7-1-12。

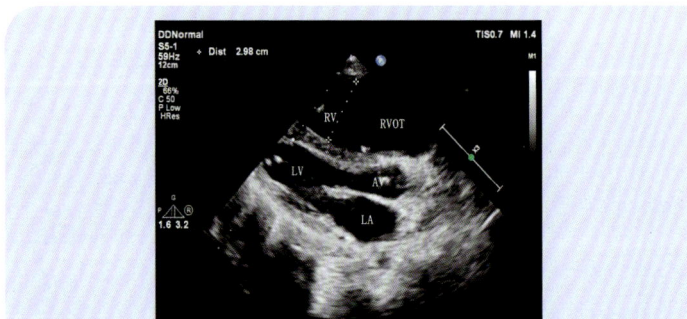

右心室内径明显增大，右室流出道增宽。LA：左心房；AV：主动脉瓣；RVOT：右室流出道；LV：左心室；RV：右心室。

图7-1-1　胸骨旁左室长轴切面

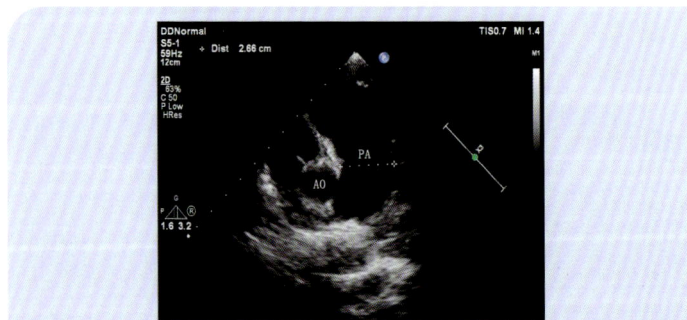

肺动脉内径明显增宽。AO：主动脉；PA：肺动脉。

图7-1-2　胸骨旁大动脉短轴切面

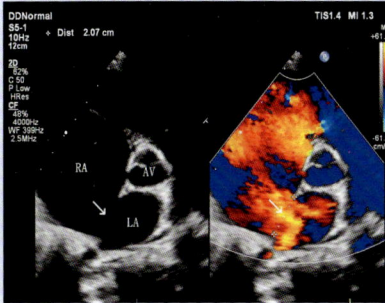

房间隔回声脱失（箭头）。RA：右心房；AV：主动脉瓣；LA：左心房。

图7-1-3 大动脉短轴切面一

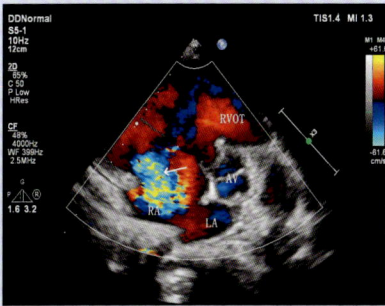

三尖瓣大量反流（箭头）。RA：右心房；RVOT：右室流出道；LA：左心房；AV：主动脉瓣。

图7-1-4 大动脉短轴切面二

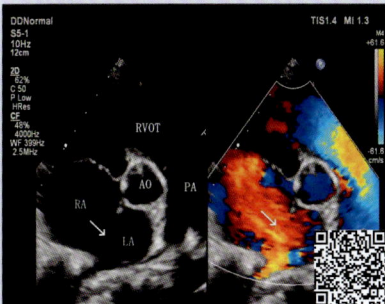

房间隔回声脱失（箭头）。RA：右心房；RVOT：右室流出道；LA：左心房；AO：主动脉；PA：肺动脉。

图7-1-5 大动脉短轴切面三（动态）

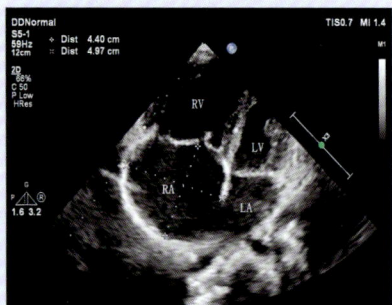

右心房内径增大。RA：右心房；RV：右心室；LA：左心房；LV：左心室。

图7-1-6　胸骨旁四腔心切面

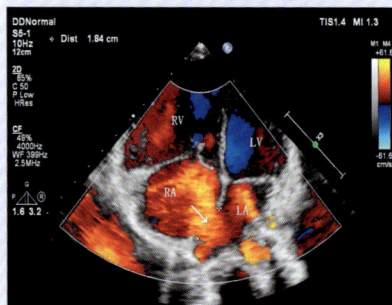

房间隔回声脱失（箭头）。RA：右心房；RV：右心室；LA：左心房；LV：左心室。

图7-1-7　心尖四腔心切面一

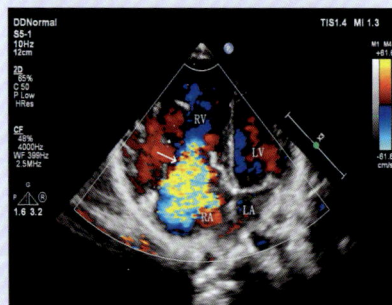

三尖瓣大量反流（箭头）。RA：右心房；RV：右心室；LA：左心房；LV：左心室。

图7-1-8　心尖四腔心切面二

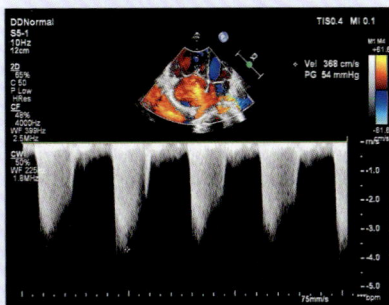

连续多普勒测量三尖瓣反流压差。

图7-1-9　心尖四腔心切面三

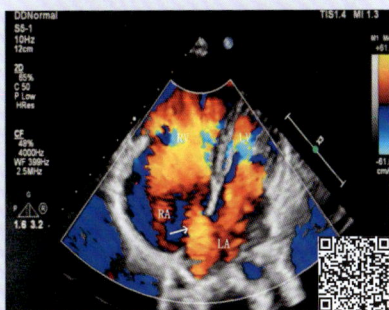

房间隔回声脱失（箭头）。RA：右心房；RV：右心室；LA：左心房；LV：左心室。

图7-1-10　心尖四腔心切面四（动态）

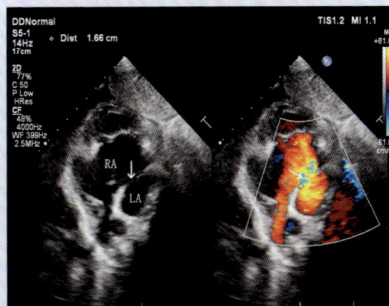

房间隔回声脱失（箭头）。RA：右心房；LA：左心房。

图7-1-11　剑突下两腔心切面一

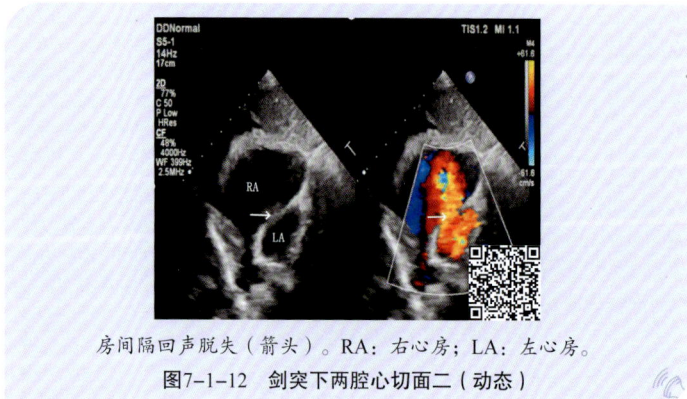

房间隔回声脱失（箭头）。RA：右心房；LA：左心房。

图7-1-12　剑突下两腔心切面二（动态）

【鉴别诊断】

（1）正常腔静脉血流：下腔静脉的血流速度过快时，流束直接指向卵圆窝并沿房间隔向三尖瓣走行，可引起右心房内局部彩色血流混叠或出现假性过隔现象，有时与房间隔缺损相混淆。腔静脉血流起源于右心房的下部或上部，易受呼吸影响，频谱多普勒中可见心房收缩后的反向波形。彩色多普勒血流成像可追踪血流的起源，鉴别困难时可选择经食管超声心动图。

（2）冠状动脉-右心房瘘：右冠状动脉常见，二维超声可显示冠状动脉扩张，追踪扫查见其瘘口位于右心房壁，彩色多普勒血流成像可见瘘口处血流混叠信号。频谱多普勒显示分流速度较快，呈以舒张期为主的双期连续性分流信号。

（3）部分或完全型肺静脉异位连接：完全型肺静脉异位连接时，二维切面显示右心房、右心室显著扩大，左心系统发育较小，不能显示肺静脉开口于左心房壁。可显示左心房后方扁平的共同肺静脉结构，经不同途径引流至右心房，房间隔缺损是其生存的必要条件，分流为右向左。部分型肺静脉异位连接时有不同程度的右心房、右心室扩大，二维切面显示某支肺静脉开口于右心房壁，彩色多普勒血流成像显示除上、下腔静脉血流以外的第三股血流束，频谱为静脉样特征。

（4）肺动脉高压：许多原因引起的肺动脉高压可导致右心室、右心房明显扩大，房间隔较薄，卵圆窝处易出现假性回声失落而误诊为房间隔缺损。调整增益等条件或选择经食管超声心动图检查可进行鉴别。

（5）左心室右心房沟通：二维切面显示缺损位于二尖瓣前

叶根部下方与三尖瓣隔叶根部上方之间的房室间部分，频谱多普勒显示为收缩期高速湍流，速度超过4～5 m/s。彩色多普勒血流成像显示起始于左心室的喷射状混叠样分流束进入右心房，指向右心房顶部。

【病例报告书写】

1.超声描述

右心房、右心室内径增大，其余心脏各腔室大小正常，肺动脉内径增宽，室间隔与左心室后壁呈反向运动，房间隔回声延续性中断约__（中断位置、大小、残边距离、与周围结构的位置关系），室间隔延续性完整，大动脉关系正常，各瓣膜未见明显异常（原发孔型房间隔缺损常合并二尖瓣前叶裂缺及三尖瓣隔叶裂缺，注意观察瓣膜有无合并病变），降主动脉内径约__，频谱及彩色多普勒血流成像：心房水平可探及左向右分流血流信号，右房内可见收缩期源于三尖瓣口的以蓝色为主的反流束，峰值流速__cm/s，峰值压差__mmHg（各瓣膜反流情况）……

2.结论

（1）病因诊断：先天性心脏病。

（2）房间隔缺损的分型：原发孔型、继发孔型、静脉窦型、冠状静脉窦型。

（3）房水平分流的方向：左向右、右向左或双向分流。

（4）肺动脉高压的程度：轻度、中度、重度。

（5）其他合并的心血管畸形。

【要点与讨论】

（1）右心房、右心室增大，是房间隔缺损检查中首先发现的间接征象，结合血流动力学的改变能够初步判断患者房间隔缺损大小和是否需要积极治疗等。

（2）超声检查房间隔缺损时，应多个切面精确测量房间隔缺损直径，测量缺损边缘残端的长度，并注意残端的厚度，综合考虑房间隔缺损的大小、形态和位置，做出能否进行封堵治疗的判断，为临床治疗方案的选择做出决策。

（3）多孔房间隔缺损的检查时，应注意仔细探查多发缺损的大小、数量及缺损之间的距离，以判断能否进行介入治疗。

（4）原发孔型房间隔缺损常合并二尖瓣前叶裂缺及三尖瓣隔叶裂缺，若发现明显的二尖瓣反流或三尖瓣反流，则需排除合并二尖瓣裂缺或三尖瓣裂缺。

（5）冠状静脉窦型房间隔缺损又称为无顶冠状静脉窦综合征，对于冠状静脉窦增宽（＞1 cm）及冠状静脉窦口血流速度增快的患者，注意仔细扫查排除冠状静脉窦型房间隔缺损，必要时可经左臂静脉行右心声学造影和经食管超声心动图检查进一步明确诊断。

（6）卵圆孔未闭是指在房间隔中部、原发隔与继发隔交叠部分分离，彩色多普勒血流成像显示该处斜行隧道样房水平左向右分流，宽度一般＜5 mm，注意与卵圆孔重新开放（右向左分流）及卵圆窝处小房间隔缺损（通常垂直房间隔的分流束）相鉴别。

【思考题】

1.（单选题）继发性房间隔缺损超声表现错误的是（ ）。

A.彩色多普勒血流成像可见左向右分流血流信号

B.剑突下两腔心切面是观察房间隔缺损的重要切面

C.二维超声可见左心室增大

D.M型超声可见室间隔矛盾运动

E.右心声学造影是判断心房水平分流比较敏感的方法

【答案解析】C

A.继发孔型房间隔缺损二维超声图像显示房间隔回声失落，彩色多普勒血流成像可见左向右分流血流信号。

B.部分患者房间隔卵圆窝发育薄弱，因心尖四腔心切面声束方向与房间隔几乎平行，可能出现假阳性或高估房间隔缺损大小，应结合多个切面，尤其是剑突下两腔心切面能使声束尽量与房间隔平面垂直，能够更加准确地评估房间隔缺损。

C.房间隔缺损多表现为左心房压大于右心房压，导致右心房同时接收左心房及上腔静脉、下腔静脉的血流，从而导致右心房增大，当右心房增大以后会引起右心室体积增加，由于舒张期左心房进入左心室的血流量减少，左心室负荷减小，做功减少，因此左心室不会增大。

D.继发孔型房间隔缺损M型曲线显示收缩期室间隔运动幅度明显减小或室间隔与左心室后壁呈同向运动。

E.右心声学造影是判断心房水平分流比较敏感的方法。右心房侧出现负性造影区，是右心声学造影诊断房间隔缺损的直接征象。出现肺动脉高压时，嘱患者咳嗽或做Valsalva动作，几乎在右心房显影的同时，可见少量微泡从右心房侧进入左心房侧。

2.（多选题）关于房间隔缺损，正确的是（　）。

A.可导致右心房、右心室扩大，肺动脉内径增宽

B.是三尖瓣闭锁的必需条件

C.中央型房间隔缺损最多见

D.常伴有肺静脉畸形引流

E.房间隔缺损不会导致艾森曼格综合征

【答案解析】ABCD

A.较大的房间隔缺损可能引起右心压力负荷加重，右心房、右心室长期扩大，肺动脉内径增宽。

B.三尖瓣闭锁的病理特征为三尖瓣瓣叶未发育或发育不全而融合成一肌性或纤维性隔膜，由于右心房与右心室之间没有交通，存活者必须伴有心房水平的右向左分流——房间隔缺损或卵圆孔未闭，以及心室水平和（或）大动脉水平的左向右分流——室间隔缺损和（或）动脉导管未闭或侧支循环，右心房的血液只能通过房间隔缺损或卵圆孔未闭进入左心房，与肺静脉血混合后再进入左心室，再通过室间隔缺损和（或）动脉导管未闭或侧支循环进入肺动脉，从而建立肺循环。

C.中央型房间隔缺损，此型最常见，约占70%。

D.上腔静脉窦型房间隔缺损常伴有肺静脉异位引流入右心房或上腔静脉。

E.房间隔缺损大的患者，若病变未及时矫正，长期右心负担加重可使肺动脉压力达到或超过体循环压力，导致血液通过心内或心外异常通道产生双向甚至右向左反向分流，患者可出现活动后昏厥、右心衰竭、咯血、皮肤从无青紫发展至青紫，这就是艾森曼格综合征。

3.（病例分析题）患儿，男性，10岁，生长发育缓慢，体检时发现心脏杂音。超声心动图显示右心室、右心房增大，肺动脉增宽，房间隔中部连续性中断1.8 cm，缺损口距离二尖瓣前叶约0.8 cm，距心房顶约0.7 cm，心房水平可见红色过隔血流。右心房内收缩期见源于三尖瓣的蓝色花彩血流束。听诊可闻及胸骨左缘第2～3肋间收缩期杂音，第二心音固定分裂。

（1）（单选题）该患儿可诊断为（　）。

A.先天性心脏病，继发型房间隔缺损

B.先天性心脏病，动脉导管未闭

C.先天性心脏病，室间隔缺损

D.先天性心脏病，房间隔卵圆孔未闭

E.先天性心脏病，心内膜垫缺损

（2）（单选题）若该患儿采用房间隔封堵术治疗，下列不可行房间隔封堵术治疗的超声征象是（　）。

A.有手术指征的单纯的中央型房间隔缺损

B.卵圆孔未闭

C.缺损边缘至冠状静脉窦、上下腔静脉口及右上肺静脉的距离≥5 mm

D.房间隔缺损左向右分流不伴有重度肺动脉高压

E.原发孔型房间隔缺损

（3）（单选题）房间隔封堵术中、术后评估要点不包括（　）。

A.起自封堵器腰部，沿封堵器走行的小束分流

B.二尖瓣反流程度及是否为手术所致

C.房间隔缺损术后大量残余分流量

D.上、下腔静脉及肺静脉入口处回流有无梗阻

E.有无新出现的心包积液

【答案解析】（1）A；（2）E；（3）A

（1）根据患儿体征、查体、超声直接及间接征象，可以推断出该患儿可诊断为继发型房间隔缺损。

（2）继发型房间隔缺损封堵术的适应证有：①缺损直径≥5 mm，且≤36 mm；②右心房、右心室扩张，有右心室容量负荷增加的指征；③缺损边缘至冠状静脉窦、上下腔静脉口及右上肺静脉的距离≥5 mm；④缺损边缘至房室瓣环距离≥7mm；⑤房间隔缺损左向右分流不伴有重度肺动脉高压。

（3）房间隔封堵术后若封堵器伞盘贴合不紧密，可于两伞盘之间见起自腰部、沿右侧伞盘走行的小束分流，这种情况不属于残余分流现象，多数患者可随心内膜覆盖而逐渐消失。

4.（问答题）房间隔缺损的超声诊断要点有哪些?

【答案解析】

（1）二维和M型超声心动图特征如下。

1）间接征象：右心房、右心室内径增大，右室流出道增

宽，肺动脉及其分支增宽，室间隔和左心室后壁呈同向运动，左室长轴切面显示右心室扩大是房间隔缺损最主要的间接征象。

2）直接征象：超声心动图多个切面房间隔回声中断，断端回声增强，若心房顶部无房间隔残端显示，通常为静脉窦型房间隔缺损；剑突下切面有助于上腔型或下腔型房间隔缺损的显示与诊断。冠状静脉窦型房间隔缺损时，冠状静脉窦往往会增宽且存在窦壁部分或完全回声中断，若房间隔残端小，则多为混合型房间隔缺损，未探及房间隔回声，则为单心房。诊断房间隔缺损宜采用剑突下四腔心切面、两腔心切面、胸骨旁四腔心切面及大动脉短轴切面，以免出现房间隔回声失落的伪像。

（2）彩色多普勒超声特征如下。

1）彩色多普勒血流成像：可显示心房水平左向右分流，多呈红色血流穿过房间隔缺损，从左心房伸入到右心房，直达三尖瓣口。分流束的宽度取决于房间隔缺损的大小。缺损大，分流束宽；缺损小，分流束窄。多孔型房间隔缺损的彩色分流束多在两个以上。单心房时双房之间没有明显的分隔，左、右心血液相互融合，彩色多普勒血流成像显示血流在心房内旋转。

2）频谱多普勒：表现为全心动周期的正向（左向右）分流频谱，呈典型的双峰或三峰波形，分别出现在心室收缩期、舒张早中期和舒张晚期，峰值分流速度出现在收缩末期，速度一般为1.0～1.5 m/s。

（罗庆祎、李柯颖）

第二节　室间隔缺损

【病史】

患儿，男性，3岁2个月，因"发现先天性心脏病1年"就诊。查体：心率112次/分，P₂亢进，胸骨左缘第3～4肋间可闻及3/6级收缩期吹风样杂音。心电图显示窦性心律，窦性心律不齐，右心室肥大。胸部X线检查显示双肺纹理增多，心影增大。心脏彩超显示先天性心脏病，室间隔缺损，膜周型，约0.6 cm，左向右分流，肺动脉收缩压35 mmHg，三尖瓣轻度反流。

【相关切面声像图特点】

相关切面声像图见图7-2-1～图7-2-8。

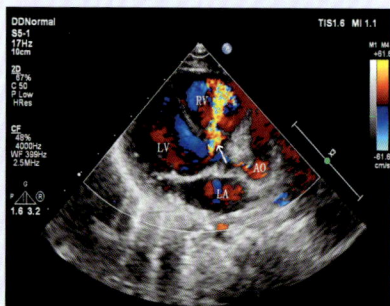

心室水平左向右分流（箭头）。LV：左心室；RV：右心室；LA：左心房；AO：主动脉。

图7-2-1　胸骨旁左室长轴切面一

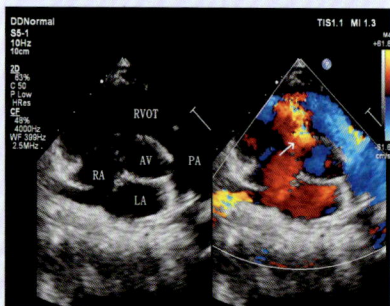

室间隔回声脱失并可见分流口（箭头）。RA：右心房；RVOT：右室流出道；LA：左心房；AV：主动脉瓣；PA：肺动脉。

图7-2-2　大动脉短轴切面一

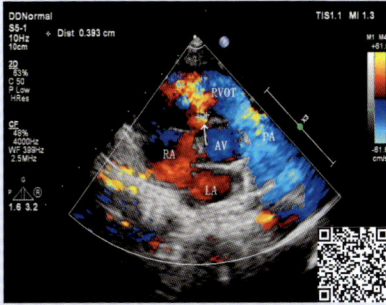

室间隔回声脱失及分流口（箭头）。RA：右心房；RVOT：右室流出道；LA：左心房；AV：主动脉瓣；PA：肺动脉。

图7-2-3 大动脉短轴切面二（动态）

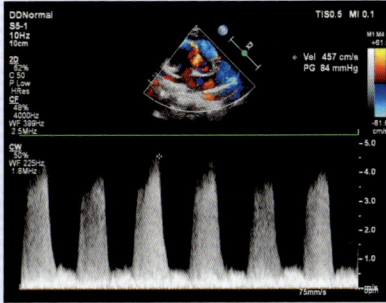

连续多普勒测量心室水平高速左向右分流。

图7-2-4 大动脉短轴切面三

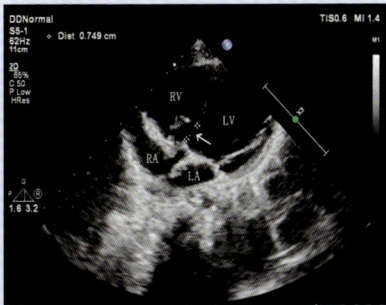

室间隔回声脱失（箭头）。RA：右心房；RV：右心室；LA：左心房；LV：左心室。

图7-2-5 心尖四腔心切面

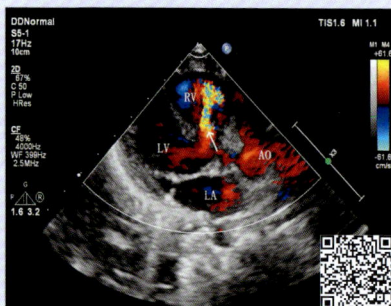

心室水平左向右分流（箭头）。LV：左心室；RV：右心室；LA：左心房；AO：主动脉。

图7-2-6　胸骨旁左室长轴切面二（动态）

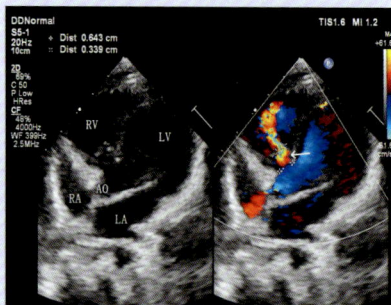

室间隔膜周部回声脱失，左向右分流（箭头）。RA：右心房；AO：主动脉；RV：右心室；LA：左心房；LV：左心室。

图7-2-7　心尖五腔心切面

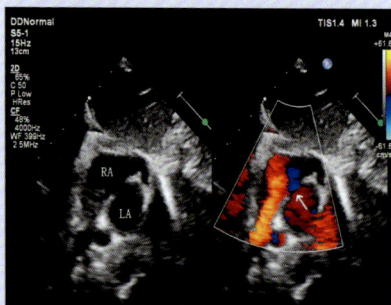

房间隔连续性完整（箭头）。RA：右心房；LA：左心房。

图7-2-8　剑突下两腔心切面

【鉴别诊断】

（1）主动脉右冠窦瘤破入右室流出道：主动脉右冠窦破入右室流出道应与漏斗部室间隔缺损相鉴别，前者有瘤壁膨入右室流出道，破口处为双期连续性湍流频谱；后者无此征象，并呈收缩期湍流频谱。主动脉右冠窦破入右室流出道可见主动脉瓣上扩张的主动脉窦瘤突向右室流出道，其上可见破口，破口处可见连续左向右分流，但有时主动脉窦瘤破裂可与室间隔缺损并存，干下型室间隔缺损合并主动脉窦瘤破裂较为常见。由于右冠窦瘤常从室间隔缺损口破入右心室，窦瘤瘤体往往遮盖缺损口，经胸超声心动图易漏诊，此时要与双孔型室间隔缺损严加鉴别。

（2）右室流出道狭窄：①二维超声显示右室流出道肌性或膜性狭窄，但无明显的室间隔连续性中断；②彩色多普勒血流成像显示两者在右室流出道内均可见收缩期五彩高速血流信号，但血流束的来源、方向均不一致。

（3）双腔右心室：右心室被异常肌束分为低压腔和高压腔，与三尖瓣口直接交通者由于流出道肌性梗阻的存在，压力较高，称为高压腔；肌性梗阻的远端与右室流出道交通，压力正常，称为低压腔。彩色多普勒血流成像可探及高速血流信号自高压腔通过狭窄口进入低压腔。双腔右心室也可同时合并室间隔缺损，二者的鉴别主要在于五彩镶嵌血流是起源于室间隔中断处还是狭窄口处，以及频谱血流的方向。

（4）肺动脉狭窄：干下型的室间隔缺损要与肺动脉狭窄相鉴别，二者的鉴别除仔细寻找五彩镶嵌血流信号的起源外，还需要通过多个切面确定室间隔是否中断、肺动脉瓣本身有无病变。肺动脉狭窄的彩色多普勒血流成像表现为主动脉短轴切面收缩期高速射流束起自肺动脉瓣口，射入肺动脉。

（5）假性膜部瘤：有些假性膜部瘤，瘤体不仅会膨向右心室面，也能膨向左心室面，左室长轴切面时膨出的瘤体可能被误诊为主动脉瓣下隔膜或左室流出道异常结构，此时多个切面充分显示室间隔缺损及周围毗邻关系可帮助正确诊断。

【病例报告书写】

1.超声描述

左心房、左心室内径增大，室间隔与左心室后壁呈反向运动，运动幅度尚可，室间隔（膜周部/嵴内/干下/肌部）回声延续

性明显中断约__（中断位置、大小、距残边的距离，与周围结构
的位置关系），主动脉、肺动脉内径及连接关系正常，各瓣膜未
见明显异常（高位漏斗部的室间隔缺损常合并主动脉瓣尤其是右
冠瓣的脱垂，脱垂的瓣膜堵在室间隔缺损口处，诊断时应注意观
察有无合并瓣膜病变），降主动脉内径约__。频谱及彩色多普勒
血流成像：收缩期心室水平室间隔回声中断处可见左向右分流血
流束，峰值流速__cm/s，峰值压差__mmHg；三尖瓣可见反流血
流信号（各瓣膜反流情况）……

2.结论

（1）病因诊断：先天性心脏病。

（2）室间隔缺损的分型及大小：膜周型、流出道型（嵴上
型/嵴下型）、肌部型。

（3）心室水平分流的方向：左向右、右向左或双向分流。

（4）肺动脉高压的程度：轻度、中度、重度。

（5）其他合并的心血管畸形。

【要点与讨论】

（1）多个切面显示室间隔回声中断及断端回声增强为诊断
室间隔缺损的最直接依据。此外，室间隔的假性回声失落及较小
的室间隔缺损可误诊或漏诊，应借助彩色多普勒仔细鉴别。

（2）超声检查室间隔缺损时，应精确测量室间隔缺损各角
度的直径，测量各角度缺损边缘残端的长度，并注意残端的厚
度，综合考虑室间隔缺损的类型、大小，分流血流的流速、方向
及压差，为临床治疗方案的选择做出决策。

（3）室间隔缺损未合并肺动脉高压时，在室间隔的右心室
面，可探及源于左心室的以红色为主的五彩镶嵌高速湍流分流血
流；室间隔缺损合并肺动脉高压且出现右向左分流时，在室间隔
缺损处可探及右向左的蓝色分流血流。

（4）室间隔缺损较小、病程较短者，心脏大小一般正常，
而室间隔缺损较大者，通常左心扩大，室间隔运动异常，随着病
情的发展，右心室可扩大，合并肺动脉高压时，可出现右心室壁
肥厚。对于较大的膜部室间隔缺损，患者一般有室间隔发育不
良，故常合并室间隔肌部缺损，但由于术前分流大部分通过大缺
损，超声检查可能漏诊肌部小缺损，此时连续扫查左室短轴切面
可有效避免漏诊。

（5）当室间隔缺损较大时，应注意主动脉弓降部的情况，特别是同时存在右向左分流的动脉导管未闭时，容易合并主动脉缩窄或主动脉弓离断，此时应明确显示主动脉弓，若超声不能显示，应建议行双源CT排除。

【思考题】

1.（单选题）以下关于室间隔缺损的说法不正确的是（　）。

A.膜周型室间隔缺损最多见

B.缺口处血流呈连续性高速血流

C.测缺口血流时，常应用连续多普勒

D.彩色多普勒血流成像可显示心室水平分流

E.常引起左心负荷增加

【答案解析】B

A.室间隔膜部是室间隔上部中间的一小卵圆形区域，非常薄，缺乏肌质，是室间隔缺损的好发部位，最常见，占75%～80%。

B.室间隔缺损的频谱多普勒在分流处可探及收缩期左向右高速单峰的穿隔分流频谱。当肺动脉高压时，左向右分流速度减低，可出现双向分流甚至右向左低速分流。此选项中"连续性高速血流"不是室间隔缺损的频谱特征。

C.室间隔缺损口处流速常达到4 m/s，由于脉冲多普勒无法探查高速血流，所以常需要用连续多普勒测流速，但常二者结合，可先用脉冲多普勒找到异常血流的起源，再使用连续多普勒测该取样线的最高流速。

D.室间隔缺损是胚胎发育时期室间隔未能完整发育，导致左、右心室之间形成异常通道，产生心室水平的分流，在心脏彩超中诊断的直接征象之一就是探及缺口处五彩镶嵌的过隔血流信号。

E.室间隔缺损较大者，肺循环血流量明显增加，导致左心房、左心室、右心房的容量负荷增大，从而引起左心室、左心房、右心房扩大；缺损较小者，分流量较少，对血流动力学的影响较小。

2.（多选题）以下能显示室间隔缺损的相关切面是（　）。

A.胸骨旁左室长轴切面

B.心尖四腔心切面

C.胸骨旁右室流入道切面

D.胸骨旁大动脉短轴切面

E.剑突下四腔心切面

【答案解析】ABDE

由于室间隔缺损部位不同，显示切面也不同，超声心动图常用以下切面对室间隔进行诊断和分型：胸骨旁左室长轴切面（确定缺损位置，测量分流血流）；胸骨旁大动脉短轴切面（确定缺损位置，测量分流血流）；左室短轴切面各节段（主要诊断肌部缺损）；心尖四腔心切面（鉴别是否为隔瓣后缺损），心尖五腔心切面（确定缺损位置），剑突下右室流出道切面（确定高位缺损位置）。此外，胸骨旁右室流入道切面对于右心的观察至关重要，该切面可以显示的结构包括右心房、右心室、三尖瓣前瓣和后瓣、冠状静脉窦长轴、下腔静脉入口等，对于三尖瓣下移畸形、三尖瓣反流程度的判断，以及导致冠状静脉窦扩张疾病的分析诊断具有指导意义，而对于室间隔缺损，此切面并非常规检查切面。

3.（病例分析题）患儿，女性，12岁3个月，自幼出现蹲踞现象，活动及情绪激动后气短、嘴唇发绀，生长发育受限。双肺呼吸音清，心浊音界无扩大，心率112次/分，心律齐，P$_2$亢进，胸骨左缘第3～4肋间可闻及2/6级收缩期吹风样杂音。完善心脏彩超提示先天性心脏病，室间隔缺损（膜周型）。

（1）（单选题）该患儿最不可能出现的超声征象为（　）。

A.回声脱失部位靠近三尖瓣瓣叶部位

B.收缩期心房水平以左向右分流为主的血流信号

C.左心房、左心室内径增大

D.心室水平连续多普勒显示收缩期高速左向右分流

E.室间隔回声延续性中断

（2）（单选题）若该患儿采用室间隔缺损封堵术治疗，下列不可行室间隔封堵术治疗的超声征象是（　）。

A.有血流动力学异常

B.室间隔缺损直径约5 mm

C.肺动脉收缩压＞80 mmHg

D.年龄≥3岁，体重≥10 kg

E.室间隔缺损上缘距主动脉右冠瓣≥2 mm

（3）（单选题）室间隔封堵术中、术后评估要点不包括（　）。

A.心室水平有无残余分流

B.心脏腔室大小较术前变化

C.室间隔缺损术后大量残余分流量

D.起自封堵器腰部，沿封堵器走行的小束分流

E.有无新出现的心包积液

【答案解析】（1）B；（2）C；（3）D

（1）室间隔缺损的超声心动图特征主要有以下几个方面：直观改变包括室间隔连续性中断、回声脱失，通常可以通过大动脉短轴断面进行分型；回声脱失部位靠近三尖瓣隔叶部位（9～11点钟位置）者，多数为膜周部室间隔缺损；回声脱失部位靠近三尖瓣瓣叶根部者多数为三尖瓣瓣隔下型室间隔缺损，如累及部位较大则应为膜周部缺损；回声脱失部位位于12点钟位置者应为嵴下型室间隔缺损；回声脱失部位位于1点钟部位，即近肺动脉瓣下者为干下型室间隔缺损。室间隔缺损血流动力学的变化会引起相应的心腔及大动脉血管的改变，在未出现肺动脉高压时，最先引起的是左心的改变，即左心房、左心室增大，左室流出道增宽。室间隔及左心室后壁运动幅度增强，当合并肺动脉高压时，右心房、右心室随之增大、肥厚，肺动脉主干及左、右肺动脉增宽。分流速度的大小取决于室间隔缺损的大小，缺损越小，血流速度越高；缺损越大，血流速度越低，对分流部位取样时，通常在左室长轴切面或大动脉短轴切面，取样容积位于室间隔缺损的右心室面，取样线尽量与分流束平行，以取得最高的血流速度。

（2）室间隔缺损封堵术的绝对适应证包括：①年龄通常≥3月龄；②有血流动力学异常的单纯膜周型室间隔缺损，1岁以内者室间隔缺损直径4～8 mm；③有血流动力学异常的单纯肌部室间隔缺损，直径>3 mm和多发肌部室间隔缺损；④干下型室间隔缺损不合并膜性主动脉瓣脱垂者，1岁以内者室间隔缺损直径<6 mm；⑤外科手术后残余分流；⑥心肌梗死或外伤后室间隔穿孔。室间隔缺损的绝对禁忌证包括：①感染性心内膜炎，心内有赘生物，或存在其他感染性疾病；②封堵器安置处有血栓存在，导管插入径路中有静脉血栓形成；③巨大室间隔缺损、缺损

解剖位置不良，封堵器放置后影响主动脉瓣或房室瓣功能；④重度肺动脉高压伴双向分流；⑤合并出血性疾病和血小板减少；⑥合并明显的肝、肾功能异常；⑦心功能不全，无法耐受操作。若该患者的肺压大于80 mmHg，为重度肺动脉高压，是室间隔封堵术的绝对禁忌证。

（3）室间隔封堵术后若封堵器伞盘贴合不紧密，可于两伞盘之间见起自腰部、沿右侧伞盘走行的小束分流，这种情况不属于残余分流现象，多数患者可随心内膜覆盖而逐渐消失。

4.（问答题）室间隔缺损的超声诊断要点有哪些?

【答案解析】

（1）二维和M型超声心动图特征如下。

1）直接征象：多个切面显示室间隔回声脱失、不连续，可见断端回声增强。

2）间接征象：左心室、左心房增大，右室流出道及肺动脉增宽，室壁运动异常，左心室壁增厚，但肺动脉压严重升高时，左心室内径可正常，右心室内径增大，右心室壁增厚。

（2）彩色多普勒血流成像：可见起源于缺损口的五彩镶嵌过隔血流信号，其彩流束宽基本等于缺损口大小。

（3）频谱多普勒：可于缺损口探及高速湍流：当分流量较大时，右室流出道可探及流速偏快的五彩镶嵌血流信号，此时要注意与右室流出道狭窄相鉴别。

（罗庆祎、陈瑞艳）

第三节　动脉导管未闭

【病史】

患者，女性，45岁，因"反复胸闷、气促、心慌20年余"就诊，查体：体温36.7 ℃，脉搏69次/分，呼吸20次/分，血压100/50 mmHg。心律齐，P_2亢进，胸骨左缘第2肋间可闻及收缩期3/6级连续性机械样杂音。胸部X线检查显示双肺纹理增多，心影增大。心电图显示窦性心律。心脏彩超显示动脉导管未闭（管型），大动脉水平连续性左向右分流；左心房、左心室内径增大，升主动脉内径明显增宽，主动脉瓣二叶畸形，二尖瓣轻-中度关闭不全。

【相关切面声像图特点】

相关切面声像图见图7-3-1～图7-3-11。

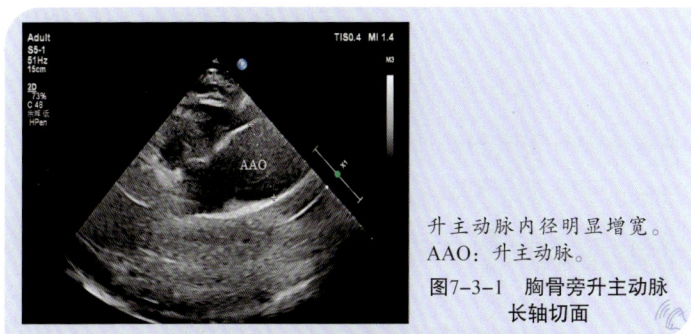

升主动脉内径明显增宽。AAO：升主动脉。

图7-3-1　胸骨旁升主动脉长轴切面

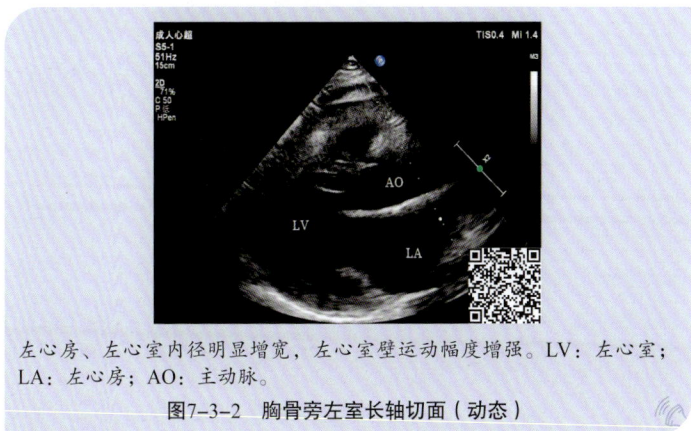

左心房、左心室内径明显增宽，左心室壁运动幅度增强。LV：左心室；LA：左心房；AO：主动脉。

图7-3-2　胸骨旁左室长轴切面（动态）

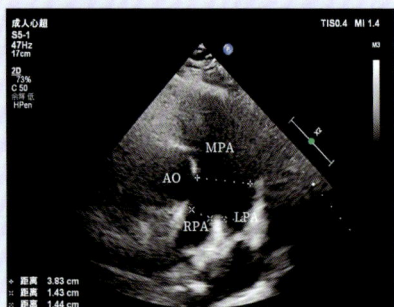

肺动脉内径明显增宽。AO：主动脉；MPA：主肺动脉；RPA：右肺动脉；LPA：左肺动脉。

图7-3-3　胸骨旁大动脉短轴切面一

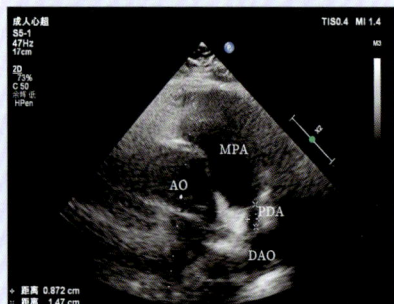

肺动脉与降主动脉间回声失落，呈管型。AO：主动脉；MPA：主肺动脉；DAO：降主动脉。

图7-3-4　胸骨旁大动脉短轴切面二

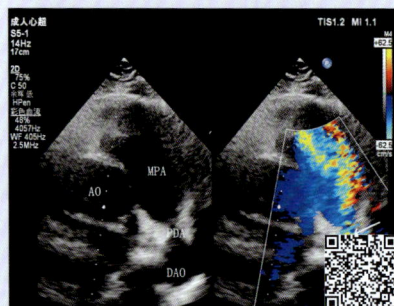

彩色多普勒显示于未闭导管处探及整个心动周期自降主动脉到肺动脉以红色为主的五彩镶嵌血流束（箭头）。AO：主动脉；MPA：主肺动脉；DAO：降主动脉；PDA：动脉导管未闭。

图7-3-5　胸骨旁大动脉短轴切面三（动态）

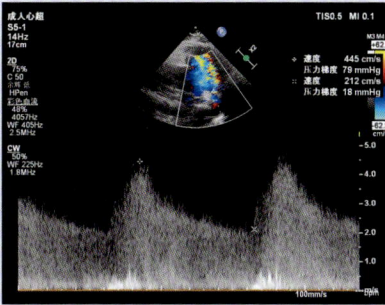

连续多普勒显示动脉导管未闭左向右分流频谱形态呈收缩期高、舒张期低的阶梯状。

图7-3-6　胸骨旁大动脉短轴切面四

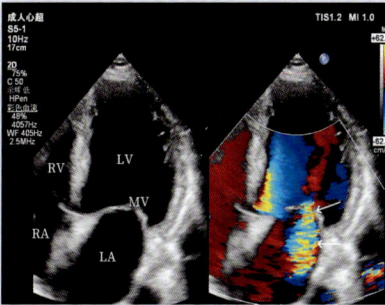

彩色多普勒显示二尖瓣少-中量反流（箭头）。LV：左心室；LA：左心房；RV：右心室；RA：右心房；MV：二尖瓣。

图7-3-7　心尖四腔心切面

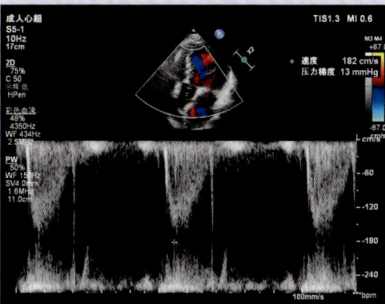

脉冲多普勒显示主动脉收缩期血流速度相对增快。

图7-3-8　心尖五腔心切面

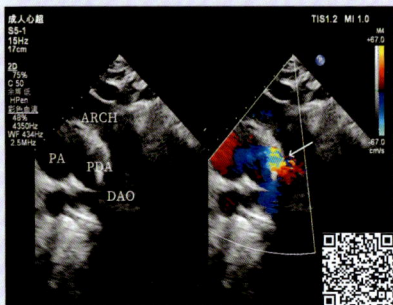

肺动脉与降主动脉间回声失落，呈管型，并于未闭导管处探及整个心动周期自降主动脉到肺动脉的五彩镶嵌血流束（箭头）。ARCH：主动脉弓；PA：肺动脉；PDA：动脉导管未闭；DAO：降主动脉。

图7-3-9　胸骨上窝长轴切面（动态）

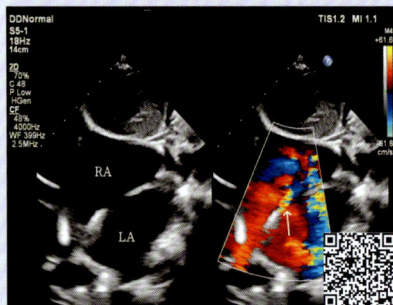

彩色多普勒显示房间隔卵圆窝处左向右分流血流信号（箭头）。RA：右心房；LA：左心房。

图7-3-10　剑突下双房切面（动态）

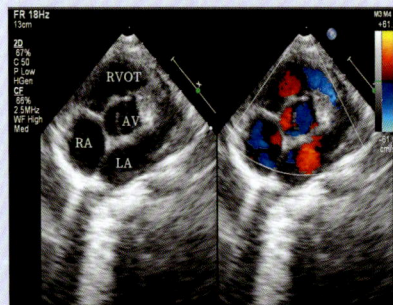

主动脉瓣开放呈二叶。AV：主动脉瓣；RVOT：右室流出道；RA：右心房；LA：左心房。

图7-3-11　胸骨旁大动脉短轴切面五

【鉴别诊断】

（1）体-肺侧支：该畸形是与动脉导管未闭血流动力学及病理改变最为相似的一种畸形，一般与严重肺动脉狭窄、肺动脉闭锁或严重的主动脉缩窄、主动脉弓离断同时存在，也有在手术中人为建立体-肺侧支以增加肺动脉内血流量，促进肺动脉发育的情况。体-肺侧支是体动脉与肺动脉的异常通道，与动脉导管未闭主要的鉴别点在于可为单支，也可为多支，血流速度明显低于动脉导管未闭，其位置也有异于常见的动脉导管，其频谱形态为低阻动脉的形态。

（2）主动脉-肺动脉间隔缺损：二者的鉴别点主要在主动脉-肺动脉间隔缺损异常血流起源于升主动脉，缺损一般较大，当听诊类似动脉导管未闭，且左心房、左心室内径明显增大，但未找到明确的动脉导管未闭，亦无其他支持相应症状和体征的畸形时，应高度怀疑此畸形，但主动脉-肺动脉间隔缺损同时合并动脉导管未闭时难以鉴别。

（3）冠状动脉-肺动脉瘘：与动脉导管未闭难以鉴别的冠状动脉-肺动脉瘘往往比较小，多不会显示病变冠状动脉明显增粗及走行异常，彩色多普勒显示肺动脉内细小的异常双期或舒张期血流信号。鉴别时小的冠状动脉-肺动脉瘘位置通常更靠近肺动脉瓣且多见于肺动脉外侧壁。

（4）冠状动脉异常起源（左冠状动脉起源于肺动脉）：该畸形极少见，但病变后期发生肺动脉窃血时，与动脉导管未闭容易混淆，鉴别时应注意多切面观察，该疾病无法于主动脉探及左冠状动脉开口，左冠状动脉起源于肺动脉，在大动脉短轴仅可探及增粗的右冠状动脉开口，心肌内可探及丰富的血流信号（左-右冠状动脉的丰富侧支），肺动脉内异常血流信号多更靠近肺动脉瓣，异常血流为舒张期正向血流信号，冠状动脉异常起源的患者后期因冠状动脉供血不足多伴有左心室壁运动减弱，收缩功能减低。

（5）肺动脉瓣狭窄：一般不难鉴别，但肺动脉瓣狭窄时，肺动脉内血流速度较快，高速射流血流在肺动脉分叉处形成折返，在肺动脉分叉处也可见以红色为主的血流信号，此时容易混淆，要注意血流时相，折返的以红色为主的血流信号只出现在收缩期。

【病例报告书写】

1.超声描述

左心室、左心房内径增大，室间隔与左心室后壁呈反向运动，运动幅度增强，房间隔及室间隔延续完整，大动脉关系正常，降主动脉与肺动脉间回声失落，呈管型，内径约0.4 cm，长径约1.0 cm，各瓣膜活动、回声未见明显异常。频谱及彩色多普勒血流成像：肺动脉内可见双期降主动脉与肺动脉间分流彩流束，收缩期峰值流速__cm/s，舒张期峰值流速__cm/s（各瓣膜反流情况）……

2.结论

（1）病因诊断：先天性心脏病，动脉导管未闭。

（2）动脉导管未闭的分型：管型、漏斗型、窗型、哑铃型、动脉瘤型。

（3）大动脉水平分流的方向：左向右、右向左或双向分流。

（4）肺动脉高压的程度：轻度、中度、重度。

（5）其他合并的心血管畸形。

【要点与讨论】

（1）左心房、左心室明显增大，是动脉导管未闭中首先发现的间接征象，应结合患者年龄、杂音特点考虑该畸形，同时在诊断时要注意动脉导管未闭的类型、导管长度和内径，以及分流血流的速度、方向。

（2）通常类型的动脉导管未闭不难诊断，但几种动脉导管的位置变异容易引起误诊及漏诊：①动脉导管未闭位于右肺动脉与锁骨下动脉之间；②镜面右位主动脉弓者，右侧的动脉导管未闭位于主动脉弓与右肺动脉之间，左侧的动脉导管未闭位于锁骨下动脉与左肺动脉之间；③动脉导管未闭位于降主动脉上段与右肺动脉之间。

（3）较大动脉导管未闭早期即开始出现肺动脉高压，在肺动脉压力较高时分流不明显，当肺动脉压力升高到一定程度，二维超声甚至可表现为右心房、右心室内径增大，超声容易漏诊，必要时应提示临床医师选择其他检查方式确诊。

（4）如发现患者动脉导管未闭，尤其是较粗大的动脉导管，一定要反复排除有无其他畸形存在，因为在部分复杂畸形（如主动脉弓离断）中，动脉导管未闭是其赖以生存的条件，决不能贸然手术将其封闭。

（5）较大动脉导管未闭患者如降主动脉显示不清，可观察腹主动脉情况逆向判断主动脉近心端情况。

（6）动脉导管未闭分流频谱形态改变的规律是随着肺动脉压升高，首先出现舒张期流速降低，梯状频谱斜率增大，肺动脉压进一步升高，收缩期可出现反向血流信号。

左侧胸骨旁高位切面是显示动脉导管未闭的最佳切面。显示方法是将探头置于胸骨左缘锁骨下或第1肋间，同时顺时针旋转，使其指向1~2点钟位置，也可为标准大动脉短轴向上移动一个肋间。该切面可显示主肺动脉远端、左右肺动脉分叉处，与降主动脉之间异常沟通，对于判断动脉导管未闭的解剖类型、长度和宽度具有重要价值。

（7）动脉导管未闭的患者由于长期的左向右分流使肺循环血流增加，最终导致肺动脉高压，当肺动脉压高于或等于主动脉压时，产生右向左分流（艾森曼格综合征），此时由于升主动脉及主动脉弓部仍由主动脉供血，而降主动脉侧由肺动脉通过右向左分流供血，氧含量较低就会出现上半身不紫而下半身青紫的差异性发绀。差异性发绀也可出现在合并右向左分流的复合先天性心脏病中，如主动脉弓离断、降主动脉重度缩窄等。

（8）因为动脉导管未闭分流多为高速分流，会导致彩色多普勒条件下肺动脉内血流信号混乱，难以分辨肺动脉血流及动脉导管分流，故高速分流时可适当增加彩色量程至80~100 cm/s，这样可较为清楚地显示分流束的宽度及方向，也能与正常肺动脉血流分离开，但一定要记住，观察完动脉导管未闭血流后要及时将量程调至正常水平，否则容易漏诊其他心内畸形。

【思考题】

1.（单选题）最常见的动脉导管未闭类型是（　）。

A.管型

B.漏斗型

C.窗型

D.哑铃型

E.动脉瘤型

【答案解析】A

动脉导管未闭的分型如下。

（1）管型：是最常见的动脉导管未闭分型，动脉导管呈粗细一致的管状，长度一般超过直径，似圆柱形。

（2）漏斗型：动脉导管的一端直径大于另一端，通常是主动脉侧内径大于肺动脉侧内径，呈漏斗状。

（3）窗型（图7-3-12）：较少见的一种类型，动脉导管短而粗，类似于主动脉与肺动脉之间的间隔缺损，似两者之间的窗户。

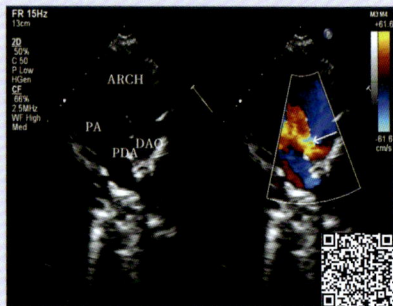

肺动脉与降主动脉间回声失落，呈窗型。ARCH：主动脉弓；PA：肺动脉；PDA：动脉导管未闭；DAO：降主动脉。

图7-3-12　胸骨上窝切面（动态）

（4）哑铃型和动脉瘤型：最为罕见，前者是动脉两端较大，中段较细呈哑铃状或葫芦状；后者是动脉两端较小，中部膨大明显，呈动脉瘤样。

2.（多选题）心脏杂音特点为双期杂音的心脏畸形包括（　）。

A.室间隔缺损

B.室间隔缺损合并主动脉瓣重度关闭不全

C.动脉导管未闭

D.Shone综合征

E.法洛四联症

【答案解析】BCD

A.室间隔缺损的杂音主要为收缩期杂音。

B.室间隔缺损的收缩期杂音合并主动脉瓣重度关闭不全的舒张期杂音，双期均可闻及杂音。

C.动脉导管未闭为典型的双期杂音。

D.广义Shone综合征是指左室流入道和左室流出道的梗阻，

流入道狭窄为舒张期杂音，流出道狭窄为收缩期杂音。

E.法洛四联症的典型杂音为肺动脉狭窄的收缩期杂音。

3.（病例分析题）患儿，女性，6岁1个月，血压95/65 mmHg，心率92次/分。无特殊临床表现。彩色多普勒血流成像显示收缩期起自左肺动脉根部沿肺动脉主外侧壁走行的五彩血流束，彩流束于肺动脉侧宽约0.4 cm，峰值流速为4.2 m/s，压差为72 mmHg；三尖瓣反流，峰值流速为2.5 m/s，压差为25 mmHg。

（1）（单选题）下列有关该患儿可能的超声表现，错误的是（　）。

A.胸骨上窝主动脉弓长轴切面显示主肺动脉远侧端短轴及主动脉峡部之间有异常通道

B.胸骨旁心底短轴切面显示肺动脉分叉偏左处与降主动脉之间有管道相通

C.M型超声显示肺动脉瓣曲线a波变浅或消失

D.肺动脉主干及分支扩大，搏动增强

E.脉冲多普勒显示双期湍流频谱

（2）（单选题）估测该患儿的肺动脉收缩压为（　）。

A.20 mmHg

B.30 mmHg

C.50 mmHg

D.70 mmHg

E.90 mmHg

（3）（多选题）动脉导管未闭封堵的适应证不包括（　）。

A.动脉导管未闭，患儿年龄小于6个月

B.小动脉导管未闭，内径小于3 mm

C.动脉导管未闭合并肺动脉高压，大动脉水平左向右分流

D.动脉导管未闭合并肺动脉高压，大动脉水平右向左分流

E.动脉导管未闭合并干下型室间隔缺损

【答案解析】（1）C；（2）B；（3）ADE

（1）本题根据给出的超声心动图表现可诊断为动脉导管未闭（漏斗型），该型肺动脉高压者少见，肺动脉内彩流束于肺动脉侧宽约0.4 cm，可大致认为肺动脉侧动脉导管内径约0.4 cm，即动脉导管未闭有效分流口约0.4 cm，分流量不大，且结合给出的大动脉水平左向右分流可得出肺动脉压力不高的结论，故M型

超声不会出现肺动脉瓣曲线a波变浅或消失。其余选项均为动脉导管未闭的超声表现。

（2）估测肺动脉压力的方法有很多种，根据题目条件患儿外周收缩压约95 mmHg，动脉导管未闭分流收缩期峰值压差约72 mmHg，推算肺动脉收缩压大概在25 mmHg，根据三尖瓣反流峰值压差约25 mmHg，综合考虑患者肺动脉收缩压约30 mmHg比较合理。

值得注意的是，通过超声估测肺动脉压力最常用的方法是三尖瓣反流法。然而，大量研究证实，这种肺动脉收缩压估计值与侵入性测量值之间存在较大差异，对个体患者而言可能发生显著的过高估计或过低估计。因此，2018年英国超声心动图学会（British Society of Echocardiography，BSE）制定了相关指南，用于评估肺动脉高压概率。该指南指出，肺动脉高压的超声心动图评估仅限于判断肺动脉高压存在的可能性，而不是估计肺动脉收缩压的具体数值。故在工作中我们仍然会通过超声估测肺动脉压力的具体数值，但一定要清楚该值仅供参考，绝非真实的肺动脉压力。

（3）动脉导管未闭封堵术为单纯动脉导管未闭的主要治疗方法，适应证包括：①年龄≥6个月，动脉导管直径≥2 mm；②左向右分流，有血流动力学意义，但不合并其他需体外循环下矫治的心内畸形；③已合并严重肺动脉高压但无右向左分流者。值得一提的是小导管并非不进行手术的理由，只要有血流动力学改变便应手术根治，动脉导管未闭患者因为主动脉与肺动脉的异常交通，患感染性心内膜炎的可能性较正常人明显增高。

4.（问答题）动脉导管未闭的超声诊断要点有哪些?

【答案解析】

（1）二维和M型超声心动图特征如下。

1）直接征象：多切面（胸骨旁大动脉短轴、胸骨上窝主动脉长轴等）显示降主动脉与肺动脉分叉部异常管状/窗状/漏斗状/哑铃状异常管道。

2）间接征象：内径细、分流量小的动脉导管可不引起心脏的改变，但大部分动脉导管可导致左心房、左心室增大，左心室肥厚，以及肺动脉增宽、左心室容量负荷增加、肺动脉压升高等相关改变，严重者可引起左心衰、右心衰及肺动脉扩张。

（2）彩色多普勒超声特征如下。

1）直接征象：于未闭导管处探及整个心动周期自降主动脉到肺动脉的以红色为主的五彩镶嵌血流束，多沿肺动脉外侧壁走行，分流束的宽度基本等于导管内径。将取样容积置于未闭导管的肺动脉端，可探及正向的全心动周期的高速血流频谱（可高达4~5 m/s），典型频谱呈收缩期高舒张期低的阶梯状。但根据动脉导管未闭的不同病程，该分流束可为左向右分流，也可为右向左分流，还可为双向分流。

2）间接征象：主动脉、肺动脉收缩期血流速度可轻度增快，但一般均高于250 cm/s。

（苏璇、程艳）

第四节　法洛四联症

【病史】

患者，女性，17岁，出生发绀，生长发育迟缓，运动受限，运动后喜蹲踞，近年来因胸闷发作频繁，症状逐渐加重入我院检查。查体：心率120次/分，血压110/85 mmHg，指端血氧饱和度77%，胸骨左缘第2～3肋间3/6级收缩期杂音，杵状指（趾）。心电图显示窦性心律，不完全性右束支阻滞。心脏彩超显示先天性心脏病，法洛四联症；三尖瓣轻度关闭不全；卵圆孔未闭。

【相关切面声像图特点】

相关切面声像图见图7-4-1～图7-4-11。

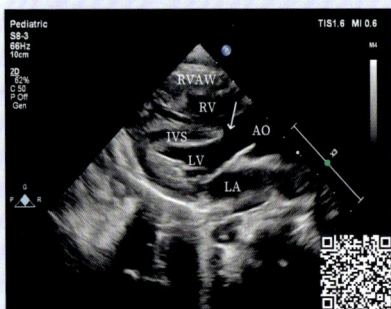

右心室壁肥厚，室间隔回声中断（箭头），主动脉上下骑跨50%。LV：左心室；LA：左心房；AO：主动脉；RVAW：右心室前壁；RV：右心室；IVS：室间隔。

图7-4-1　胸骨旁左室长轴切面一（动态）

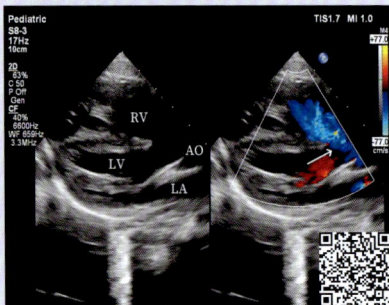

心室水平双向分流（箭头）。LV：左心室；LA：左心房；AO：主动脉；RV：右心室。

图7-4-2　胸骨旁左室长轴切面二（动态）

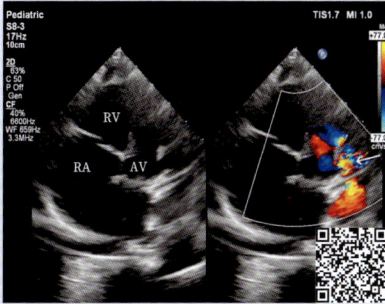

室间隔高位缺损，心室水平双向分流（箭头）。AV：主动脉瓣；RV：右心室；RA：右心房。

图7-4-3 胸骨旁大动脉短轴切面一（动态）

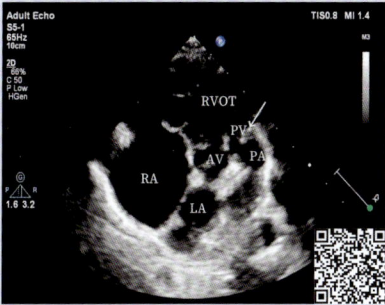

右室流出道内径狭窄，肺动脉瓣增厚、回声增强（箭头）。RVOT：右室流出道；RA：右心房；AV：主动脉瓣；LA：左心房；PA：肺动脉；PV：肺动脉瓣。

图7-4-4 胸骨旁大动脉短轴切面二（动态）

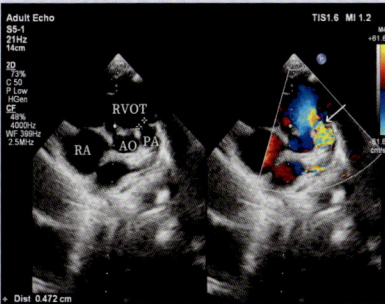

彩色多普勒显示起源于右室流出道的五彩镶嵌血流信号（箭头）。PA：肺动脉；AO：主动脉；RVOT：右室流出道；RA：右心房。

图7-4-5 大动脉短轴切面

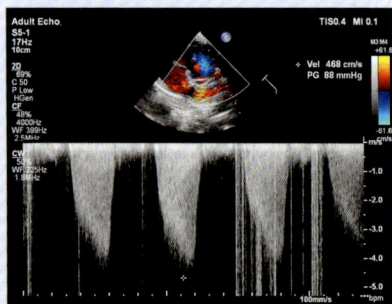

连续多普勒测量肺动脉口高速血流信号。

图7-4-6　胸骨旁大动脉短轴切面三

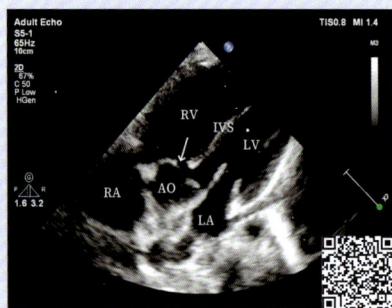

室间隔缺损，主动脉左右骑跨50%（箭头）。LV：左心室；LA：左心房；AO：主动脉；RV：右心室；IVS：室间隔。

图7-4-7　心尖五腔心切面一（动态）

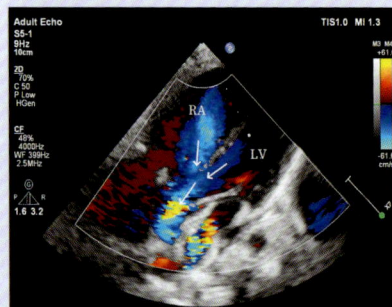

左心室、右心室血流共同汇入主动脉（箭头）。LV：左心室；AO：主动脉；RV：右心室。

图7-4-8　心尖五腔心切面二

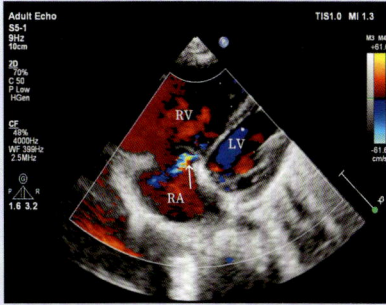

三尖瓣少量反流（箭头）。LV：左心室；RV：右心室；RA：右心房。

图7-4-9　心尖四腔心切面

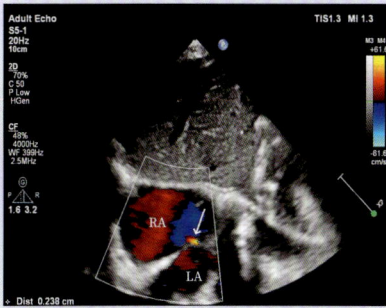

心房水平房间隔卵圆窝处少量左向右分流（箭头）。LA：左心房；RA：右心房。

图7-4-10　剑突下双房切面

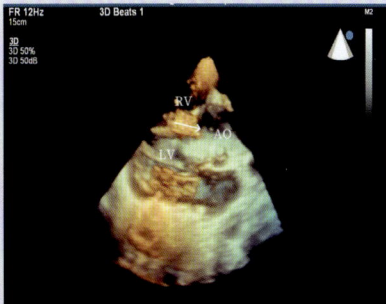

室间隔缺损及主动脉骑跨立体观（箭头）。RV：右心室；LV：左心室；AO：主动脉。

图7-4-11　经胸实时三维超声心动图

【鉴别诊断】

（1）较大室间隔缺损合并艾森曼格综合征：轻型法洛四联症与较大室间隔缺损合并艾森曼格综合征有时候不好鉴别，因为二者都可能有室水平的右向左分流及右心室壁增厚、主动脉骑跨，二者鉴别的关键在于有无肺动脉瓣口狭窄，此外一些间接征象也可以帮助我们鉴别，比如，前者的升主动脉常有增宽，右室流出道肺动脉内径较窄，肺动脉瓣反流的程度较轻并提示肺动脉舒张压降低，而后者左心房、左心室可扩大，右室流出道及肺动脉常扩张，肺动脉瓣反流程度一般较重且提示肺动脉舒张压明显升高。

（2）法洛四联症型右室双出口：法洛四联症型右室双出口的病理改变涵盖法洛四联症的4种病理改变，主要鉴别点在于骑跨率，骑跨率小于75%为法洛四联症，骑跨率大于75%则可诊断右室双出口，此外一些间接征象也可以帮助我们鉴别，比如，关于大动脉空间位置关系，法洛四联症大动脉关系正常；右室双出口可出现位置异常，起始段多平行走行；法洛四联症二尖瓣前叶与主动脉后壁的连续性良好，右室双出口二尖瓣前叶与主动脉后壁连续性中断，多有圆锥组织相隔。

（3）永存动脉干：该先天畸形主动脉（共同动脉干）内径要明显宽于法洛四联症的主动脉内径，其诊断关键是各切面均无法显示右室流出道、肺动脉主干及其分支。

（4）肺动脉闭锁：通常肺动脉闭锁无法探及整个右室流出道及肺动脉，与法洛四联症不难鉴别，但仍有右室流出道和肺动脉的单纯肺动脉闭锁与合并极重度肺动脉瓣狭窄的法洛四联症是有鉴别难度的，肺动脉闭锁时可见室间隔缺损、右心室壁肥厚、主动脉骑跨，肺动脉内因为有动脉导管左向右分流供血，彩色多普勒显示肺动脉内五彩镶嵌湍流血流信号，主要鉴别点在于是否能在肺动脉口探及收缩期前向血流信号，只要肺动脉瓣仍有前向血流通过即诊断为法洛四联症，反之为肺动脉闭锁。

【病例报告书写】

1.超声描述

右心室内径增大，右心室壁明显增厚，左心室壁无增厚，运动尚可，室间隔回声延续明显中断约__cm，大动脉关系正常，主动脉骑跨约__%；右室流出道内探及增粗肌束致右室流出道内径较窄，最窄处约__cm；肺动脉瓣增厚、回声增强，瓣叶开放受限，贴壁不良。肺动脉发育尚可。频谱及彩色多普勒血流成像：收缩期心室水平室间隔回声中断处可见右向左分流血流束，右室流出道及肺动脉内可见收缩期高速血流信号，峰值流速__cm/s，峰值压差__mmHg（各瓣膜反流情况）……

2.结论

（1）病因诊断：先天性心脏病。

（2）法洛四联症：室间隔缺损，位置，大小，分流方向；主动脉骑跨约50%；肺动脉狭窄的情况。

（3）其他合并的心血管畸形及需要说明的情况（如左心室发育情况、冠状动脉情况等）。

【要点与讨论】

（1）法洛四联症术前评估重点：评估主动脉的骑跨率，了解右室流出道狭窄程度、肺动脉发育情况、心内分流情况（室间隔缺损、房间隔缺损、卵圆孔未闭等）、大动脉水平分流情况（动脉导管未闭等）、静脉发育异常情况（永存左上腔静脉等）、冠状动脉发育情况。

法洛四联症术后评估重点：心室水平有无残余分流，了解右室流出道的宽度及血流速度情况、右心大小、右心室壁运动幅度、右心室整体收缩功能（三尖瓣环收缩期位移、右心室面积变化分数、三尖瓣环收缩期峰值速度），确定肺动脉瓣反流的程度（经典的右室流出道重建方式在远期发生肺动脉反流的比率高，对患者的远期预后产生许多不利影响）。

（2）对于法洛四联症时肺动脉发育的评价除MeGoon比值和Nakata指数外还有一简便方法，即如果左肺动脉内径加右肺动脉内径大于或等于降主动脉内径（无主动脉缩窄时），一般左右肺动脉发育尚可。

（3）法洛四联症诊断中准确判定骑跨程度是个难点，左室长轴切面可观察前后骑跨，心尖五腔心切面可观察左右骑跨，通常前后骑跨率更为准确。以前后骑跨程度为例，判断是否准确，主要取决于切面是否标准，当左室长轴切面可同时清楚完整显示主动脉瓣及二尖瓣时，骑跨程度判断一般也较准确，而非标准切面往往造成较大偏差。

【思考题】

1.（单选题）下列关于法洛四联症的超声检查叙述，可能错误的是（　　）。

A.主动脉骑跨

B.右心室壁增厚

C.房间隔缺损

D.室间隔缺损

E.肺动脉狭窄

【答案解析】C

法洛四联症是右心室漏斗部或圆锥发育不良所致的一种具有特征性肺动脉狭窄和室间隔缺损的心脏畸形，主要包括四种病理解剖：肺动脉狭窄、室间隔缺损、主动脉骑跨和右心室肥厚。肺动脉狭窄可发生在右心室体部及漏斗部、肺动脉瓣及瓣环、主肺动脉及左右肺动脉等部位，狭窄可以是单处或多处。随年龄增长，右心室肌束进行性肥大，出现纤维化和内膜增厚，加重右室流出道梗阻。右心室肥厚继发于肺动脉狭窄。室间隔缺损可发生于室间隔的任何位置，法洛四联症常见合并畸形有房间隔缺损、右位主动脉弓、动脉导管未闭和左位上腔静脉等，但并非一定会出现病理改变。

2.（多选题）患儿，1岁，因"呼吸急促"就诊。听诊 P_2 亢进，临床存在肺动脉高压征象。超声心动图检查提示先天性心脏病。该患儿不可能存在的先天性心脏病类型是（　　）。

A.肺动脉闭锁

B.室间隔缺损

C.完全型肺静脉异位引流

D.法洛四联症

E.完全型心内膜垫缺损

【答案解析】AD

A.肺动脉闭锁为肺血减少的先天性心脏病，不引起肺动脉高压。

B.室间隔缺损中较大室间隔缺损后期可见肺动脉高压。

C.完全型肺静脉异位引流早期即出现肺动脉高压。

D.法洛四联症由于肺动脉狭窄，是表现为肺血减少的疾病，不会引起肺动脉高压。

E.完全型心内膜垫缺损早期就因为肺血增多，导致动力性或阻力性肺动脉高压。

3.（病例分析题）患儿，6岁，生长发育缓慢，发绀明显，杵状指（趾），喜蹲踞，体检时发现收缩期心脏杂音。超声心动图提示右心室壁增厚；室间隔缺损，膜周型，双向分流；右室流出道收缩期流速约503 cm/s，主动脉骑跨约60%。

（1）（单选题）该患儿可诊断为（　）。

A.法洛四联症

B.右室双出口

C.室间隔缺损合并右室流出道狭窄

D.室间隔缺损合并肺动脉高压

E.不能诊断

（2）（多选题）胸骨旁左室长轴切面显示"骑跨征"的先天性心脏病包含（　）。

A.永存动脉干

B.室间隔缺损并肺动脉高压

C.右室双出口

D.Tausing-Bing综合征

E.法洛四联症

（3）（单选题）患儿左心室舒张末容积指数37 mL/m^2，MeGoon比值1.3，拟行的下一步治疗为（　）。

A.姑息手术

B.根治手术

C.无手术指征，内科治疗

D.需进一步检查，再拟定治疗方案

E.心–肺联合移植

【答案解析】（1）A；（2）ABCDE；（3）B

（1）法洛四联症的病变较复杂，主要影响心内以下结构和功能的改变，进而出现一些特有的体征。

1）肺循环血流量减少：由于肺动脉狭窄，血液很难进入肺动脉内，肺循环血流量明显减少，回左心房的血流亦减少，体循环血氧饱和度下降，组织器官缺氧，出现发绀、杵状指（趾）等。

2）右心室后负荷增加：法洛四联症的患者室间隔缺损一

般都较大，右心室压几乎等于左心室压，加之肺动脉狭窄，右心室后负荷显著增加，右心室壁增厚。

3）心室水平的分流：法洛四联症的患者室间隔缺损较大，对左、右心室之间的分流起不到限制作用。故室间隔缺损分流的方向及大小主要取决于右心室向肺动脉射血的阻力和体循环阻力：如果肺动脉狭窄较轻，右心室向肺循环射血阻力小，则心室水平可仅有低速左向右分流；如果肺动脉狭窄较重，或体循环阻力减小（如大量运动、高热等），右心室向肺动脉射血受阻，则室水平主要为右向左分流。患者的分流方向可呈动态变化，这也是法洛四联症患者常出现蹲踞现象的一个原因。

根据患儿体征、查体、超声直接及间接征象，结合法洛四联症的病理改变可以推断出该患儿为法洛四联症。

（2）正常的二维超声心动图胸骨旁左室长轴切面显示主动脉前壁与室间隔连续，主动脉后壁和二尖瓣前叶相连。主动脉完全起源于左心室，肺动脉完全起源于右心室，部分复杂先天性心脏病中室间隔回声中断，主动脉前移，骑跨在室间隔上。骑跨的动脉可以是主动脉，也可以是肺动脉，骑跨的大动脉通过室间隔缺损位于两心室之间。大动脉骑跨并非法洛四联症的特征性病理表现，永存动脉干、Tausing-Bing综合征、法洛四联症都存在动脉骑跨。

本题中永存动脉干为共同动脉干骑跨，Tausing-Bing综合征为肺动脉骑跨，法洛四联症为主动脉骑跨；右室双出口部分也有骑跨，较大室间隔缺损合并肺动脉高压时也出现室间隔的对位不良，严重时表现为主动脉骑跨。

（3）一旦发现法洛四联症，如无明确禁忌证均应进行手术治疗，根治手术的两个必备条件：①左心室发育正常，左心室舒张末期容量指数≥30 mL/m²；②肺动脉发育良好，MeGoon比值≥1.2或Nakata指数≥150 mm²/m²（MeGoon比值指心包返折处两侧肺动脉直径之和除以膈肌平面降主动脉直径；Nakata指数指心包返折处两侧肺动脉横截面积之和除以体表面积，正常值≥300 mm²/m²）。对不具备上述条件，或者冠状动脉畸形影响右室流出道疏通的患者，应先行姑息手术。对于法洛四联症的评价，MeGoon比值和Nakata指数是非常重要的指标，MeGoon比值正常值为2.0～2.5，当MeGoon比值<1.2时应行姑息手术即体–肺动脉分流术，待肺动脉发育达标后再择期做根治术。Nakata指数正常

值为（300±30）mm^2/m^2，当Nakata指数<150 mm^2/m^{2}时应行姑息手术即体-肺动脉分流术，待肺动脉发育达标后再择期做根治术。有症状的新生儿和婴儿应早期手术，符合条件者应实施一期根治术。对无症状或症状轻者，目前倾向于在1岁左右行择期根治术，以减少继发性心肌损害。无论是根治手术还是姑息手术，禁忌证均为顽固性心力衰竭、严重肝肾功能损害，该题患儿无明显手术禁忌证，且符合根治手术条件，应实施法洛四联症根治术。

4.（问答题）法洛四联症的超声诊断要点有哪些？

【答案解析】

（1）二维和M型超声心动图特征如下。

1）直接征象：右心室壁增厚；室间隔回声中断，可发生在室间隔的任意位置；主动脉内径增宽并前移，骑跨于室间隔缺损处（骑跨率＝主动脉前壁至室间隔左心室面的距离/主动脉内径×100%）。通常胸骨旁左室长轴切面显示主动脉的前后骑跨程度，在剑突下及心尖五腔心切面显示主动脉的左右骑跨程度，前后骑跨率通常比左右骑跨率更可靠；肺动脉狭窄，包括右室流出道狭窄、肺动脉瓣狭窄、肺动脉瓣上狭窄、肺动脉本身狭窄，可单独存在，也可同时存在；严重肺动脉狭窄患者可探及动脉导管和（或）体肺侧支。

2）间接征象：右心房增大，左心房、左心室内径正常或偏小。

（2）彩色多普勒超声特征如下。

1）彩色多普勒血流成像：收缩期左心室、右心室血流同时灌入增粗的主动脉内，即诊断主动脉骑跨时需同时看到左心室及右心室的血流灌入增宽的主动脉内。室水平以左向右分流为主，在存在动脉导管或体肺侧支时，可探及动脉水平左向右分流。

2）频谱多普勒：肺动脉口收缩期高速射流信号，流速可达500 cm/s以上。

（苏璇、孙健玮）

第五节　右室双出口

【病史】

患儿，男性，1岁6个月。因"发现心脏杂音1个月"就诊，无晕厥史。查体：体温36.5 ℃，脉搏84次/分，血压90/68 mmHg，呼吸24次/分。发育尚可，营养欠佳，口唇、颜面明显发绀。心前区隆起，胸骨左缘第4～5肋间可闻及三级吹风样收缩期杂音，P_2消失。心电图显示窦性心律、QRS电轴+114°。心脏彩超显示先天性心脏病，右室双出口（Ⅵ型），肺动脉瓣下重度狭窄，小体–肺侧支或小动脉导管未闭。

【相关切面声像图特点】

相关切面声像图见图7-5-1～图7-5-9。

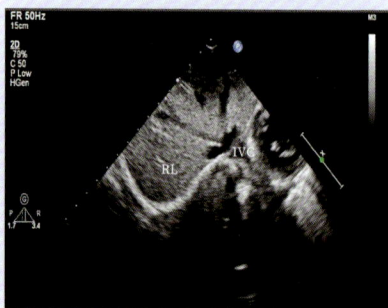

肝脏大部分位于右肋缘下，下腔静脉于右侧与右心房相连。RL：肝右叶；IVC：下腔静脉。

图7-5-1　剑突下切面

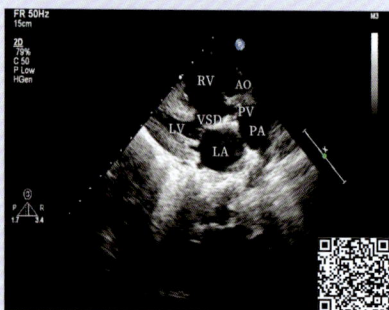

主动脉与肺动脉平行走向，均起源于右心室，肺动脉瓣靠近室间隔缺损。RV：右心室；LV：左心室；VSD：室间隔缺损；LA：左心房；PV：肺动脉瓣；PA：肺动脉；AO：主动脉。

图7-5-2　胸骨旁左室长轴切面一（动态）

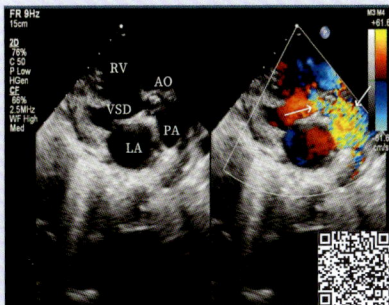

彩色多普勒显示左心室血流经室间隔缺损后与右心室血流同时直接汇入两根大动脉，肺动脉内出现五彩镶嵌血流信号（箭头）。RV：右心室；VSD：室间隔缺损；LA：左心房；PA：肺动脉；AO：主动脉。

图7-5-3 胸骨旁左室长轴切面一（动态）

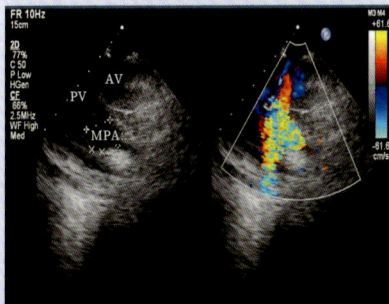

肺动脉瓣位于右后方，主动脉瓣位于左前方。PV：肺动脉瓣；AV：主动脉瓣；MPA：主肺动脉。

图7-5-4 胸骨旁大动脉短轴切面

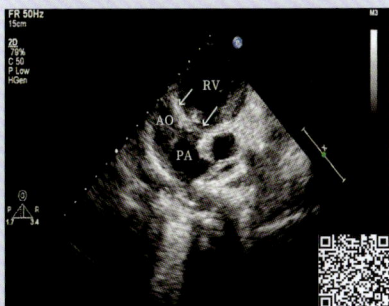

主动脉与肺动脉平行走向，起源于右心室，肺动脉瓣靠近室间隔缺损（箭头）。RV：右心室；AO：主动脉；PA：肺动脉。

图7-5-5 心尖五腔心切面一（动态）

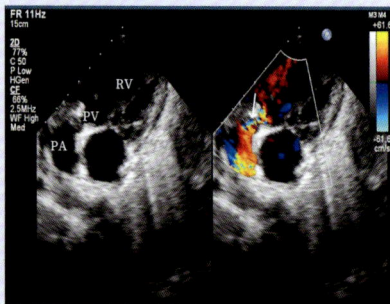

双动脉瓣下圆锥结构，肺动脉瓣下内径较细（箭头）。RV：右心室；PV：肺动脉瓣；PA：肺动脉。

图7-5-6　心尖五腔心切面二

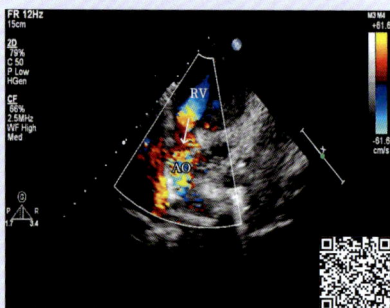

右心室血流汇入主动脉（箭头），血流通畅。RV：右心室；AO：主动脉。

图7-5-7　非标准心尖五腔心切面一（动态）

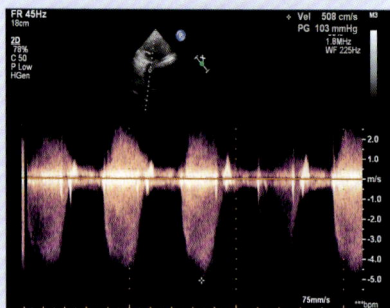

连续多普勒显示肺动脉瓣下探及高速射流信号。

图7-5-8　非标准心尖五腔心切面二

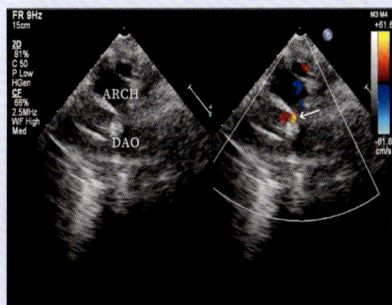

主动脉弓降部血流通畅，大动脉水平可见少量细小异常舒张期分流血流信号（箭头）。ARCH：主动脉弓；DAO：降主动脉。

图7-5-9　胸骨上窝切面

【鉴别诊断】

（1）法洛四联症：与Ⅱ型右室双出口（大动脉关系正常，室间隔缺损与大动脉相关，肺动脉狭窄）难以鉴别，主要鉴别点为骑跨率，骑跨率小于75%建议诊断为法洛四联症。

（2）大室间隔缺损合并肺动脉高压：与Ⅰ型右室双出口（大动脉关系正常，室间隔缺损与大动脉相关，肺动脉高压）难以鉴别，由于缺损较大，室间隔与主动脉对位不良，可发生主动脉骑跨，但主动脉骑跨率小于75%，二尖瓣前叶与半月瓣之间有纤维连续性，主肺动脉及左、右肺动脉扩张，合并肺动脉高压。

（3）大动脉转位：鉴别的要点主要看肺动脉的骑跨程度，如果肺动脉大部分起源于左心室则应诊断为大动脉转位。

（4）右心室型单心室：在胎儿和新生儿病例中，还有一类特殊类型的无室间隔缺损的右室双出口，是指两大动脉均起自解剖右心室，室间隔完整或有微小室间隔缺损，同时合并左心室发育不良综合征，本着诊断的目的是指导治疗这一原则，这类右室双出口的病理解剖、病理生理及临床手术方式和预后均类似于右心室型单心室，故建议直接诊断为单心室。

（5）左室双出口：左室双出口相对右室双出口少见，诊断时严格按照左心室及右心室的形态学特征判断即可，正确判断心室则下一步诊断不困难，要注意的是绝不能根据位置的左右来简单判断左、右心室。

【病例报告书写】

以Ⅵ型右室双出口为例。

1.超声描述

右心房、右心室内径增大，其余心脏各腔室大小正常，右心室壁增厚，余室壁厚度及运动正常，房间隔回声完整（中断），室间隔回声延续性中断，位置__，大小__，缺损位于肺动脉瓣下，两大动脉均起源于右心室，大动脉相对关系异常，主动脉位于右前方，肺动脉位于左后方，双动脉瓣下均探及肌性圆锥结构，肺动脉瓣下内径变细，最窄处内径约__cm，肺动脉瓣增厚、回声增强，开放受限，主动脉弓降部发育正常，冠状动脉开口及走行正常。频谱及彩色多普勒血流成像：心室水平可探及左向右低速分流的血流信号，肺动脉口探及收缩期高速血流信号，峰值流速__cm/s，峰值压差__mmHg（各瓣膜反流情况）……

2.结论

（1）病因诊断：先天性心脏病，右室双出口。

（2）右室双出口的分型：Ⅵ型。

（3）是否合并肺动脉口狭窄。

（4）其他合并的心血管畸形。

【要点与讨论】

（1）多年以来，在诊断右室双出口时，主动脉骑跨率是50%、75%还是90%，尚有争议，但大多数人认为为避免右室双出口与室间隔缺损合并艾森曼格综合征、法洛四联症及大动脉转位等先天性心脏病相混淆，凡符合以下条件之一者，即肺动脉完全起源于右心室合并主动脉骑跨≥75%，或主动脉完全起源于右心室合并肺动脉骑跨≤50%者，即可诊断为右室双出口，但是，如果主动脉瓣环与二尖瓣瓣环发生了解剖分离，有肌性分隔或长纤维分隔，则无论主动脉骑跨率为多少，都应该诊断为右室双出口。

（2）右室双出口的分型是诊断难点，但只要概念清楚，根据新型分型的3大要素扫查即可鉴别，包括判断主、肺动脉的空间位置关系，室间隔缺损与大动脉的位置关系，是否合并肺动脉狭窄。

（3）要注意两条大动脉与室间隔缺损的相对位置关系，动脉骑跨的程度，主动脉与主肺动脉的内径，肺动脉及左、右肺动脉的发育情况，右室流出道有无狭窄及狭窄程度。

（4）右室双出口心室水平分流通常以左向右为主，如果出现以右向左为主的分流则应该考虑有无误诊。

（5）Taussing-Bing畸形是右室双出口的一种特殊类型，经典Taussing-Bing畸形不合并肺动脉狭窄，通常是增宽的肺动脉骑跨于室间隔，其血流动力学特点及手术方式均类似于大动脉转位。

（6）对于大动脉位置异常的右室双出口，因为外科手术涉及大动脉调转术，检查过程中需特别注意冠状动脉开口及走行，以决策是否需要加行冠状动脉移植术。

【思考题】

1.（单选题）右心室腔的立体形态大致是（　　）。

A.椭圆形

B.葫芦形

C.三角形

D.球形

E.不规则形

【答案解析】C

在做出右室双出口诊断之前，要判断心室是否为右心室，右心室和左心室各有其形态学特征，而非简单的位于左侧为左心室，位于右侧为右心室，现将左、右心室的形态学特点总结见表7-5-1。

表7-5-1　左、右心室形态学特点

	左心室	右心室	常用观察切面
形态	椭圆形、圆形	三角形、新月形	心尖四腔心切面
肌小梁结构	细小（心内膜面光滑）	粗大（心内膜面凹凸不平）	左室长轴切面、短轴切面，心尖四腔心切面
心室内肌束	无调节束回声，有时可见线性较强回声（假腱索），自左心室游离壁与室间隔相连（要注意与调节束相区别）	右心室内近心尖1/3处可见调节束回声自室间隔与右心室游离壁相连，这是判断右心室的重要标准	心尖四腔心切面
流出道结构	二尖瓣参与构成左室流出道，二尖瓣与半月瓣之间有纤维连续，无肌性组织相隔	为漏斗状肌性管道，三尖瓣与半月瓣无纤维联系，有肌性组织相隔	左、右室流出道/流入道长轴切面及短轴切面

根据右心室形态学特点，该题答案为C。

2.（单选题）右室双出口血流动力学改变最为接近室间隔缺损合并肺动脉高压的分型是（　）。

A. Ⅰ型

B. Ⅱ型

C. Ⅲ型

D. Ⅴ型

E. Ⅷ型

【答案解析】A

右室双出口的分型一直是右室双出口的诊断难点，但它又尤为重要，因为不同类型右室双出口的手术方案大相径庭。一直以来右室双出口的分型方法错综复杂。右室双出口是一类圆锥动脉干发育异常的复杂畸形。胎儿期由于动脉间隔旋转、分隔不良及左侧圆锥退化不全，导致两大动脉均主要与解剖右心室相连，动脉圆锥与心室分隔的心内膜垫组织连接中断，出现室间隔缺损。右室双出口的动脉圆锥畸形可以出现主动脉及肺动脉空间位置异常、动脉-心室连接异常、圆锥分隔异常中的任意一种或多种组合。因此，其分型有按主动脉及肺动脉空间位置关系划分的，即大动脉关系正常型、大动脉关系异常型；也有按室间隔缺损与大动脉位置关系划分的，紧邻或靠近动脉下，称为动脉相关型，远离大动脉，称为不相关型；还有根据有无肺动脉口狭窄划分的，即肺动脉口梗阻型和肺动脉高压型。

为了统一标准，2022年发布的《先天性右室双出口新解剖分型超声心动图诊断规范专家共识》建议采用基于大动脉空间位置关系、空间间隔缺损与大动脉位置关系、是否合并肺动脉狭窄三大右室双出口解剖结构特征要素的分类方式，将右室双出口分为8种解剖分型，具体如下。

Ⅰ型：大动脉关系正常，室间隔缺损与大动脉相关，肺动脉高压，相当于国际分型的室间隔缺损型。

Ⅱ型：大动脉关系正常，室间隔缺损与大动脉相关，肺动脉狭窄，相当于国际分型的法洛四联症型。

Ⅲ型：大动脉关系正常，室间隔缺损与大动脉不相关，肺动脉高压，在国际分型中本型属于远离型。

Ⅳ型：大动脉关系正常，室间隔缺损与大动脉不相关，肺动脉口狭窄，在国际分型中本型也属于远离型。

Ⅴ型：大动脉关系异常，室间隔缺损与大动脉关系相关，肺动脉高压，相当于国际分型中的 Taussig-Bing 畸形。

Ⅵ型：大动脉关系异常，室间隔缺损与大动脉关系相关，肺动脉口梗阻。

Ⅶ型：大动脉关系异常，室间隔缺损与大动脉不相关，肺动脉高压。

Ⅷ型：大动脉关系异常，室间隔缺损与大动脉不相关，肺动脉口梗阻。

根据以上分型，本题答案为A。

3.（病例分析题）新生儿，生后即发现青紫，喂奶及哭闹后青紫加重，安静状态下经鼻导管吸氧，经皮血氧饱和度66%。患儿无肺部病变及其他系统畸形，仅存在先天性心脏病。

（1）（单选题）不能解释患儿该种状态的疾病是（　）。

A.房间隔缺损

B.完全型大动脉转位

C.肺动脉闭锁

D.单心房、单心室伴肺动脉重度狭窄

E.Tassing-Bing畸形

（2）（单选题）该患儿诊断为Tassing-Bing畸形，符合其诊断的超声表现为（　）。

A.双动脉瓣下均未探及动脉圆锥结构

B.主动脉骑跨

C.肺动脉骑跨

D.主动脉狭窄

E.肺动脉狭窄

（3）（多选题）右室双出口的术后观察要点包括（　）。

A.室间隔缺损残余分流

B.左、右室流出道梗阻

C.低心排血量综合征

D.完全性房室传导阻滞

E.主动脉瓣反流和冠状动脉狭窄

【答案解析】（1）A；（2）C；（3）ABCDE

（1）除单纯房间隔缺损早期无青紫，其余选项中先天性畸形均为发绀型先天性心脏病，早期就可见青紫明显。

（2）Taussig-Bing综合征由Taussig和Bing于1949年发现，是一种特殊类型的右室双出口，表现为主动脉转位并完全起源于右心室，肺动脉完全起源于右心室或骑跨于室间隔缺损的心血管畸形。Taussing-Bing综合征患者左心室血液通过室间隔缺损处进入肺动脉，由于外周血含氧量低，患儿出生后均有不同程度的发绀，并可出现呼吸困难、虚弱、易疲劳等症状。Taussing-Bing综合征合并主动脉发育不良者，无论有无肺动脉狭窄，一般都会因左、右心室血液混合，在出生后存在严重发绀，左心压力超负荷，继发左心受损及充血性心力衰竭。

（3）右室双出口的手术方法众多，但手术目的是建立正确的心室-大动脉连接，恢复左右心室功能，术后需重点观察以下方面。

1）室间隔缺损残余分流：术后严重心室水平的残余分流可导致心力衰竭甚至死亡，尤其是术前合并肺动脉瓣狭窄或右室流出道狭窄的患者。肺循环血流量/体循环血流量＞1.5时需再次手术修补。

2）左室流出道梗阻：常因隧道较长、呈角或者室间隔缺损扩大不足导致，当峰值压力阶差＞50 mmHg时需再次手术治疗。左室流出道梗阻多发生在两个位置：①主动脉瓣下的纤维组织或肌肉组织增生引起的狭窄；②原室间隔缺损水平的狭窄。改良Konno手术是治疗右室双出口术后左室流出道梗阻的有效手段。

3）右室流出道梗阻：早期残余肺动脉瓣下狭窄，多由于漏斗部肌肉肥厚疏通不彻底或心室内隧道占用右心室空间过大引起。移植物远期衰败是再次手术的重要原因。右室流出道峰值压差＞50 mmHg时，建议行右室流出道疏通或外管道置换术。

4）低心排血量综合征：排除残余解剖因素，低心排血量的原因可能是左心发育相对较小、心肌缺血时间长、心肌损伤等，术后可予体外膜肺氧合辅助过渡。

5）完全性房室传导阻滞：在所有类型的双出口中均可发生，术中扩大室间隔缺损时，传导阻滞发生率较高，文献报道发生率为4.3%～18.8%，需安装永久起搏器。

6）主动脉瓣反流和冠状动脉狭窄：主要发生在Taussig-bing畸形施行大动脉调转术的患者。

所以术后以上几条均为监测要点，选项均正确。

4.（问答题）右室双出口的超声诊断要点有哪些?

【答案解析】

（1）二维和M型超声心动图特征如下。

1）直接征象：各切面均显示两条大动脉大部分发自形态学右心室或两条全部或一条100%、另一条75%发自右心室；主动脉后壁与二尖瓣前叶纤维连续消失，取而代之的是增粗增强的肌性回声，即动脉圆锥；对位不良的室间隔缺损，缺损可发生于各个部位；主动脉瓣与肺动脉瓣关系可正常也可呈各种转位，通常是主动脉瓣前移，心尖五腔心切面及剑突下流出道长轴切面显示大动脉瓣下双圆锥结构。

2）间接征象：右心内径增大，右心室壁增厚伴或不伴肺动脉狭窄。

（2）彩色多普勒超声特征如下。

1）直接征象：室水平以左向右分流为主的低速分流血流信号，右心室血流直接同时汇入两根大动脉。

2）间接征象：伴肺动脉狭窄的可于肺动脉口上探及五彩镶嵌血流信号。

（苏璇）

第六节　完全型大动脉转位

【病史】

患儿，女性，8个月，因"出生后口周青紫"入院。体检：体温36.3 ℃，血压70/45 mmHg，心率160次/分，患儿发育一般、营养中等，神志清楚，查体合作，口唇发绀，无杵状指（趾），心脏浊音界扩大，胸骨左缘第3 ~ 4肋间可闻及3级收缩期杂音，呈喷射状。心脏彩超显示先天性心脏病完全型大动脉转位（SDD）；室间隔缺损，膜周型；肺动脉瓣及瓣下狭窄。

【相关切面声像图特点】

相关切面声像图见图7-6-1 ~ 图7-6-7。

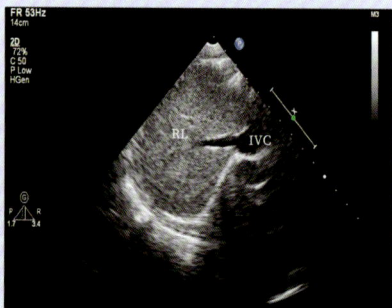

肝脏主要位于右侧肋缘下，下腔静脉于右侧与右心房连接，心房正位。RL：肝右叶；IVC：下腔静脉。

图7-6-1　剑突下切面

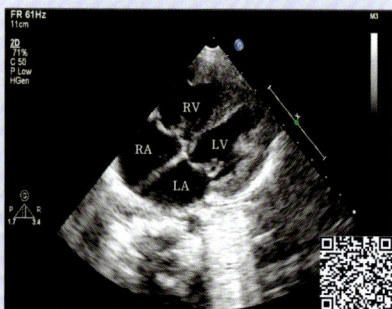

心房正位，心室右袢。LV：左心室；LA：左心房；RV：右心室。

图7-6-2　心尖四腔心切面（动态）

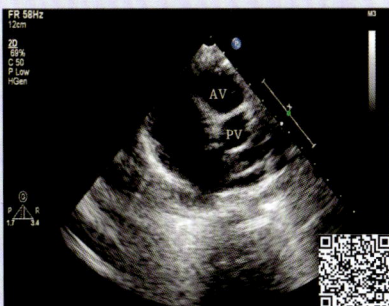

两条大动脉交叉现象消失，二者平行走行，主动脉通常前移，主动脉在右前方，肺动脉在左后方。AV：主动脉瓣；PV：肺动脉瓣。

图7-6-3 大动脉短轴切面（动态）

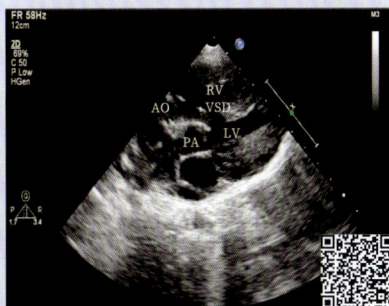

大动脉与心室连接不一致，肺动脉起源于左侧的解剖左心室，主动脉起源于右侧的解剖右心室。LV：左心室；RV：右心室；AO：主动脉；PA：肺动脉；VSD：室间隔缺损。

图7-6-4 心尖五腔心切面一（动态）

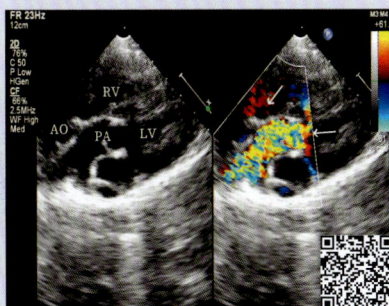

左心室血流汇入肺动脉，右心室血流汇入主动脉（箭头）。LV：左心室；RV：右心室；PA：肺动脉；AO：主动脉。

图7-6-5 心尖五腔心切面二（动态）

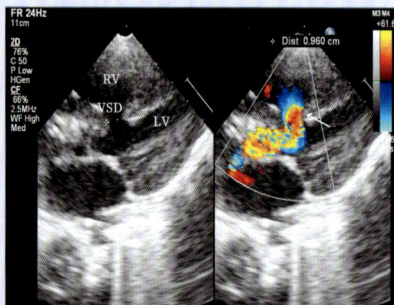

室间隔回声中断，心室水平双向分流（箭头）。LV：左心室；RV：右心室；VSD：室间隔缺损。

图7-6-6　胸骨旁五腔心切面

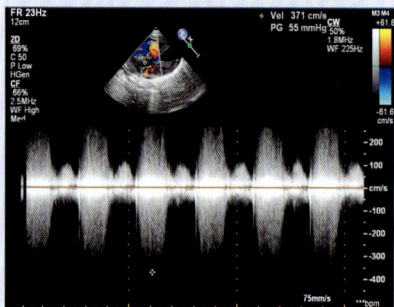

连续多普勒于肺动脉瓣及瓣上探及高速湍流信号。

图7-6-7　心尖五腔心切面三

【鉴别诊断】

（1）矫正型大动脉转位：对于大动脉转位诊断来说，只要心室与大动脉连接不一致（左心室与肺动脉连接，右心室与主动脉连接）即可诊断大动脉转位，但根据最终血流动力学改变又可分为完全性及矫正性，完全性由于大部分动脉血最终进入肺动脉，而大部分静脉血最终进入主动脉，患者发绀明显，症状较重。与之相反，矫正型大动脉转位大部分动脉血最终进入主动脉，而大部分静脉血最终进入肺动脉，血流动力学改变相对接近正常，患者无明显发绀。

一般来说，只有一个节段位置转位发生完全型大动脉转位，而两个节段发生转位时往往造成"负负得正"的效果，最终引起血流动力学的矫正，例如，某患者心房正位，心室左袢，主动脉连接于左侧的解剖右心室，肺动脉连接于右侧的解剖左心室。心室-心房、心室-大动脉连接均不一致，但大部分动脉血进入主动脉，诊断为矫正型大动脉转位（图7-6-8，图7-6-9）。

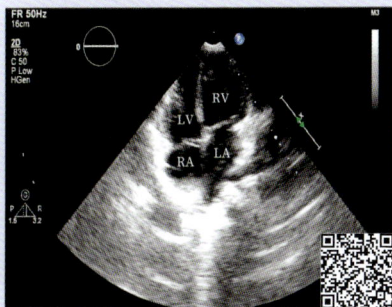

心房正位，心室左袢。LV：左心室；LA：左心房；RV：右心室；RA：右心房。

图7-6-8 心尖四腔心切面（动态）

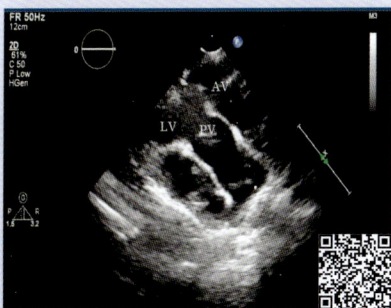

两大动脉交叉现象消失，二者平行走行，肺动脉起源于右侧的解剖左心室，主动脉起源于左侧的解剖右心室。LV：左心室；AV：主动脉瓣；PV：肺动脉瓣。

图7-6-9 非标准左室长轴切面（动态）

（2）Taussing-Bing畸形：该型指主要表现为肺动脉骑跨的右室双出口，其血流动力学与完全型大动脉转位非常相似，治疗方式也大致相同，鉴别点主要在骑跨率的高低，如肺动脉已经大部分开口于左心室，则要考虑完全型大动脉转位，另外在肺动脉瓣下有无圆锥结构也是鉴别点，如双动脉下圆锥则考虑右室双出口。

【报告书写】

1.超声描述

肝脏位于右肋缘下，心脏大部分位于左侧胸腔，心尖朝向左侧，心房正位，心室左袢（复杂先心报告描述中需包含详细内脏及心脏位置的描述），解剖右心室内径增大，心室壁厚度及运动正常，室间隔回声中断。大动脉相对位置关系异常，主动脉瓣位于肺动脉瓣左前方，起源于左侧的解剖右心室（功能左心室），肺动脉瓣位于右后方，起源于右侧的解剖左心室（功能右心室），左右冠状动脉开口于主动脉，走行未见明显异常。三尖瓣瓣叶增厚。彩色多普勒血流成像显示心室水平解剖右心室（功能左心室）向解剖左心室（功能右心室）分流。三尖瓣可见反流血流信号。

2.结论

（1）病因诊断：复杂先天性心脏病。

（2）矫正型大动脉转位。

（3）其他合并的心血管畸形。

【要点与讨论】

（1）复杂先天性心脏病往往不止一个节段发生畸形，发现复杂畸形不要慌乱，严格按照分段诊断法逐一确定各节段位置及连接关系，再确定其他合并畸形，有条不紊才能避免漏诊和误诊。

（2）心脏在正常发育状态下，肺动脉瓣下圆锥发育，肺动脉位于左前上方；主动脉瓣下圆锥萎缩，主动脉位于右后下方。大动脉转位时，主动脉瓣下圆锥发达，未被吸收，肺动脉瓣下圆锥萎缩，这样使肺动脉向后连接左心室，主动脉向前连接右心室；主动脉瓣下因有圆锥存在，与三尖瓣间呈肌性连接；肺动脉瓣下无圆锥结构存在，与二尖瓣呈纤维连接。

（3）大动脉转位血流动力学改变根据有无合并较大室间隔缺损、肺动脉瓣狭窄，是否为矫正型等情况大有不同，其中室间隔完整合并肺动脉瓣狭窄的完全型大动脉转位，发绀最明显，病情也最危重，而矫正型大动脉转位可无自发症状。

（4）诊断时需关注双侧冠状动脉开口位置是否正常。

（5）首次发现的新生儿室间隔完整的完全型大动脉转位是超声心动图检查中的危重症，要及时联系临床医师，一方面保证动脉导管持续开放，另一方面创造条件尽快手术。

（6）完全型大动脉转位患者进行术中及术后评估时，心室的发育情况都尤为重要，条件允许的情况下，可持续关注心室心肌重量，但最简单的方式是观察室壁的厚度及运动情况。

（7）在诊断大动脉转位时，对矫正性与完全性转位的诊断要特别谨慎，反复确认，二者的治疗方式截然不同。

（8）当大动脉转位时，心脏各节段均易发生畸形且连接不一致，所以诊断较困难，一定要认清概念，只要大动脉相对位置异常（除主动脉在右后、肺动脉在左前以外的其他位置关系，复杂先天性心脏病中，主动脉常常前移），且大动脉与心室连接关系不一致（主动脉–右心室、肺动脉–左心室），即可诊断大动脉转位，再根据血流动力学是否矫正分为矫正型和完全型，最后再判断其他畸形。

（9）大动脉相对位置异常，主动脉前移，但大动脉与心室连接关系一致即主动脉与左心室相连，肺动脉与右心室相连，不能诊断大动脉转位，可诊断为大动脉异位，与大动脉转位相同也需鉴别血流动力学是否得到矫正。

【思考题】

1.（单选题）新生儿，出生后即出现发绀，喂奶及哭闹后发绀加重，安静状态下经鼻导管吸氧，经皮血氧饱和度为66%。患儿无肺部病变及其他系统畸形，仅存在先天性心脏病，初步诊断为室间隔完整的大动脉转位。关于大动脉转位，以下说法错误的是（　）。

A.大动脉转位时，部分患儿的冠状动脉可以从肺动脉窦发出

B.室间隔完整的大动脉转位，随日龄增长，其临床表现可能较合并室间隔缺损者更严重

C.伴有室间隔缺损及肺动脉狭窄的患儿，由于有较充分的心内分流，体肺循环血流较平衡，可在一定程度上延迟手术治疗时间

D.待患儿月龄3个月，体重适当增加，能耐受手术后再予手术治疗

E.患儿常伴有明显发绀

【答案解析】D

室间隔完整的大动脉转位是新生儿的危重症，因为可能随着患儿卵圆孔及动脉导管的闭合危及生命，故一旦发现，应创造条件尽快手术治疗。其余各项均为大动脉转位的正确描述。

2.（多选题）关于大动脉转位，其超声表现正确的是（　）。

A.房室连接一致，心室动脉连接一致

B.房室连接一致，心室动脉连接不一致

C.房室连接不一致，心室动脉连接一致

D.房室连接不一致，心室动脉连接不一致

E.大动脉位置异常，主动脉位于右前方，肺动脉位于左后方

【答案解析】BD

根据大动脉转位的定义，判断是否为大动脉转位仅需明确心室与大动脉连接是否一致，与其他节段的连接、大动脉的相对位置等均无关系，本题B、D选项心室动脉连接不一致为正确的选择。

3.（病例分析题）新生儿，5天，面色微绀，查体无明显心脏杂音，经皮血氧饱和度为56%，胸部X线检查显示心影呈"蛋形"，肺部无明显感染征象。超声心动图提示各房室比例未见明显异常，室间隔连续性完整。给予鼻塞持续气道正压通气吸氧后，发绀无缓解且加重。

（1）（单选题）患儿最可能的诊断是（　）。

A.完全型肺静脉异位引流

B.室间隔完整的完全型大动脉转位

C.左心室发育不良综合征

D.主动脉缩窄

E.三尖瓣闭锁

（2）（单选题）最适合该患儿的手术方式为（　）。

A.Switch手术

B.Fontan手术

C.Rastelli手术

D.Gleen手术

E.Black-Taussing分流术

（3）（多选题）Switch手术的术后超声观察重点为（　）。

A.检测右室流出道及肺动脉内血流速度，修复成功者其流速应＜2 m/s

B.左、右心室心功能

C.检测左右冠状动脉开口处有无狭窄及除外心室壁节段性运动异常

D.二尖瓣、三尖瓣反流速度

E.评估主动脉瓣反流程度

【答案解析】（1）B；（2）A；（3）ABCE

（1）大动脉转位是由于主、肺动脉常呈前后位排列，因此胸部X线检查可见主动脉阴影狭小，肺动脉略凹陷，心蒂小而心影呈"蛋形"。室间隔完整的完全型大动脉转位时，吸氧可促进动脉导管闭合，而不会明显升高氧饱和度，对室间隔完整的完全型大动脉转位而言，可因导管闭合而引起体循环、肺循环的血液交换减少，导致发绀加重或患儿死亡，该患儿最符合室间隔完整的完全型大动脉转位。完全型肺静脉异位引流也会明显发绀，但右心房、右心室内径明显增大。左心室发育不良综合征的左心室内径明显减小。主动脉缩窄无明显发绀。三尖瓣闭锁的右心房内径增大。均不符合。

（2）Switch手术主要用于完全型大动脉转位患者的矫治，其技术要点包括切断主动脉及肺动脉根部并相互交换位置；游离左、右冠状动脉并将其植入新生的主动脉根部。Fontan手术即在右心房到主肺动脉建立一人工管道，同时将主肺动脉近心端结扎，使腔静脉的血流直接汇入肺动脉，而不经过右心室泵出。此手术可应用于单心室或含单心室功能的心内畸形矫治，如心室双入口、三尖瓣闭锁、右心发育不良、左心发育不良，以及肺动脉闭锁合并右心发育不良者。Rastelli手术即从右心室外架一人工管道到主肺动脉，起初这一手术是为解决大动脉转位，后广泛用于永存动脉干、法洛四联症、肺动脉闭锁等心血管畸形。人工管道内可含有或不含有人工瓣。传统的Gleen手术是将右肺动脉远端与上腔静脉端侧吻合并结扎右肺动脉近端。在此基础上，将右肺动脉远端与上腔静脉端侧吻合而不结扎右肺动脉近端称为双向Gleen手术，主要应用于三尖瓣闭锁、单心室、右室发育不良等。Black-Taussing分流术使锁骨下动脉与肺动脉建立交通，可行端侧吻合或用人工血管连接。手术目的为增加肺血流量，其对象为法洛四联症、室间隔完整的肺动脉闭锁、大动脉转位合并肺动脉狭窄、三尖瓣闭锁等肺动脉发育不良患者。

从以上手术特点来看，该患儿应尽快行Switch手术。

（3）根据Switch手术的特点，检测右室流出道及肺动脉有无梗阻，评估左、右心室心功能，确认左右冠状动脉开口处有无狭窄并排除心室壁节段性运动异常。评估主动脉瓣功能都是术后超声观察的重点，而二尖瓣、三尖瓣反流速度不是。

4.（问答题）什么是分段诊断法？

【答案解析】

分段诊断法是诊断复杂先天性心脏病的基础。

1964年，Van Praagh从病理解剖学角度，将心脏和大血管分为3个主要节段与2个连接，用于对先天性心脏病的病理解剖进行分析诊断，即节段分析诊断法。3个节段指心房、心室与大动脉；2个连接指心房与心室的连接、心室与大动脉的连接。节段分析诊断法可以帮助心超医师理清思路，化繁为简，让错综复杂的局面变得有章可循，从而做出正确的诊断。

各节段划分定义见表7-6-1。

表7-6-1　心脏各节段划分定义

节段	位置	符号	意义
心房水平	心房正位	S	心房位置正常，左心房在左侧，右心房在右侧与腔静脉相连
	心房反位	I	心脏位置相反，左心房在右侧，右心房在左侧与腔静脉相连
	心房不定位	A	心房位置不定
心室水平	心室右袢	D	心脏位置正常，左心室与二尖瓣在左侧，右心室与三尖瓣在右侧
	心室左袢	L	心脏位置相反，左心室与二尖瓣在右侧，右心室与三尖瓣在左侧
	心室不定位	X	心室位置不定
大动脉水平	正常正位	S	大动脉关系位置正常，主动脉在肺动脉的右后方，肺动脉在主动脉的左前方
	正常反位	I	大动脉关系反位正常，主动脉位于肺动脉的左后方，肺动脉位于主动脉的右前方（如镜面右位心）
	右位	D	主动脉右位，主动脉位于肺动脉的右前方，肺动脉位于主动脉的左后方
	左位	L	主动脉左位，主动脉位于肺动脉的左前方，肺动脉位于主动脉的右后方
	前位	A	主动脉正前位，主动脉位于肺动脉的正前方，肺动脉位于主动脉的正后方
	后位	P	主动脉正后位，主动脉位于肺动脉的正后方，肺动脉位于主动脉的正前方（极少见）

（苏璇）

第七节　冠状动脉异常

【病史】

患者，男性，8岁，因"反复胸痛2月余，再发加重1周"拟诊"胸痛原因待查"收入院。查体：一般情况尚可，神清，全身浅表淋巴结未触及，全身皮肤无皮疹，双眼结膜无充血，无明显鼻扇及三凹征，咽稍无血，口腔黏膜光滑，双侧扁桃体无肿大，胸廓无畸形，双肺呼吸音清，未闻及干湿啰音，双侧胸廓呼吸度一致，心律不齐，心音有力，未闻及明显病理性杂音，无胸膜摩擦音，无捻发音，腹软，无压痛、反跳痛，肝脾未触及，肠鸣音正常。胸部X线检查显示双肺未见确切渗出及活动性病灶，心外形及双膈未见异常。心电图显示窦性心律不齐。心脏彩超显示右冠状动脉开口及走行异常，未见右冠状动脉开口于右冠窦，开口于左冠状动脉主干。双源CT显示右冠状动脉开口于左冠状动脉主干，近段走行于升主动脉与肺动脉主干之间。

【相关切面声像图特点】

相关切面声像图见图7-7-1～图7-7-8。

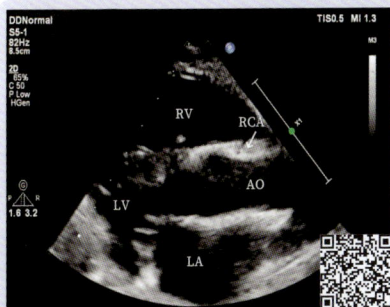

心脏各腔室内径大小在正常范围，室间隔及左、右心室壁厚度正常，运动尚可。右冠状动脉内径大小在正常范围，主动脉右冠窦内未见明显的右冠状动脉开口。AO：主动脉；LV：左心室；LA：左心房；RV：右心室；RCA：右冠状动脉。

图7-7-1　胸骨旁左室长轴切面（动态）

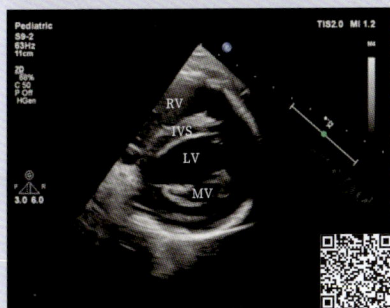

左心室壁厚度正常，内膜回声及运动尚可。RV：右心室；LV：左心室；MV：二尖瓣；IVS：室间隔。

图7-7-2　左室心肌短轴切面（动态）

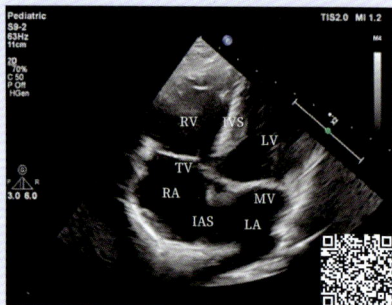

心脏各腔室内径大小在正常范围，室间隔及左、右心室壁厚度正常，内膜回声及运动尚可。LV：左心室；LA：左心房；RV：右心室；RA：右心房；IVS：室间隔；IAS：房间隔；MV：二尖瓣；TV：三尖瓣。

图7-7-3 心尖部四腔心切面（动态）

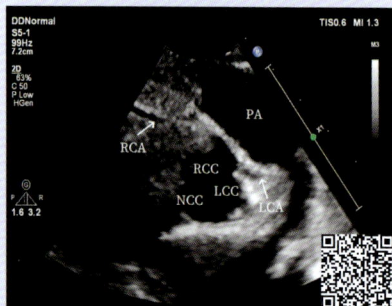

左冠状动脉开口于左冠窦，在主动脉根部短轴10～11点钟位置可见右冠状动脉走行，但未开口于右冠窦。PA：肺动脉；LCC：主动脉左冠窦；RCC：主动脉右冠窦；NCC：主动脉无冠窦；RCA：右冠状动脉；LCA：左冠状动脉。

图7-7-4 大动脉短轴切面一（动态）

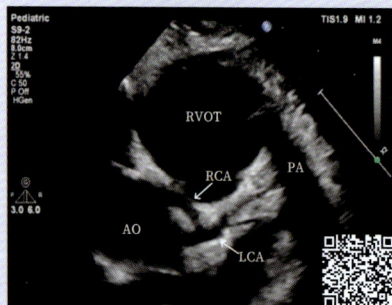

右冠状动脉开口于左冠状动脉主干（箭头）。AO：主动脉；PA：肺动脉；RVOT：右室流出道；RCA：右冠状动脉；LCA：左冠状动脉。

图7-7-5 大动脉短轴切面二（动态）

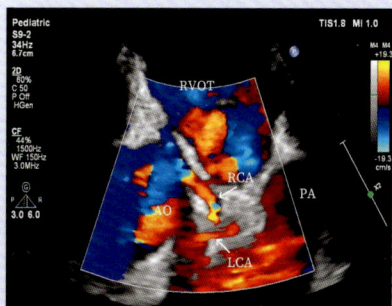

彩色多普勒血流成像显示右冠状动脉血流从左冠状动脉的起源向右流动时，壁内段观察到红色异常血流信号（箭头）。AO：主动脉；PA：肺动脉；RVOT：右室流出道；RCA：右冠状动脉；LCA：左冠状动脉。

图7-7-6　大动脉短轴切面三

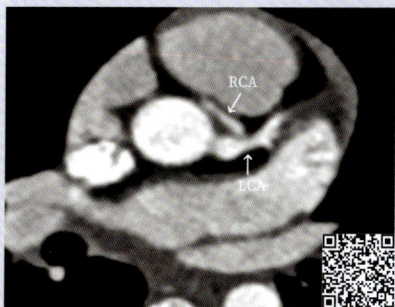

右冠状动脉开口于左冠状动脉主干。RCA：右冠状动脉；LCA：左冠状动脉。

图7-7-7　双源CT一（动态）

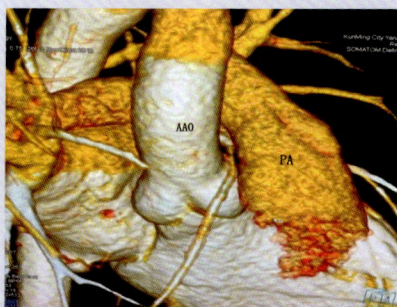

三维重建显示右冠状动脉开口于左冠状动脉主干，近段走行于升主动脉与肺动脉主干之间。AAO：升主动脉；PA：肺动脉。

图7-7-8　双源CT二

【鉴别诊断】

（1）冠状动脉瘘：冠状动脉瘘是指正常起源的左冠状动脉和右冠状动脉，其主干支或分支与心脏腔室或大血管相交通。冠状动脉瘘瘘入右心系统是最常见的。冠状动脉瘘的冠状动脉起始位置是正常的。二维超声表现为受累的冠状动脉扩张，内径多大于0.6 cm，迂曲走行，很难显示出冠状动脉全程的走行，有时在心脏腔室内可见冠状动脉瘘口呈圆形的无回声区。彩色多普勒血流成像可显示瘘口及受累的冠状动脉内的异常湍流，尤其以瘘口处高速的湍流血流信号更为明显，因此在二维超声难以显示瘘口及冠状动脉走行时，彩色多普勒血流成像具有更加重要的价值。频谱多普勒于瘘口处可探及湍流频谱，左心室内瘘口处可探及舒张期的湍流，其余心脏腔室及大血管管腔内瘘口处可探及以舒张期为主的连续性湍流。冠状动脉瘘瘘口的常见规律有右心室瘘口位于右侧的房室沟走行处，也可见于右心室的心尖部及圆锥部；右心房瘘口多见于右心房前壁、上腔静脉汇入处及近房间隔处；肺动脉内的瘘口位于肺动脉侧壁；冠状静脉窦的瘘口位于右心房内的开口前约1 cm范围内；左心房瘘多见于左心房前壁；左心室瘘多见于左心室后壁的基底部。常用切面：主动脉根部短轴切面可显示左冠状动脉主干和左前降支、回旋支的起始段；改良心尖五腔心切面可显示前降支的近端；主动脉根部短轴切面、左室长轴切面、心尖五腔心切面可显示右冠状动脉的起始段。

（2）冠状动脉异常起源于肺动脉：冠状动脉异常起源是一种比较罕见的先天性冠状动脉畸形，在冠状动脉造影检查中，其发生率为0.3% ~ 1%。部分冠状动脉异常起源患者，由于血流动力学没有发生变化，可能会没有任何临床症状。另一部分患者则与心肌梗死、猝死及心肌缺血有紧密联系。冠状动脉异常起源于肺动脉的患者中，左冠状动脉起自肺动脉者约占90%，而右冠状动脉起自肺动脉者约占10%，左、右冠状动脉均从肺动脉发出者较罕见，在新生儿期即会出现死亡。左冠状动脉异常起源于肺动脉时，应特别注意各个时期心肌缺血的特点表现：初期表现为左冠状动脉缺血引起心肌室壁运动的障碍，随着左-右冠状动脉侧支循环的建立，室壁运动可恢复正常，随着病情的继续发展，当出现失代偿时可表现为整个心肌室壁的运动减弱。

（3）川崎病：左、右冠状动脉的一段或多段呈瘤样扩张，内径大于其邻近正常冠状动脉内径的1.5倍，但与心脏腔室或大血管之间无交通，且冠状动脉的起源位置是正常的。

【病例报告书写】

1.超声描述

心脏各腔室内径大小在正常范围（冠状动脉瘘一般瘘入的腔室内径增大），主动脉及肺动脉内径大小正常，室间隔及左、右心室壁厚度正常，运动尚可（婴儿型冠状动脉起源于肺动脉多伴有室壁运动的异常，尤其以左心室前壁、侧壁为著，可合并心尖部室壁瘤），房间隔、室间隔未见明显中断，各瓣膜形态、结构、启闭运动未见明显异常，大动脉关系正常，左、右冠状动脉内径是否增宽，走行是否正常，壁回声是否尚可，开口位置是否正常，是否存在冠状动脉–主动脉异常起源。降主动脉内径约__mm。频谱及彩色多普勒血流成像：是否可探及异常的血流信号（冠状动脉瘘通常于病变的冠状动脉瘘口处可探及五彩镶嵌的分流血流信号，频谱形态为双期连续性的高速湍流血流信号，一般舒张期的流速较高，而瘘入左心室者则仅有舒张期的分流血流信号；冠状动脉异常起源尤其是左冠状动脉起源于肺动脉者通常可在肺动脉内探及异常的舒张期血流信号）；各瓣膜（二尖瓣、三尖瓣、主动脉瓣、肺动脉瓣）是否可探及反流血流信号。

2.结论

（1）病因诊断：先天性心脏病。

（2）冠状动脉异常的分型：冠状动脉瘘（左/右冠状动脉–瘘入位置，瘘口大小）、冠状动脉异常起源（左/右冠状动脉是否异常起源于肺动脉/主动脉，冠状动脉是否有侧支循环建立，是否有肺动脉–冠状动脉窃血）。

（3）各瓣膜（二尖瓣、三尖瓣、主动脉瓣、肺动脉瓣）关闭不全的程度。

（4）肺动脉高压的程度：轻度、中度、重度。

（5）左心室、右心室收缩、舒张功能是否降低。

（6）其他合并的心血管畸形。

【要点与讨论】

（1）当看到冠状动脉异常增宽时要充分考虑并排除冠状动脉瘘、冠状动脉异常起源、川崎病、冠状动脉瘤等。

（2）检查冠状动脉需要选用合适频率的探头，并与其他影像学检查手段进行对比学习，结合心脏超声、CT、磁共振成像、冠状动脉造影等多模态成像技术在诊断大多数先天性冠状动脉异常中已被证明越来越实用。

（3）要特别注意病变的冠状动脉、瘘入的心脏腔室或大血管、引流走行的路径。

（4）需掌握正常冠状动脉开口、解剖及走行的相关知识；冠状动脉扫查时需要通过多切面进行连续动态扫查；仔细扫查冠状动脉开口处的位置，可结合彩色多普勒超声；动态扫查冠状动脉的走行及解剖结构。

（5）要注意疾病的纵向对比，临床以双期连续性杂音为主诉来就诊的患者应特别注意鉴别冠状动脉瘘、主动脉-肺动脉间隔缺损、动脉导管未闭、室间隔缺损合并主动脉瓣关闭不全、主动脉窦瘤破裂合并室间隔缺损。

（6）冠状动脉异常起源于主动脉，即左冠状动脉或其主要分支开口于右冠窦（或右冠状动脉），右冠状动脉开口于左冠窦（或左冠状动脉）。若没有合并其他畸形，则其血流动力学不会发生改变，亦不影响心肌的循环供血，患者可不伴有任何临床症状，但运动剧烈时其大血管可能会异常增宽，压迫异常起源的冠状动脉，引起心肌缺血或猝死，因此当超声发现此类疾病时应给予患者相应的提示，建议进一步检查明确诊断。

（7）左冠状动脉异常起源于肺动脉时应特别注意各个时期其心肌缺血的特点表现：初期表现为左冠状动脉缺血引起心肌室壁运动障碍，随着左-右冠状动脉侧支循环的建立，室壁运动可恢复正常，随着病情的继续发展，当出现失代偿时可表现为整个心肌室壁的运动减弱。

【思考题】

1.（单选题）冠状动脉瘘的超声表现中，错误的是（　）。

A.瘘口处可见五彩镶嵌的分流血流信号

B.病变冠状动脉近心端内径增宽

C.右冠状动脉瘘比较多见

D.瘘入任何心腔均会表现为连续性的分流血流信号

E.瘘入的心脏腔室可增大

【答案解析】D

A.冠状动脉瘘起始处血流速度稍增快，频谱多普勒主要表现为舒张期的血流信号。扩张的瘘管内血流速度多数较快，表现为五彩镶嵌的血流信号，频谱多普勒主要表现为连续性的高速血流信号。

B.冠状动脉瘘是指正常起源的左冠状动脉和右冠状动脉，其主干支或分支与心脏腔室或大血管相交通，占先天性心脏病的0.25%~0.4%。以右冠状动脉瘘较为多见，占50%~60%；左冠状动脉瘘约占35%；来自双侧冠状动脉者约占5%。病变的冠状动脉近心端明显增宽，内径多在0.6 cm以上。

C.冠状动脉瘘可瘘入心脏腔室和大血管的任何部位，瘘入右心系统最为常见，约占90%，依次为右心室（40%）、右心房（25%）、肺动脉（17%）、冠状静脉窦及其分支（7%）、上腔静脉（1%）；左心系统约占8%，其中以左心房较为多见，瘘入左心室仅占3%。

D.冠状动脉瘘口处为多彩镶嵌的高速血流信号。频谱多普勒除瘘入左心室为舒张期血流外，瘘入其他部位均为连续性的血流信号。

E.冠状动脉瘘血流动力学改变取决于其瘘口的大小和瘘入的部位、异常冠状动脉与心腔或血管之间的压力阶差及有无合并其他畸形。冠状动脉瘘瘘入右侧心腔的冠状动脉血流产生左向右分流，增加右心容量负荷，可引起右心增大。冠状动脉瘘瘘入左侧心腔的冠状动脉血流产生动脉-动脉分流（舒张期左心室压力低于主动脉压力），增加左心容量负荷，可引起左心增大。

2.（多选题）冠状动脉瘘的超声表现包括（ ）。

A.扩张的冠状动脉内的血流及瘘口处的高速血流

B.可瘘入右心室、右心房、肺动脉及左心室

C.可有局限性膨出呈瘤样扩张

D.受累的冠状动脉内径增宽

E.可见右冠窦呈囊袋状，并可探及双期高速分流血流信号

【答案解析】ABCD

A.冠状动脉瘘血流动力学改变取决于其瘘口的大小和瘘入的部位、异常冠状动脉与心腔或血管之间的压力阶差及有无合并其他畸形。冠状动脉瘘起始处血流速度稍快，冠状动脉瘘口处为多彩镶嵌的高速血流信号。频谱多普勒除瘘入左心室为舒张期血流外，瘘入其他部位为连续性的血流信号。

B.冠状动脉瘘可瘘入心脏腔室和大血管的任何部位，瘘入右

心系统最为常见，依次为右心室、右心房、肺动脉、冠状静脉窦及其分支、上腔静脉；而左心系统中以左心房较为多见，瘘入左心室较为少见。

C.冠状动脉瘘的冠状动脉走行复杂多变，管壁较薄，类似静脉壁的回声，受累的冠状动脉内径增宽，可能会有局限性膨出呈瘤样扩张。

D.冠状动脉瘘病变的冠状动脉内径明显增宽，走行迂曲，按显示冠状动脉的各个切面进行扫查，多数患者可较完整地显示出病变段的冠状动脉走行，但难以显示全程，有时在心腔内可见瘘口处呈圆形的无回声区。

E.主动脉窦瘤是指因各种生理或病理原因致主动脉窦部扩张，内径超过正常值的1.5倍的疾病。如瘤体破裂，称为主动脉窦瘤破裂。窦瘤形成时，可见窦壁局部变薄，呈瘤样或囊袋样向外膨出，可膨入任何邻近心腔或血管，以右心室最多见，其次为右心房，瘤壁完整。主动脉窦瘤破裂时，破口部位的窦壁回声连续性中断，呈膜样或细长囊袋样结构随心动周期飘动。右冠状动脉瘘与右冠窦瘤破裂均可于主动脉瓣环水平以上探及异常扩张的结构，且可探及双期高速分流信号。仔细扫查可见前者显呈长管状扩张的右冠状动脉，而非呈囊袋状的窦瘤。

3.（病例分析题）患者，男性，29岁，因"反复胸闷2月余"就诊。超声心动图显示左心室内径明显增大，左心房、右心房内径增大，室间隔与左心室后壁无增厚，左心室壁运动尚可。主动脉内径明显增宽，窦部瘤样扩张，心房外侧可见大小不等的类圆形无回声结构，右冠状动脉内径明显增宽，起始部约1.8 cm，最宽约6.7 cm，走行迂曲，异常增宽的右冠状动脉沿右心房后上侧、房室交界处，瘘入左心室。彩色多普勒血流成像显示左心室侧壁靠近二尖瓣后叶瓣根可见以舒张期为主的高速湍流血流信号；主动脉瓣、二尖瓣、三尖瓣可见反流血流信号。

（1）（单选题）该患者可诊断为（　　）。

A.冠状动脉异常起源

B.冠状动脉瘤

C.冠状动脉瘘

D.川崎病

E.主动脉–左室隧道

（2）（单选题）最多见的冠状动脉瘘是（　）。

A.右冠状动脉-左室瘘

B.右冠状动脉-右房瘘

C.左冠状动脉-右室瘘

D.左冠状动脉-右房瘘

E.左冠状动脉-左房瘘

（3）（单选题）关于先天性冠状动脉瘘的超声表现，下列叙述错误的是（　）。

A.二维超声冠状动脉主干和（或）分支内径增宽

B.冠状动脉瘘入左心室，呈连续性分流频谱

C.冠状动脉瘘入左心系统，则为左向左分流

D.冠状动脉瘘入右心系统，则为左向右分流

E.部分病例可追踪观察到迂曲增宽的冠状动脉瘘入心脏腔室的瘘口

【答案解析】（1）C；（2）A；（3）B

（1）冠状动脉瘘可瘘入心脏腔室和大血管的任何部位，瘘入右心系统最为常见，约占90%，依次为右心室（40%）、右心房（25%）、肺动脉（17%）、冠状静脉窦及其分支（7%）、上腔静脉（1%）；左心系统约占8%，其中以左心房较为多见，瘘入左心室仅占3%。

（2）冠状动脉瘘是指起源正常的左冠状动脉和右冠状动脉，其主干支或分支与心脏腔室或大血管相交通的先天性心血管畸形。冠状动脉瘘的冠状动脉起始位置是正常的。二维超声表现为受累的冠状动脉扩张，内径多大于0.6 cm，迂曲走行。冠状动脉瘘起始处血流速度稍增快，频谱多普勒主要表现为舒张期的血流信号。扩张的瘘管内血流速度多数较快，表现为五彩镶嵌的血流信号，频谱多普勒主要表现为连续性的高速血流信号。该病例患者右冠状动脉内径明显增宽，走行迂曲，异常增宽的右冠状动脉沿右心房后上侧、房室交界处，漏入左心室，彩色多普勒血流成像显示左心室侧壁靠近二尖瓣后叶瓣根可见以舒张期为主的高速湍流血流信号。因此，该病例多考虑诊断为右冠状动脉-左室瘘。

（3）冠状动脉瘘血流动力学改变取决于瘘口的大小和瘘入的部位、异常冠状动脉与心腔和血管之间的压力阶差及有无合并其他畸形。冠状动脉瘘瘘入右侧心腔的冠状动脉血流产生左向右

分流，增加右心容量负荷，引起右心增大。冠状动脉瘘瘘入左侧心腔的冠状动脉血流产生动脉–动脉分流（舒张期左心室压力低于主动脉压力），增加左心容量负荷，可引起左心增大。频谱多普勒除瘘入左心室为舒张期血流外，瘘入其他部位均为连续性血流信号。

4.（问答题）冠状动脉异常起源的超声诊断要点有哪些?

【答案解析】

冠状动脉异常起源是一种比较罕见的先天性冠状动脉畸形，在冠状动脉造影检查中其发生率为0.3%～1%。一部分异常起源的患者，由于其血流动力学没有发生变化，可能不会出现任何临床症状。另一部分患者则与心肌梗死、猝死及心肌缺血有紧密联系。过去冠状动脉异常起源的诊断多通过冠状动脉造影检查来明确。近年来，由于超声诊断技术的提高，超声心动图可以较准确地显示冠状动脉的起源部位，为冠状动脉异常起源的诊断提供了新的检查手段。主要分为冠状动脉异常起源于主动脉其他部位和冠状动脉异常起源于肺动脉两种类型。

主要相关超声表现如下。

（1）二维和M型超声心动图特征如下。

主要表现为正常冠状动脉开口处未见起源（注意贴壁走行的冠状动脉可被误认为开口），起源异常的冠状动脉可扩张或内径正常，其他部位可发现异常起源的冠状动脉。

（2）彩色多普勒超声特征如下。

1）彩色多普勒血流成像：在二维超声难以显示开口及冠状动脉走行时，彩色多普勒血流成像可提供帮助。

2）频谱多普勒：频谱多普勒可探及异常起源处以舒张期为主的低速血流信号。

（张键）

第八节　肺动脉异常起源

【病史】

患儿，女性，1个月，因"发现先天性心脏病1月余"就诊。查体：患儿发育一般，口唇无发绀，无杵状指（趾），心前区无隆起，未触及震颤，心脏浊音界扩大，胸骨左缘第2～3肋间可闻及3/6级收缩期杂音。胸部X线检查显示心影增大，右侧肺野透光度减低，肺纹理模糊不清，肺内见斑点状密度增高影。心电图显示窦性心动过速。心脏彩超显示先天性心脏病，右肺动脉异常起源于升主动脉；房间隔缺损，继发孔型，约0.6 cm，双向分流；右心房、右心室内径增大，三尖瓣中-重度关闭不全，肺动脉收缩压75 mmHg。

【相关切面声像图特点】

相关切面声像图见图7-8-1～图7-8-11。

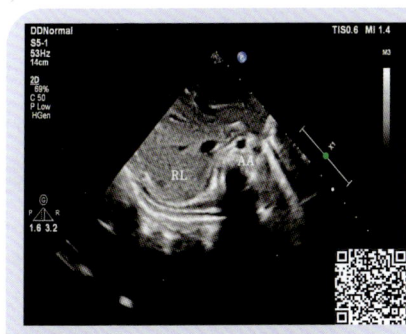

肝脏位于右肋缘下，下腔静脉位于脊柱的右边，腹主动脉位于脊柱的左边，心脏位于左侧胸腔。RL：肝右叶；AA：腹主动脉。

图7-8-1　剑突下切面（动态）

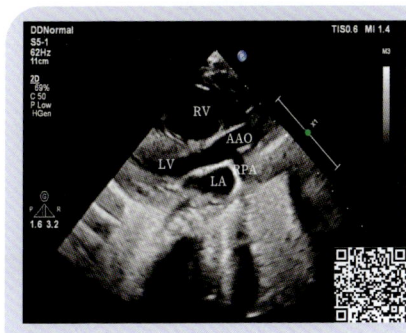

右肺动脉异常起源于升主动脉。AAO：升主动脉；RPA：右肺动脉；LV：左心室；RV：右心室；LA：左心房。

图7-8-2　胸骨旁左室长轴切面（动态）

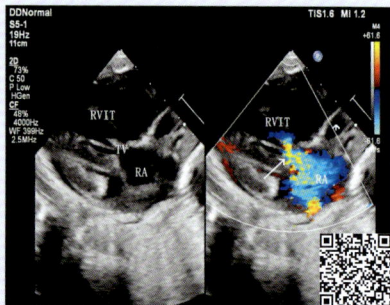

三尖瓣中-重度关闭不全（箭头）。RVIT：右室流入道；RA：右心房；
TV：三尖瓣。

图7-8-3 右室流入道切面一（动态）

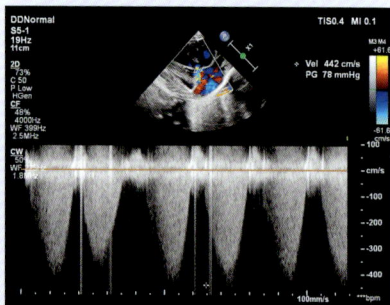

三尖瓣反流连续多普勒频谱测量峰值流速约442 cm/s，峰值压差约
78 mmHg。

图7-8-4 右室流入道切面二

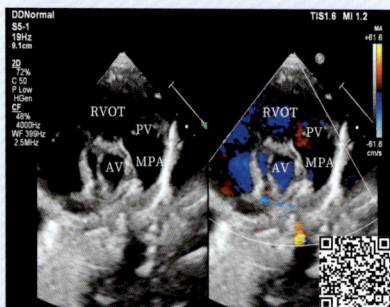

大动脉相对位置关系正常，肺动脉瓣位于左前方，主动脉瓣位于右后方。
RVOT：右室流出道；MPA：主肺动脉；PV：肺动脉瓣；AV：主动脉瓣。

图7-8-5 大动脉短轴切面一（动态）

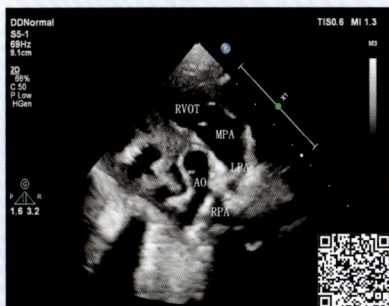

主肺动脉未见分叉，直接延续为左肺动脉，右肺动脉异常起源于升主动脉。AO：主动脉；MPA：主肺动脉；RPA：右肺动脉；LPA：左肺动脉；RVOT：右室流出道。

图7-8-6 大动脉短轴切面二（动态）

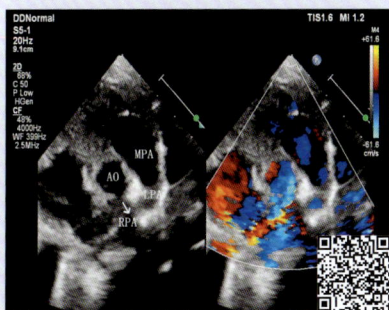

彩色多普勒血流成像显示主肺动脉未发出右肺动脉，右肺动脉异常起源于升主动脉（箭头）。MPA：主肺动脉；RPA：右肺动脉；LPA：左肺动脉；AO：主动脉。

图7-8-7 大动脉短轴切面三（动态）

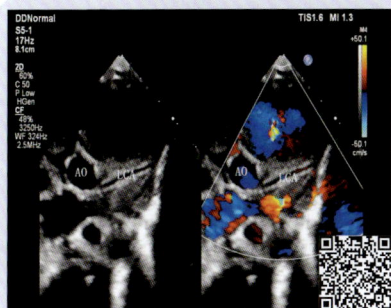

左冠状动脉内径、走行正常，壁回声尚可。AO：主动脉；LCA：左冠状动脉。

图7-8-8 大动脉短轴切面四（动态）

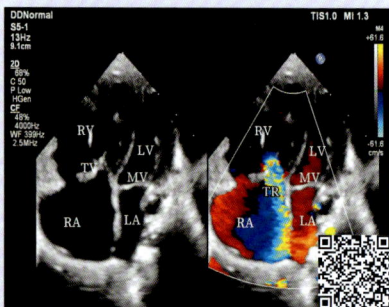

右心房、右心室内径增大，三尖瓣增厚、瓣叶闭合错位，三尖瓣中-重度关闭不全。LV：左心室；LA：左心房；RV：右心室；RA：右心房；MV：二尖瓣；TV：三尖瓣；TR：三尖瓣反流。

图7-8-9　心尖四腔心切面（动态）

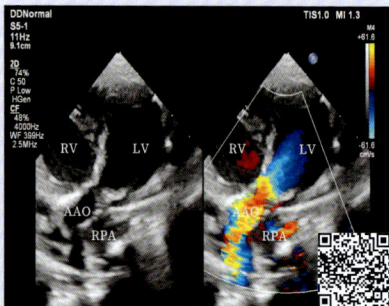

右肺动脉异常起源于升主动脉。AAO：升主动脉；LV：左心室；RV：右心室；RPA：右肺动脉。

图7-8-10　心尖五腔心切面（动态）

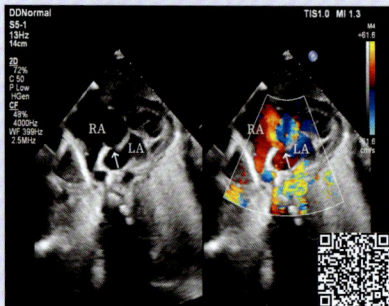

房间隔缺损，继发孔型，约0.6 cm，彩色多普勒血流成像显示心房水平双向分流（箭头）。RA：右心房；LA：左心房。

图7-8-11　剑突下两腔心切面（动态）

【鉴别诊断】

（1）肺动脉吊带：胸骨旁大动脉短轴切面显示正常的肺动脉分叉结构消失，主肺动脉直接延续为右肺动脉，但是在原来左肺动脉的起始处未探及左肺动脉的开口；于右肺动脉第一级分支开口前可显示左肺动脉开口，彩色多普勒显示右肺动脉血流分流进入左肺动脉。剑突下肺动脉长轴切面仍未显示肺动脉分叉结构。经胸骨上窝右肺动脉长轴切面扫查，该切面是针对高度怀疑肺动脉吊带情况下的一个补充诊断切面，可以清晰地显示出左肺动脉发自右肺动脉。

（2）先天性单侧肺动脉缺如：肺动脉缺如通常出现于与主动脉弓位置相对的一侧，故左肺动脉缺如较多见。超声表现为主肺动脉直接延续为右肺动脉，并且沿右肺动脉扫查也未能探查到左肺动脉，多切面扫查升主动脉无异常血管发出，排除左肺动脉异常起源于升主动脉。

（3）主动脉-肺动脉间隔缺损：少见的先天性心脏病，是由主、肺动脉间隔发育异常所导致。主动脉-肺动脉间隔连续性中断，彩色多普勒显示由主动脉向肺动脉的连续性分流血流信号。

（4）永存动脉干：永存动脉干是指左心室、右心室均向一根共同的动脉干射血，主动脉和肺动脉在根部未分化，仅具有一组半月瓣。只有一条共同动脉干，骑跨于左心室、右心室之上，或起自单侧心室。多数伴有室间隔缺损，且缺损口较大。

（5）肺动脉闭锁合并室间隔缺损：多伴有大动脉位置关系异常，且肺动脉多数发育不良，常常合并有动脉导管未闭等其他心血管畸形。

【病例报告书写】

1.超声描述

肝脏位于右肋缘下，心脏位于左侧胸腔，心房正位，心室右袢（心脏腔室解剖位置关系需首先判明），心脏各腔室内径大小在正常范围，主动脉及肺动脉内径大小正常，房间隔、室间隔回声连续完整，各瓣膜形态、结构、启闭运动未见明显异常（单侧肺动脉异常起源易合并重度肺动脉高压，需注意三尖瓣瓣膜形态、结构及启闭运动有无异常），大动脉相对位置关系正常，肺动脉瓣位于左前方，开口于右心室，主动脉瓣位于右后方，开口于左心室（大动脉相对位置关系及走行需重点判明）。主肺动未发出右肺动脉，升主动脉距主动脉瓣上约__mm处发出右肺动脉，内径约__mm。左、右冠状动脉内径是否增宽，走行是否正常，壁回声是否尚可（排除冠状动脉异常类心脏病）。降主动脉内径约__mm。频谱及彩色多普勒血流成像：肺动脉吊带可探及收缩期右肺动脉血流部分分流至异常起源的左肺动脉；各瓣膜（二尖瓣、三尖瓣、主动脉瓣、肺动脉瓣）是否可探及反流血流信号。

2.结论

（1）病因诊断：先天性心脏病。

（2）肺动脉异常起源的分型：单侧肺动脉异常起源（左/右肺动脉异常起源于升主动脉）、肺动脉吊带（左肺动脉异常起源于右肺动脉）、先天性单侧肺动脉缺如（左/右肺动脉缺如）。

（3）各瓣膜（二尖瓣、三尖瓣、主动脉瓣、肺动脉瓣）关闭不全的程度。

（4）肺动脉高压的程度：轻度、中度、重度。

（5）左心室、右心室收缩、舒张功能是否降低。

（6）其他合并的心血管畸形。

【要点与讨论】

（1）单侧肺动脉异常起源：一侧肺动脉异常起源于升主动脉近端，多数为右肺动脉，超声心动图特异性表现为大动脉短轴切面主肺动脉直接延续为左肺动脉，右肺动脉异常起源于升主动脉且较易合并重度肺动脉高压。需特别注意Ⅰ型肺动脉异常起源是否合并动脉导管未闭。

（2）肺动脉吊带：超声心动图特异性表现为胸骨旁大动脉短轴切面主肺动脉分叉处未探及左肺动脉，左肺动脉起自右肺动脉；该病很少合并肺动脉高压，但由于易形成血管环，压迫气管，临床常表现为不明原因的咳嗽、喘鸣和呼吸困难。

（3）先天性单侧肺动脉缺如：肺动脉缺如通常出现于与主动脉弓位置相对的一侧，故左肺动脉缺如较多见。超声心动图特异性表现为主肺动脉分叉处未探及左肺动脉，主肺动脉直接延续为右肺动脉，且未异常起源于其他血管。可见主-肺动脉侧支供血，并伴有不同程度的肺动脉高压；早期患者常以咯血、气促和反复的肺部感染为主诉就诊。单侧肺动脉缺如还需特别注意主动脉弓和降主动脉的位置关系。

【思考题】

1. （单选题）肺动脉吊带，以下说法错误的是（　）。

A.肺动脉吊带是一种罕见的先天性心血管畸形，又名迷走左肺动脉

B.肺动脉吊带超声主要表现为右肺动脉异常起源于左肺动脉的后方

C.当伴有韧带或动脉导管时，动脉导管自右肺动脉与主肺动脉接合处发出朝向后上方并与降主动脉相连，与异常的左肺动脉一起形成完整的血管环

D.该病很少出现肺动脉高压征象，但由于易形成血管环，压迫气管，临床常表现为不明原因的咳嗽、喘鸣和呼吸困难

E.经胸骨上窝右肺动脉长轴切面扫查，该切面是针对高度怀疑肺动脉吊带情况下的一个补充诊断切面

【答案解析】B

A.肺动脉吊带是一种罕见的先天性心血管畸形，又名迷走左肺动脉，其发病率占整个先天性心血管畸形的1%以下，1897年Glaevecke和Doehle首次报道本病。

B.肺动脉吊带超声心动图特异性表现为大动脉短轴切面主肺动脉分叉处未探及左肺动脉，左肺动脉起自右肺动脉。

C.肺动脉吊带是指左肺动脉异常起源于右肺动脉的后方，呈半环形跨过右主支气管或气管远端，向左穿行于食管前和气管后，沿左主支气管后壁到达左肺门，在气管远端和主支气管近端形成吊带，即形成部分型血管环。当伴有韧带或动脉导管时，动脉导管自右肺动脉与主肺动脉接合处发出，朝向后上方并与降主动脉相连，与异常的左肺动脉一起形成完整的血管环。

D.该病很少出现肺动脉高压征象，但由于易形成血管环，压迫气管，临床常表现为不明原因的咳嗽、喘鸣和呼吸困难。

E.经胸骨上窝右肺动脉长轴切面扫查，该切面是针对高度怀疑肺动脉吊带情况下的一个补充诊断切面，可以清晰地显示出左肺动脉发自右肺动脉。

2. （多选题）关于肺动脉异常起源，正确的是（　）。

A.肺动脉异常起源指肺动脉起源于异常部位，是一类罕见的先天性肺血管畸形，主要包括先天性单侧肺动脉缺如、单侧肺动脉异常起源和肺动脉吊带3种情况

B.单侧肺动脉异常起源根据畸形起源肺动脉的位置，分为两种类型，Ⅰ型占多数

C.单侧肺动脉异常起源超声心动图特异性表现为胸骨旁大动脉短轴切面主肺动脉直接延续为左肺动脉，右肺动脉异常起源于升主动脉，且较易合并重度肺动脉高压

D.先天性单侧肺动脉缺如超声心动图特异性表现为主肺动脉分叉处未探及左肺动脉，主肺动脉直接延续为右肺动脉，且未异常起源于其他血管，通常不伴有肺动脉高压

E.肺动脉吊带超声心动图特异性表现为大动脉短轴切面主肺动脉分叉处未探及左肺动脉，左肺动脉起自于右肺动脉；该病很少出现肺动脉高压征象

【答案解析】ABCE

A.肺动脉异常起源指肺动脉起源于非正常部位，是一类罕见的先天性肺血管畸形，文献报道发病率在1/200 000。主要包括先天性单侧肺动脉缺如、单侧肺动脉异常起源和肺动脉吊带3种情况。此类疾病可单独发生，也可并发其他类型的心血管畸形，由于其早期多没有典型的临床表现而容易被忽略。

B.单侧肺动脉异常起源根据异常起源肺动脉的位置，分为两种类型。Ⅰ型：一侧肺动脉异常起源于升主动脉近端的右侧壁、左侧壁或后壁，占83%～87%；Ⅱ型：一侧肺动脉异常起源于无名动脉和（或）升主动脉远端，大约占15%。

C.单侧肺动脉异常起源超声心动图特异性表现为胸骨旁大动脉短轴切面主肺动脉直接延续为左肺动脉，右肺动脉异常起源于升主动脉，且较易合并重度肺动脉高压。

D.肺动脉缺如侧肺部的血液供应，一般是通过动脉导管未闭和（或）支气管动脉的侧支供血，该侧肺部往往合并发育不良，而健侧肺动脉多数扩张，血流量代偿性增加，可出现肺动脉高压。

E.肺动脉吊带超声心动图特异性表现为胸骨旁大动脉短轴切面主肺动脉分叉处未探及左肺动脉，左肺动脉起源于右肺动脉；该病很少出现肺动脉高压征象，但由于易形成血管环，压迫气管，临床常表现为不明原因的咳嗽、喘鸣和呼吸困难。

3.（病例分析题）患儿，男性，2个月，因"听诊发现心脏杂音2月余"就诊。查体：心前区无隆起，未触及震颤，心脏浊音

界扩大，胸骨左缘第2～3肋间可闻及3/6级收缩期杂音。超声心动图：二维左室长轴切面显示升主动脉近端左后有异常血管发出；大动脉短轴切面显示有两组半月瓣，升主动脉发出异常血管，主肺动脉未见分叉，直接延续为左肺动脉。胸骨上窝切面起源异常的右肺动脉与主肺动脉延续的左肺动脉在两个位置分别向左右发出走行，分别进入左右肺。彩色多普勒血流成像显示异常起源血管的血流频谱特点与升主动脉相似。

（1）（单选题）该患儿可诊断为（　）。

A.先天性心脏病，肺动脉吊带

B.先天性心脏病，右肺动脉缺如

C.先天性心脏病，右肺动脉异常起源Ⅰ型

D.先天性心脏病，右肺动脉异常起源Ⅱ型

E.先天性心脏病，永存动脉干

（2）（单选题）下列先天性心脏病很少出现肺动脉高压征象的是（　）。

A.先天性心脏病，肺动脉吊带

B.先天性心脏病，右肺动脉缺如

C.先天性心脏病，右肺动脉异常起源Ⅰ型

D.先天性心脏病，右肺动脉异常起源Ⅱ型

E.先天性心脏病，永存动脉干

【答案解析】（1）C；（2）A

（1）肺动脉吊带：超声心动图特异性表现为胸骨旁大动脉短轴切面主肺动脉分叉处未探及左肺动脉，左肺动脉起源于右肺动脉。右肺动脉缺如：超声心动图特异性表现为主肺动脉分叉处未探及右肺动脉，主肺动脉直接延续为左肺动脉，且未异常起源于其他血管。右肺动脉异常起源：超声心动图特异性表现为胸骨旁大动脉短轴切面主肺动脉直接延续为左肺动脉，右肺动脉异常起源于升主动脉可分为两型。Ⅰ型：一侧肺动脉异常起源于升主动脉近端的右侧壁、左侧壁或后壁，占83%～87%；Ⅱ型：一侧肺动脉异常起源于无名动脉和（或）升主动脉远端，大约占15%。永存动脉干：超声心动图特异性表现为只有一条动脉干，骑跨于左心室、右心室之上，或起自单侧心室，仅有一组半月瓣，且绝大多数患者伴有较大的室间隔缺损。

（2）肺动脉吊带：该病很少出现肺动脉高压征象，但由于易形成血管环，会压迫气管，临床常表现为不明原因的咳嗽、喘鸣和呼吸困难。右肺动脉缺如：肺动脉缺如侧肺部的血液供应，一般是通过动脉导管未闭和（或）支气管动脉的侧支供血，该侧肺部往往合并发育不良，而健侧肺动脉多数扩张，血流量代偿性增加，可出现肺动脉高压。右肺动脉异常起源：右肺动脉异常起源于升主动脉且较易合并重度肺动脉高压。永存动脉干：患者肺部血流来自不同位置的肺动脉，左心室、右心室血流均通过室间隔缺损混合后进入总动脉干和肺动脉，致使肺血流量增多，肺动脉压力增高，引起肺动脉高压。

4.（问答题）肺动脉吊带的超声诊断要点有哪些?

【答案解析】

（1）胸骨旁大动脉短轴切面显示正常的肺动脉分叉结构消失，主动脉直接延续为右肺动脉，但是在原左肺动脉起始处未见左肺动脉开口；于右肺动脉第一级分支开口前可显示左肺动脉开口，彩色多普勒显示右肺动脉血流分流进入左肺动脉。

（2）剑突下肺动脉长轴切面仍未显示肺动脉分叉结构。

（3）经胸骨上窝右肺动脉长轴切面扫查，彩色多普勒显示右肺动脉旁有异常血流信号，该切面是针对高度怀疑肺动脉吊带情况下的一个补充诊断切面，可以清晰地显示出左肺动脉发自右肺动脉。

（张键）

第九节　心内膜垫缺损

【病史】

　　患者，男性，16岁，因"发现先天性心脏病1月余"就诊。查体：颈静脉无异常充盈，双肺呼吸音清，无干、湿啰音，心率100次/分，心律齐，心尖区可闻及2/6级收缩期杂音，P_2亢进。胸部X线检查显示双肺尖、右肺中叶、左肺下叶后基底段多发条索灶，心影增大；心电图显示窦性心动过速。心脏彩超显示先天性心脏病，部分型心内膜垫缺损；房间隔缺损，原发孔型，约1.0 cm，左向右分流，肺动脉收缩压50 mmHg；右心增大，室间隔运动稍减弱，二尖瓣中度关闭不全，前叶裂可能，三尖瓣轻-中度关闭不全。

【相关切面声像图特点】

　　相关切面声像图见图7-9-1～图7-9-8。

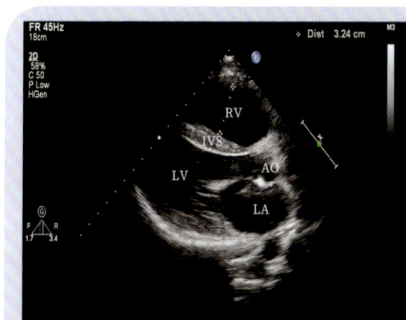

右心室内径增大。AO：主动脉；LV：左心室；LA：左心房；RV：右心室；IVS：室间隔。

图7-9-1　胸骨旁左室长轴切面

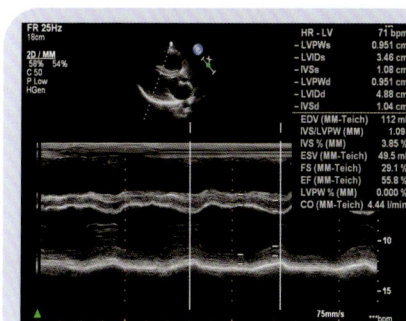

室间隔运动稍减弱。

图7-9-2　左心室波群M型超声

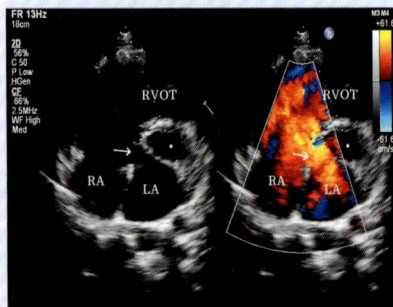

低位房间隔缺损，彩色多普勒血流成像显示左向右分流（箭头）。RVOT：右室流出道；RA：右心房；LA：左心房。

图7-9-3　大动脉短轴切面

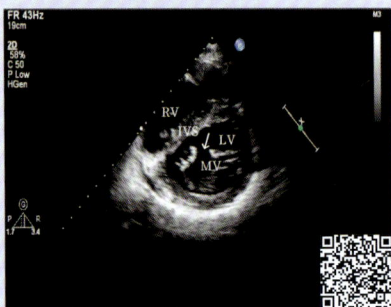

舒张期二尖瓣前叶回声连续中断（箭头）。LV：左心室；RV：右心室；IVS：室间隔；MV：二尖瓣。

图7-9-4　二尖瓣水平左室短轴切面（动态）

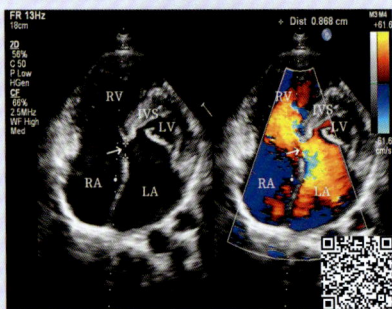

房间隔下部近十字交叉处回声中断（箭头），二尖瓣侧未见房间隔残端，彩色多普勒血流成像显示心房水平左向右分流；右心房、右心室内径增大，二尖瓣中度关闭不全，三尖瓣轻-中度关闭不全。LV：左心室；RV：右心室；RA：右心房；LA：左心房；IVS：室间隔。

图7-9-5　心尖四腔心切面一（动态）

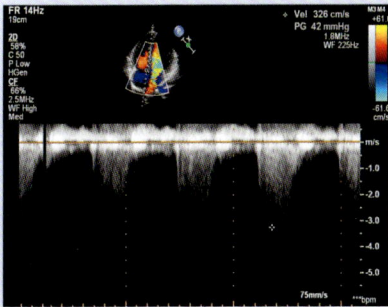

三尖瓣反流多普勒频谱测量峰值流速约326 cm/s，峰值压差约42 mmHg。

图7-9-6　心尖四腔心切面二

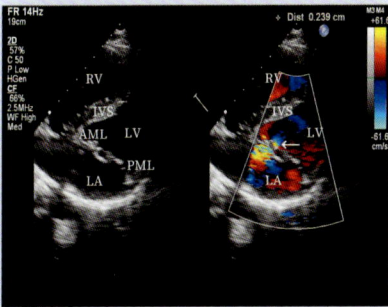

二尖瓣前叶瓣根收缩期反流（箭头）。LV：左心室；RV：右心室；LA：左心房；IVS：室间隔；AML：二尖瓣前叶；PML：二尖瓣后叶。

图7-9-7　胸骨旁四腔心切面

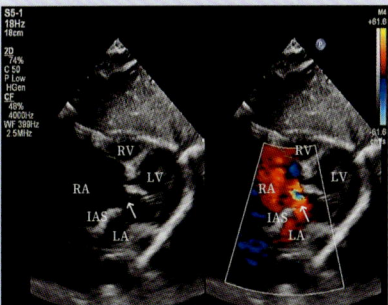

房间隔缺损，原发孔型，约1.0 cm，左向右分流（箭头）。LV：左心室；RV：右心室；RA：右心房；LA：左心房；IAS：房间隔。

图7-9-8　剑突下四腔心切面

【鉴别诊断】

（1）低位的继发孔型房间隔缺损：需要和部分型心内膜垫缺损相鉴别。低位的继发孔型房间隔缺损下端与心内膜垫组织相连，心腔内的"十"字交叉结构正常存在，二尖瓣和三尖瓣通常瓣膜形态结构完整，不存在瓣叶裂，瓣环位置正常。

（2）无顶冠状静脉窦综合征：无顶冠状静脉窦综合征是一类比较少见的房间隔缺损，其缺损发生在左心房与冠状静脉窦之间，部分切面的原发孔型房间隔缺损分流部位与无顶冠状静脉窦综合征的分流部位相似，但无顶冠状静脉窦综合征在扫查房间隔常规切面时，一般无法显示出房间隔的回声失落，此点有助于鉴别。

（3）单心室：完全型心内膜垫缺损常伴有较大的室间隔缺损，需与单心室相鉴别。鉴别的关键点在于是否存在室间隔组织结构，完全型心内膜垫缺损在心尖部尚存有室间隔的部分残端，心尖短轴切面显示左室心尖部仍为环形，可见呈半月形的右心腔附着。单心室的心尖部常伴有巨大的乳头肌回声，与残余的室间隔组织类似，但心尖短轴切面的左室心尖部不能呈环形，并存有腱索与其顶端相连。

（4）三尖瓣闭锁：三尖瓣闭锁常合并房间隔缺损和室间隔缺损，需与完全型心内膜垫缺损相鉴别。三尖瓣闭锁时瓣叶呈肌性闭锁，无瓣叶活动。当其合并房间隔缺损时，心房水平的分流常为单纯的右向左分流，且三尖瓣闭锁时右心腔常发育不良。

【病例报告书写】

1.超声描述

右心房、右心室内径增大，其余心脏各腔室大小正常，肺动脉内径增宽，室间隔与左心室后壁呈同向运动，房间隔回声延续性中断约__mm（中断位置、大小，与周围结构的位置关系），室间隔的情况（连续性完整/中断/膜部瘤合并分流口），大动脉关系正常，各瓣膜未见明显异常（原发孔型房间隔缺损常合并二尖瓣前叶裂缺及三尖瓣隔叶裂缺，注意观察瓣膜有无合并病变，以及二尖瓣、三尖瓣腱索附着点的位置），降主动脉内径约__mm，频谱及彩色多普勒血流成像：心房水平可探及左向右分流的血流信号，右心房内可见收缩期源于三尖瓣口的以蓝色为主的反流束，峰值流速__cm/s，峰值压差__mmHg（各瓣膜反流情况）……

　　2.结论

　　（1）病因诊断：先天性心脏病。

　　（2）心内膜垫缺损的分型：完全型（A、B、C型）、部分型、过渡型。

　　（3）原发孔房间隔缺损，心房水平分流的方向：左向右、右向左或双向分流。

　　（4）室间隔缺损（完全型和过渡型）部位、大小，分流方向。

　　（5）二尖瓣前叶裂或三尖瓣隔瓣发育不良或缺如（部分型）、共同房室瓣（完全型）关闭不全的程度。

　　（6）其余各瓣膜（主动脉瓣、肺动脉瓣）关闭不全的程度。

　　（7）肺动脉高压的程度：轻度、中度、重度。

　　（8）左心室、右心室收缩、舒张功能是否降低。

　　（9）其他合并的心血管畸形。

【要点与讨论】

　　（1）原发孔型房间隔缺损常合并二尖瓣前叶裂、三尖瓣隔叶发育不良或部分缺如，若发现明显的二尖瓣反流或三尖瓣反流，则需明确有无相关瓣叶病变。

　　（2）部分型心内膜垫缺损易与扩张的冠状静脉窦相混淆，应注意在非标准心尖四腔心切面扫查时，不要将增宽的冠状静脉窦误认为原发孔型房间隔缺损，前者多与永存左上腔静脉、心内型肺静脉异位引流有相关性，应仔细扫查，当房室瓣开闭时，能清晰显示出低位房间隔缺损导致心腔内的十字交叉结构消失才可确认为原发孔型房间隔缺损，若从任何角度可观察到房室瓣环处有房间隔组织残端，则可能会是增宽的冠状静脉窦或低位的继发孔型房间隔缺损。

　　（3）心内膜垫缺损常合并其他畸形，需注意检查有无合并右室双出口、微小的室间隔缺损及继发孔型房间隔缺损等。

　　（4）心内膜垫缺损分型较复杂，具体分为部分型、过渡型和完全型。完全型心内膜垫缺损又分为A型、B型和C型，检查时应多切面、多角度扫查，根据各自分型的特点仔细鉴别诊断。

　　（5）其他辅助检查手段包括：经食管超声心动图可清晰显示本病的病理解剖情况，并有助于明确房室瓣的病变情况，经胸二维超声心动图常能对本病进行判断，而经食管超声心动图运用较少。对于部分型心内膜垫缺损，右心声学造影有助于判断有无心房水平的右向左分流；而完全型心内膜垫缺损由于四个心腔均相通，在右心系统出现造影剂时，左心内也可同时出现造影剂回声。

【思考题】

1.（单选题）完全型心内膜垫缺损的超声表现最符合的是（ ）。

A.房间隔缺损伴室间隔缺损，房室瓣正常

B.一组房室瓣发育异常伴室间隔上段回声中断

C.一组房室瓣发育异常伴原发孔型房间隔缺损

D.中心纤维体消失，房间隔下段及室间隔上段回声中断，有共同房室瓣

E.房间隔下段回声失落，室间隔无回声中断，两组房室瓣依然存在

【答案解析】D

A.心内膜垫缺损是一组房室瓣周围的间隔组织缺损合并房室瓣发育异常的先天性心血管畸形，又称共同房室通道、房室管畸形、房室间隔缺损等。常伴有房室瓣畸形（二尖瓣前叶裂、三尖瓣隔瓣发育不全）。需要与单纯的室间隔缺损合并房间隔缺损相鉴别。

B.过渡型心内膜垫缺损为完全型和部分型心内膜垫缺损的中间型，病理解剖类似于完全型心内膜垫缺损，但房室瓣前后桥瓣在室间隔上融合，形成接近正常的三尖瓣和二尖瓣。过渡型心内膜垫缺损由较小的流入道型室间隔缺损、原发孔型房间隔缺损及两组异常的房室瓣构成。B选项为一组房室瓣畸形，且未合并原发孔型房间隔缺损，需与完全型心内膜垫缺损相鉴别。

C.为一组房室瓣畸形，且未合并心内膜垫型室间隔缺损，需与完全型心内膜垫缺损相鉴别。

D.完全型心内膜垫缺损主要由心内膜垫型室间隔缺损、原发孔型房间隔缺损和共同房室瓣组成。其超声表现为中心纤维体消失，房间隔下段及室间隔上段回声中断，有共同房室瓣。

E.心内膜垫缺损是较为常见的先天性心脏病之一，占先天性心脏病的4%～5%，常发生于先天愚型患儿。根据病变所累及的范围和程度，心内膜垫缺损可分为部分型、完全型和过渡型三种类型。部分型心内膜垫缺损主要由原发孔型房间隔缺损和部分房

室瓣畸形（二尖瓣前叶裂、三尖瓣隔瓣发育不全）组成。其他还包括单纯的原发孔型房间隔缺损。

2.（多选题）关于完全型心内膜垫缺损，以下正确的是（　）。

A.A型：瓣下腱索附着于室间隔残端的顶部

B.B型：瓣下腱索附着于右心室的游离壁上

C.C型：瓣下腱索无附着点

D.房间隔上部缺损

E.室间隔上部缺损

【答案解析】ABCE

A、B、C.完全型心内膜垫缺损的特征为原发孔型房间隔缺损、室间隔缺损和共同房室瓣畸形，Rastelli等根据共同房室瓣的形态及其腱索与室间隔、右心室内乳头肌的关系，将完全型心内膜垫缺损分为三型。A型：共同房室瓣腱索附着在室间隔缺损的顶部；B型：共同房室瓣腱索附着在室间隔右心室面的异常乳头肌上；C型：共同房室瓣未能分为二尖瓣和三尖瓣，无腱索附着而呈漂浮状。

D、E.完全型心内膜垫缺损主要表现为室间隔上部及房间隔下部出现缺损，二尖瓣瓣叶与三尖瓣瓣叶形成一共同房室瓣，在心腔内的房室瓣环水平形成四个心腔血流互相交通的病理解剖改变。房间隔上部缺损属于继发孔型房间隔缺损。

3.（病例分析题）患儿，女性，9个月，因"咳嗽、气喘半个月"就诊，心前区可闻及3/6级收缩期杂音。超声心动图显示心脏增大，肺动脉内径增宽。心尖四腔心切面显示心内"十"字结构消失，分化尚好，三尖瓣隔叶和二尖瓣前叶组成共同房室瓣横跨房室间隔缺损处，腱索与室间隔上端相连，共瓣处可见房间隔下段与室间隔上段回声中断。彩色多普勒血流成像显示房室水平以左向右分流为主的双向血流信号及房室瓣反流。

（1）（单选题）超声诊断为（　）。

A.先天性心脏病，左室-右房通道

B.先天性心脏病，继发孔型房间隔缺损并室间隔缺损

C.先天性心脏病，部分型心内膜垫缺损

D.先天性心脏病，过渡型心内膜垫缺损

E.先天性心脏病，完全型心内膜垫缺损

（2）（单选题）超声心动图检查测值可能提示（　）。

A.仅左心房内径增大

B.仅左心室内径增大

C.仅右心房内径增大

D.全心增大，以右心房、右心室为著

E.全心增大，以左心房、右心室为著

（3）（单选题）本例解剖分型为（　）。

A.单心房型A型

B.A型

C.B型

D.C型

E.单纯原发孔房间隔缺损型

【答案解析】（1）E；（2）D；（3）B

（1）完全型心内膜垫缺损主要由心内膜垫型室间隔缺损、原发孔型房间隔缺损和共同房室瓣组成。其超声表现为房室瓣环处"十"字交叉结构完全消失，房间隔下段及室间隔上段回声中断，二尖瓣瓣叶与三尖瓣瓣叶形成一共同房室瓣，在心腔内的房室瓣环水平形成四个心腔血流互相交通的病理解剖改变。

（2）完全型心内膜垫缺损时，全心增大，房室水平左向右分流，导致右心房、右心室压力增高，故右心房、右心室增大显著。左向右分流引起肺血流量增加，导致肺淤血，肺动脉压升高，肺动脉内径增宽。随着肺动脉高压的持续发展，右心系统压力超过左心系统，可出现双向分流甚至右向左分流。

（3）Rastelli等根据共同房室瓣的形态及其腱索与室间隔、右心室内乳头肌的关系将完全型心内膜垫缺损分为三型。A型：共同房室瓣腱索附着在室间隔缺损的顶部；B型：共同房室瓣腱索附着在室间隔右心室面的异常乳头肌上；C型：共同房室瓣未能分为二尖瓣和三尖瓣，无腱索附着而呈漂浮状。本病例中共同房室瓣的腱索与室间隔上端相连，则为A型。

4.（问答题）部分型心内膜垫缺损的超声诊断要点有哪些？

【答案解析】

部分型心内膜垫缺损主要由原发孔型房间隔缺损和部分房室瓣畸形（二尖瓣前叶裂、三尖瓣隔瓣发育不全）组成。其他还包括单纯的原发孔型房间隔缺损。

（1）二维和M型超声心动图特征如下。

1）间接征象：右心房、右心室增大，右室流出道增宽，与房间隔缺损类似。

2）直接征象：M型超声心动图可表现为存在瓣叶裂的瓣膜活动幅度增大，主动脉波群可表现为右室流出道增宽。房间隔缺损位置低，四腔心切面房间隔缺损的下缘紧邻二尖瓣根部，没有残端。部分型心内膜垫缺损通常合并二尖瓣前叶裂，其最佳观察切面是二尖瓣短轴水平，可显示舒张期二尖瓣前叶连续性中断。

（2）彩色多普勒超声特征如下。

彩色多普勒血流成像显示心房水平的低位左向右分流，频谱多普勒也可以记录到以舒张期为主的左向右分流，合并二尖瓣前叶裂者可以有二尖瓣不同程度的反流血流信号。

（张键）

第十节　肺静脉异位引流

【病史】

患者，男性，16岁，因"反复上呼吸道感染，活动后心悸乏力"就诊。听诊：胸骨左缘第2~3肋间2~3级柔和的收缩期杂音，P₂亢进。胸部X线检查显示肺血增多，肺动脉段突出，右心增大，上纵隔增宽。心电图显示心电轴右偏。心脏彩超显示先天性心脏病，完全型肺静脉异位引流（混合型，心上型+心内型）；房间隔缺损，继发孔型，约2.5 cm，右向左分流，右心增大，三尖瓣反流（中–重度）。

【相关切面声像图特点】

相关切面声像图见图7–10–1~图7–10–10。

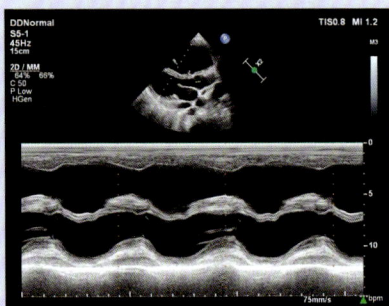

右心明显扩大。

图7-10-1　左室长轴切面

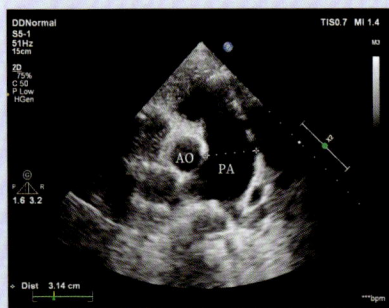

肺动脉明显扩张。AO：主动脉；PA：肺动脉。

图7-10-2　肺动脉长轴切面

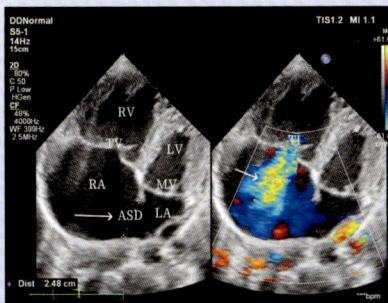

三尖瓣大量反流（短箭头），房间隔回声中断（长箭头）。RV：右心室；RA：右心房；TV：三尖瓣；LV：左心室；MV：二尖瓣；LA：左心房；ASD：房间隔缺损；TI：三尖瓣反流。

图7-10-3　胸骨旁四腔心切面一

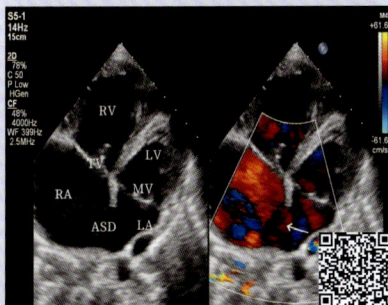

左新房壁光滑，未见明确肺静脉开口，心房水平房间隔回声中断处探及右向左分流（箭头）。RV：右心室；RA：右心房；TV：三尖瓣；LV：左心室；MV：二尖瓣；LA：左心房；ASD：房间隔缺损。

图7-10-4　胸骨旁四腔心切面二（动态）

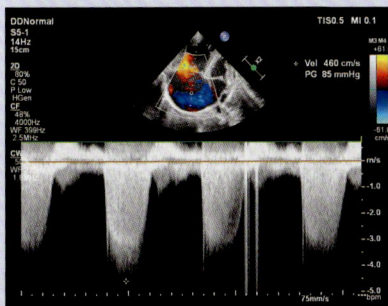

连续多普勒测量三尖瓣反流压差。

图7-10-5　胸骨旁四腔心切面三

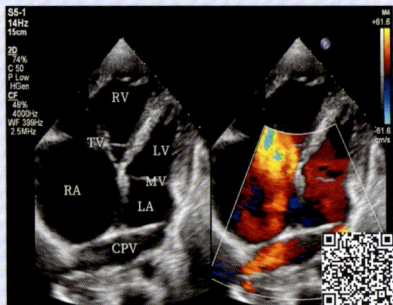

左心房后方探及增粗的共同静脉干。RV：右心室；RA：右心房；TV：三尖瓣；LV：左心室；MV：二尖瓣；LA：左心房；CPV：共同肺静脉干。

图7-10-6　胸骨旁四腔心切面四（动态）

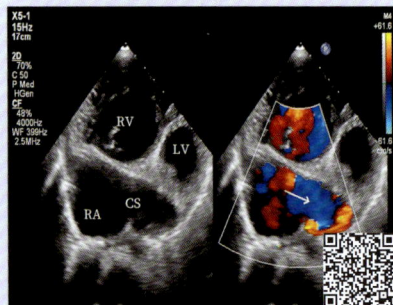

冠状静脉窦明显扩张，其内可疑分流血流信号（箭头）。RV：右心室；LV：左心室；RA：右心房；CS：冠状静脉窦。

图7-10-7　胸骨旁四腔心切面五（动态）

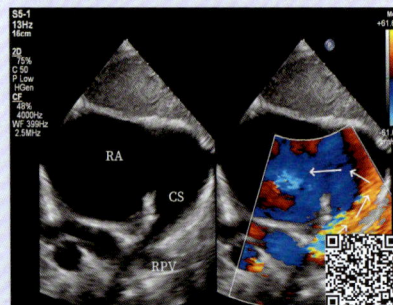

右肺静脉汇成共干汇入冠状静脉窦回流入右房（箭头）。RA：右心房；CS：冠状静脉窦；RPV：右肺静脉。

图7-10-8　剑突下切面（动态）

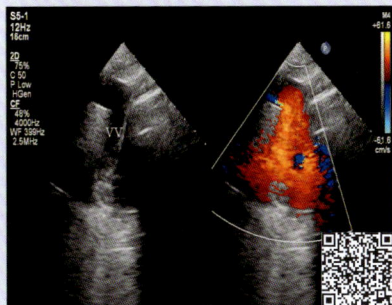

垂直静脉开放。VV：垂直静脉。

图7-10-9　胸骨上窝切面一（动态）

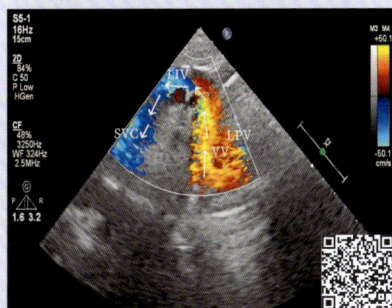

左肺静脉经垂直静脉、无名静脉汇入上腔静脉（箭头）。VV：垂直静脉；LIV：左无名静脉；SVC：上腔静脉；LPV：左肺静脉。

图7-10-10　胸骨上窝切面二（动态）

【鉴别诊断】

（1）无顶冠状静脉窦综合征：无顶冠状静脉窦综合征是冠状静脉窦与左心房间的顶部缺如，在右室流入道切面、四腔心偏冠状静脉窦切面及剑突下双房切面，二维超声可观察到冠状静脉窦的顶部回声中断，彩色多普勒显示左心房的血流通过顶部缺如的冠状静脉窦进入右心房。与引流入冠状静脉窦的心内型完全型肺静脉异位引流或部分型肺静脉异位引流的主要鉴别在于是否在左心房后方探及共同静脉干的血流通过冠状静脉窦引流入右心房，完全型肺静脉异位引流的左心房发育较小、左心房壁光滑无肺静脉开口，心房水平右向左分流也是重要的鉴别要素。

（2）部分型心内膜垫缺损：肺静脉引流入冠状静脉窦的心

内型肺静脉异位引流，容易与部分型心内膜垫缺损相混淆。需要采用多切面、多方向扫查，注意房室瓣环部位有无房间隔残端组织。如果在某个角度可探及房间隔残端组织，则应考虑鉴别心内型肺静脉异位引流；通过观察左心房后方有无共同的肺静脉干与冠状静脉窦相通，冠状静脉窦是否扩张，两者即可得到鉴别。

（3）上腔静脉血流量增多：如果患者右心容量负荷增大，上腔静脉增宽、血流量增多，右心室壁不厚，经细心扫查未探及房间隔缺损，要考虑到部分肺静脉从上腔静脉较高的位置引流入上腔静脉，从而引起腔静脉内的血流量明显增多，检查中如遇到此类情况，要考虑到肺静脉异位引流的可能，如仔细寻找后未发现明确的肺静脉异位引流，也应给临床提供相应的提示性诊断，建议临床进一步检查，避免漏诊。

【病例报告书写】

1.超声描述

右心房、右心室内径增大，左心房、左心室内径偏小。左心室壁厚度正常，室间隔运动减弱。房间隔中部回声中断，大小约__cm，心房顶侧缺损无明显残边（上腔静脉侧缺损无明显残边/下腔静脉侧缺损无明显残边）；室间隔延续完整。肺静脉异位引流情况（左侧肺静脉/右侧肺静脉是否汇成共干、走行情况、是否合并梗阻或汇入冠状静脉窦/右心房/上腔静脉/下腔静脉、是否经垂直静脉–左无名静脉–上腔静脉等）。各瓣膜结构、启闭运动正常。肺动脉内径增宽，主动脉弓降部未见明显异常。频谱及彩色多普勒血流成像：肺静脉异位引流情况；心房水平可探及左向右分流（双向分流/右向左分流）血流信号，右心房内可见收缩期源于三尖瓣口的以蓝色为主的反流束，峰值流速__cm/s，峰值压差__mmHg（各瓣膜反流情况）……

2.结论

（1）病因诊断：先天性心脏病。

（2）肺静脉异位引流的分型：完全型和部分型（心上型、心内型、心下型、混合型）。

（3）继发孔型房间隔缺损，房水平分流的方向：左向右、右向左或双向分流。

（4）肺动脉高压的程度：轻度、中度、重度。

（5）其他合并的心血管畸形。

【要点与讨论】

（1）肺静脉位于左心房后方，且异位引流的肺静脉走行各异，超声对心外血管的扫查声窗条件有限，因此超声要全程跟踪显像异位走行的肺静脉分支很困难。在右心房侧、腔静脉侧或冠状静脉窦侧寻找异位引流的肺静脉入口血流是判断肺静脉异位引流的重要依据。肺静脉常见的异位引流途径如下。

1）心上路径：左侧静脉经垂直静脉–左无名静脉–上腔静脉，右侧静脉直接上行至上腔静脉高处并汇入其中。

2）心内路径：直接汇入右心房（或在房间隔缺损处汇入右心房）、汇入冠状静脉窦（多合并成静脉干）。

3）心下路径：汇入门静脉、肝静脉或下腔静脉。

CT检查相对于超声心动图更有优势，CT扫描可以获得肺静脉异位走行的全部图像。超声检查怀疑肺静脉异位引流，建议进一步行CT检查来明确诊断。

在超声检查中，需注意混合型肺静脉异位引流的存在，如在胸骨上窝切面探及心上型的肺静脉异位引流，而忽略其他途径的肺静脉异位引流。因此在超声检查中，怀疑肺静脉异位引流时，要全面扫查可能存在的引流途径，尽量避免漏诊。

（2）肺静脉异位引流种类繁多，无论是部分型还是完全型肺静脉异位引流，均根据引流的数目及途径进行分类。肺静脉异位引流可以独立存在，也可以与其他心内复杂畸形并存，如与心内膜垫缺损、大动脉转位、右室双出口、肺动脉闭锁等心内复杂畸形并存。因此在超声检查的过程中，应注意心腔大小、容量负荷的程度与推测的诊断是否相匹配。怀疑存在肺静脉异位引流时，应注意扫查左心房壁肺静脉开口情况，左心房及右心房后方有无异常静脉血流信号，腔静脉、冠状静脉窦是否扩张，胸骨上窝切面有无共同静脉干引流血管环，以及剑突下切面门静脉与肝静脉是否扩张，避免遗漏肺静脉异位引流。

房间隔缺损如合并部分直接引流入右心房的肺静脉异位引流，因其特征不明显，极易被诊断为单纯的房间隔缺损。房间隔缺损是超声检查中最常遇到的先天性心脏病，超声检查房间隔缺损时，务必注意心腔大小、容量负荷的程度与房间隔缺损的大小是否相匹配。尤其注意静脉窦型的房间隔缺损，极易伴发右侧的肺静脉异位引流。

另外，在任何能够探及的肺静脉异位引流途径中，注意排查引流静脉是否存在梗阻，以及梗阻的程度，肺静脉梗阻可以发生在异常的肺静脉引流途径中的任何部位，它可源自肺静脉的先天狭窄或发育不良，也可源自邻近器官的压迫，以心下型最多见。

（3）部分型肺静脉异位引流的病理生理改变与单纯的房间隔缺损类似。左向右分流量的大小取决于参与畸形引流的肺静脉支数及是否合并房间隔缺损。分流量大者同样可以导致肺动脉高压，患者会出现反复的上呼吸道感染和活动量受限。少数患者会在婴幼儿期就出现症状。单独一支的肺静脉畸形引流如果没有合并房间隔缺损，由于分流量较小，症状多不明显。

完全型肺静脉异位引流患者的存活依赖于心脏内右向左的分流，所以完全型肺静脉异位引流绝大多数合并非限制性的房间隔缺损或卵圆孔未闭。体、肺静脉血在心房内混合可造成患儿不同程度发绀，其严重程度取决于肺循环和体循环的血流比（Qp/Qs），而是否存在肺静脉梗阻最终决定了Qp/Qs的大小。患儿症状主要取决于是否合并肺静脉梗阻，如合并严重梗阻，新生儿在生后数小时内就可以表现严重发绀及呼吸急促、气短，频繁缺氧发作。如未合并梗阻，症状则取决于肺血流量和肺高压程度。儿童和成年人表现为经常感冒、咳嗽、活动后气短，发绀轻重程度不一。

【思考题】

1.（单选题）心下型的完全型肺静脉异位引流，符合其特征的声像图表现为（　　）。

A.肺静脉共干引流入上腔静脉

B.左、右侧肺静脉汇合成共干引流入冠状静脉窦

C.肺静脉共干引流入下腔静脉

D.所有肺静脉直接引流入右心房

E.左侧肺静脉引流入无名静脉、右侧肺静脉引流入冠状脉窦

【答案解析】C

心下型完全型肺静脉异位引流为共同肺静脉-门静脉-下腔静脉-右心房。心下型是最易出现梗阻的肺静脉异位引流，新生儿死亡率高，需尽早进行手术矫治。肺静脉共干引流入上腔静脉为心上型完全型肺静脉异位引流；左、右侧肺静脉汇合成共干引流入冠状静脉窦和所有肺静脉直接引流入右房为心内型完全型肺静

脉异位引流；左侧肺静脉引流入无名静脉、右侧肺静脉引流入冠状静脉窦为混合型完全型肺静脉异位引流，在超声检查中，需注意混合型肺静脉异位引流的存在，怀疑肺静脉异位引流时，要全面扫查可能存在的引流途径，尽量避免漏诊。

2.（单选题）心内型肺静脉异位引流的主要表现，以下描述正确的是（　　）。

A.右上肺静脉回流到上腔静脉

B.右下肺静脉回流到下腔静脉

C.左上肺静脉经左无名静脉回流

D.左侧肺静脉回流到肝静脉

E 右侧肺静脉汇成共干回流到冠状静脉窦

【答案解析】E

心内型肺静脉异位引流的方式有两种：一种是肺静脉直接连接右心房，另一种是肺静脉连接冠状静脉窦回流右心房。第二种引流方式需要与无顶冠状静脉窦综合征相鉴别。无顶冠状静脉窦综合征与引流入冠状静脉窦的心内型完全型肺静脉异位引流或部分型肺静脉异位引流的主要鉴别点在于是否在左心房后方探及共同肺静脉干的血流通过冠状静脉窦引流入右心房，完全型肺静脉异位引流的左心房发育较小，左心房壁光滑，无肺静脉开口，心房水平右向左分流也是重要的鉴别要素。

3.（单选题）患者，女性，43岁，因"活动后乏力"就诊，超声心动图探及冠状静脉窦明显扩张，在左上肢肘静脉注射造影剂，扩张的冠状静脉窦不显影，此病可能为（　　）。

A.永存左上腔静脉

B.肺静脉异位引流心上型

C.肺静脉异位引流心内型

D.肺静脉异位引流心下型

E.肺静脉异位引流（心上型+心下型）

【答案解析】C

心内型肺静脉异位引流肺总静脉可通过冠状静脉窦回流入右心房。永存左上腔静脉回流至冠状静脉窦，经左上肢静脉进行声学造影显示冠状静脉窦内造影剂的出现早于右心房；永存左上腔静脉回流至左心房，经左上肢静脉进行声学造影显示左心房显影早于右心房，注意排除其他心内畸形；心上型部分型肺静脉异位引流时，垂直静脉通常位于左上腔静脉位置，经左肘静脉注入右心声学造影剂，垂直静脉内无造影剂气泡。

4.（多选题）心上型完全型肺静脉异位引流的表现不包括（　　）。

　　A.肺静脉共干回流入下腔静脉

　　B.右心房后方显示4支肺静脉回流到右心房

　　C.右侧肺静脉直接回流到右心房，左侧肺静脉合成共干回流到冠状静脉窦

　　D.肺静脉共干经垂直静脉回流入上腔静脉

　　E.经肺静脉总干引流至冠状静脉窦

　　【答案解析】ABCE

完全型肺静脉异位引流（心上型）最多见的途径为肺静脉所组成的共同静脉—垂直静脉—左无名静脉—上腔静脉—右心房，其次为经奇静脉—上腔静脉，奇静脉入口处多有梗阻。直接连接上腔静脉近心端，此型最少见。完全型肺静脉异位引流与部分型肺静脉异位引流的超声表现的共同特征是右心容量负荷增大，包括右心房、右心室增大，肺动脉扩张。完全型肺静脉异位引流的左心房发育偏小，左心房壁回声光滑完整，肺静脉不开口于左心房，非限制性的房间隔缺损的右向左分流是患者赖以生存的条件。

5.（单选题）患者，男性，16岁，超声心动图检查显示房间隔连续性中断约3.1 cm，心房顶侧未见明显残边；左心房未探及肺静脉开口，探及肺总静脉经垂直静脉及左无名静脉回流入上腔静脉，诊断此肺静脉畸形引流为（　　）。

　　A.心上型

　　B.心内型

　　C.心下型

　　D.部分型

　　E.混合型

　　【答案解析】A

肺静脉异位引流分为部分型和完全型，其中完全型分类如下。①心上型：所有肺静脉汇成一共同静脉干，通过垂直静脉与

左无名静脉相连，回流入右上腔静脉，或通过奇静脉或直接与右上腔静脉相连，此型最多见；②心内型：肺静脉总干直接开口于右心房，或引流到冠状静脉窦回流至右心房；③心下型：所有肺静脉汇合后，从左心房后方下降与膈下的肝门静脉相连，偶尔与静脉导管、肝静脉或下腔静脉相连；④混合型：肺静脉以不同的组合方式，经不同的途径汇入体静脉和（或）右心房、冠状静脉窦的不同部位，类型较多而且复杂。本例患者符合心上型完全型肺静脉异位引流。

6.（单选题）患儿，女性，4岁。长期反复出现上呼吸道感染，活动后心悸、气短，听诊发现胸骨左缘第2、第3肋间闻及2～3级柔和的收缩期杂音。超声心动图在心尖四腔心切面显示右肺静脉血流直接汇入右心房。最有可能的诊断为（　）。

A.原发孔型房间隔缺损

B.部分型肺静脉异位引流

C.完全型心内膜垫缺损

D.部分型心内膜垫缺损

E.继发孔型房间隔缺损

【答案解析】B

部分型肺静脉异位引流虽然可能单独发生，但大多数都合并房间隔缺损，通常为继发孔型房间隔缺损。静脉窦型房间隔缺损常合并右侧的肺静脉异位引流。肺静脉引流入冠状静脉窦的心内型肺静脉异位引流，容易与部分型心内膜垫缺损相混淆。需要采用多切面、多方向扫查，注意房室瓣环部位有无房间隔残端组织。通过观察左房后方有无共同的肺静脉干与冠状静脉窦相通，冠状静脉窦是否扩张，可予以鉴别。

7.（问答题）完全型肺静脉异位引流的病理分型有哪些？

【答案解析】

完全型肺静脉异位引流是指全部肺静脉均未与左心房相连，而连接于右心房或腔静脉的心脏畸形。绝大多数合并房间隔缺损或卵圆孔未闭。根据异位连接部位不同，分为四型。

（1）心上型：此型最多见，占45%。直接或间接汇入上腔静脉。引流方式包括：①经垂直静脉–左无名静脉–上腔静脉；②经奇静脉–上腔静脉，奇静脉入口处多有梗阻；③直接连接上腔静脉近心端。

（2）心内型：此型约占25%。直接引流入右心房或冠状静脉窦。引流方式包括：①所有肺静脉汇成一支静脉总干，直接连接右心房或冠状静脉窦；②肺静脉分别连接右心房或冠状静脉窦。

（3）心下型：此型占25%。所有肺静脉汇入共同肺静脉干，经垂直静脉引流入下腔静脉、门静脉或静脉导管。心下型是最易出现梗阻的肺静脉异位引流，新生儿死亡率高，需尽早进行手术矫治。

（4）混合型：此型占5%。肺静脉以不同的组合方式，经不同的途径汇入体静脉和（或）右心房、冠状静脉窦的不同部位，类型较多而且复杂。

根据引流途径中是否存在梗阻，完全型肺静脉异位引流分为梗阻型和非梗阻型两种亚型。肺静脉梗阻可以发生在异常的肺静脉引流途径中的任何部位，它可源自肺静脉的先天狭窄或发育不良，也可源自邻近器官的压迫，以心下型最多见。梗阻型患儿猝死风险高，是急诊手术的指征。

（李建华）

第八章

心肌病

第一节　肥厚型心肌病

【病史】

　　患者，男性，50岁，因"反复胸痛、呼吸困难、活动后加重1年"就诊。查体：血压110/80 mmHg，胸骨左缘3～4级收缩期杂音，呈递增–递减型。心电图显示电轴左偏。心脏彩超：①左心房内径增大；②左心室壁增厚，室间隔基底部尤为明显，致左室流出道重度狭窄（静息状态下）；③二尖瓣、三尖瓣轻度关闭不全；④左心室舒张功能降低（以上阳性指征提示非对称性梗阻性肥厚型心肌病）。

【相关切面声像图特点】

　　相关切面声像图见图8-1-1～图8-1-8。

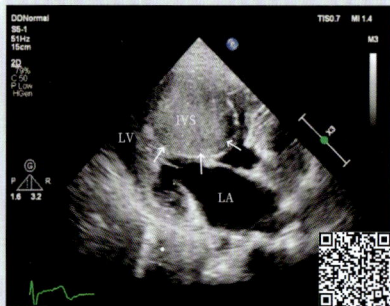

室间隔明显增厚，心肌回声不均匀，呈"毛玻璃样"改变（箭头），收缩期二尖瓣前叶瓣尖被吸入左室流出道（SAM征）。LA：左心房；LV：左心室；IVS：室间隔。

图8-1-1　胸骨旁左室长轴切面（动态）

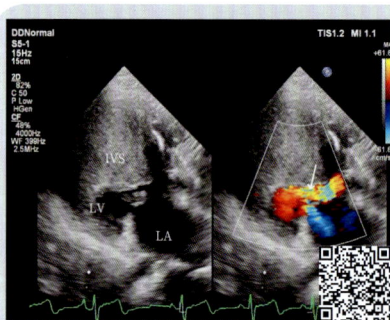

左室流出道收缩期五彩镶嵌血流信号（箭头）。LA：左心房；LV：左心室；IVS：室间隔。

图8-1-2　胸骨旁长轴切面（动态）

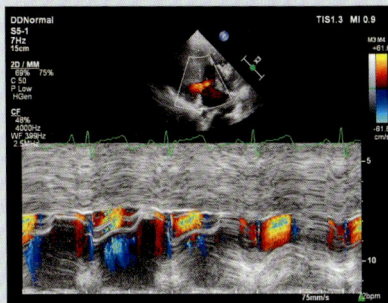

CD段呈弓背样隆起，即SAM征。

图8-1-3 胸骨旁左室长轴切面：M型超声

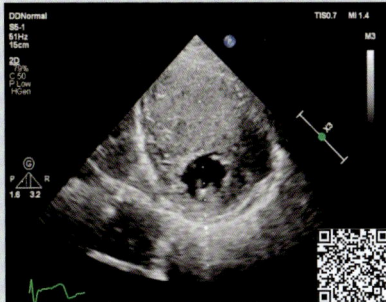

左心室壁不对称增厚，室间隔增厚尤为明显。

图8-1-4 左室短轴切面（二尖瓣水平）（动态）

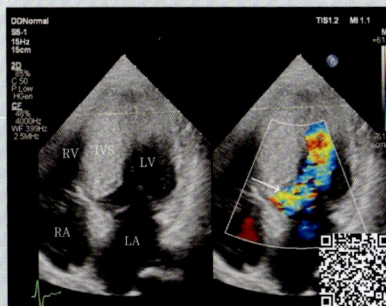

彩色多普勒血流成像显示左室流出道可见收缩期五彩镶嵌的射流（箭头）。LA：左心房；LV：左心室；RA：右心房；RV：右心室；IVS：室间隔。

图8-1-5 心尖五腔心切面一（动态）

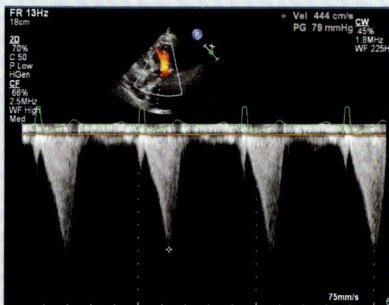

连续多普勒显示左室流出道血流速度增快，峰值流速约444 cm/s，峰值压差约79 mmHg，峰值后移，频谱形态呈现"匕首样"改变。

图8-1-6 心尖五腔心切面二

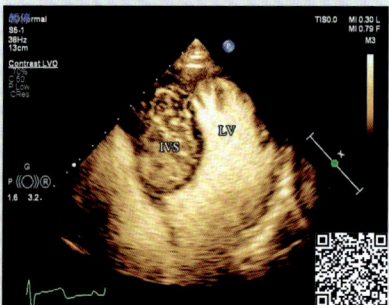

左心室内乳头肌粗大，收缩期贴近增厚的室间隔，造成左心室中部梗阻。LV：左心室；IVS：室间隔。

图8-1-7 心尖四腔心切面：左室心脏声学造影（动态）

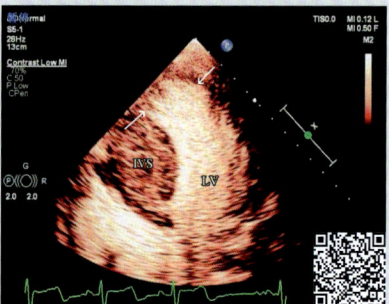

心肌灌注尚可，无明显灌注缺损及灌注延迟（箭头）。LV：左心室；IVS：室间隔。

图8-1-8 左室心肌声学造影（动态）

【鉴别诊断】

（1）高血压心肌肥厚：多见于60岁以上的老年患者，有长期高血压病史，心室肥厚多为对称性，室间隔厚度/左心室游离壁厚度<1.3，通常无二尖瓣前叶SAM征和左室流出道狭窄。

（2）主动脉瓣狭窄：超声检查可见主动脉瓣增厚、钙化等器质性病变，心脏杂音通常位置较高。

（3）心肌占位：无蒂、无活动性且附着于心肌的占位，尤其是室间隔占位，病变的组织与正常的心肌回声不同，回声强度较高，与正常的心肌组织分界较清，必要时应结合病史和其他影像学检查进一步明确诊断。

（4）其他原因导致的心肌肥厚，如糖原贮积病、Anderson-Fabry病、线粒体疾病等，需结合临床特征、实验室检查和其他影像学检查，必要时行基因检查进一步明确。

【病例报告书写】

1.超声描述

左心房内径增大（二尖瓣前叶SAM征造成的二尖瓣反流是引起左心房增大的主要原因，因此左心房明显扩大的患者通常存在流出道梗阻，此时应排除隐匿梗阻性肥厚型心肌病），其余各腔室内径正常。主、肺动脉内径正常。左心室壁增厚，室间隔/左室后壁>1.5，室间隔基底部尤为明显（除左室长轴切面及心尖四腔心切面测量室壁厚度外，可于左室短轴切面分别测量各节段室壁舒张末期厚度，并对比各节段室壁增厚情况），心肌回声不均，呈"毛玻璃样"改变，左心室壁运动尚可。二尖瓣前叶收缩期可见SAM征（怀疑左室流出道梗阻时，应着重观察收缩期二尖瓣前叶运动情况），主动脉瓣收缩中期提前关闭，其余各瓣膜形态、回声未见明显异常。房、室间隔连续性完整，肺静脉回流正常。彩色多普勒血流成像显示左室流出道内可见收缩期五彩镶嵌的高速射流，峰值流速444 cm/s，峰值压差79 mmHg（合并主动脉瓣狭窄时，往往可以在主动脉瓣频谱上看到重叠的达峰延迟的"匕首样"频谱，有助诊断流出道梗阻）；各瓣膜反流情况。

2.结论

由于该疾病的确诊必须依赖心肌活检，超声心动图检查主要侧重于对超声表现的解读，并据此提供临床提示。

（1）腔室大小变化：左心房内径增大。

（2）室壁厚度及运动情况：左心室壁增厚，室间隔基底部尤为明显，致左室流出道重度狭窄（是静息状态还是负荷状态）。

（3）瓣膜反流情况：二尖瓣、三尖瓣轻度关闭不全。

（4）心功能情况：左心室舒张功能降低。

注：以上阳性指征提示肥厚型心肌病并进行分型。

【要点与讨论】

（1）肥厚型心肌病是以心室壁异常肥厚为特征的心肌病，异常肥厚的心肌可发生于心室壁的任何部位，多数累及左心室，少数累及右心室，室间隔肥厚的发生率最高。

（2）按照心肌肥厚的部位分为3类。

1）非对称性肥厚型心肌病：最多见，室间隔明显增厚，室间隔/左心室后壁>1.5。

2）对称性肥厚型心肌病：左心室心肌普遍增厚，呈向心性改变，室间隔/左心室后壁<1.3。

3）特殊部位肥厚型心肌病：较少见，主要分为心尖肥厚型心肌病和其他部位型心肌病，如左心室中段肥厚，见图8-1-9。

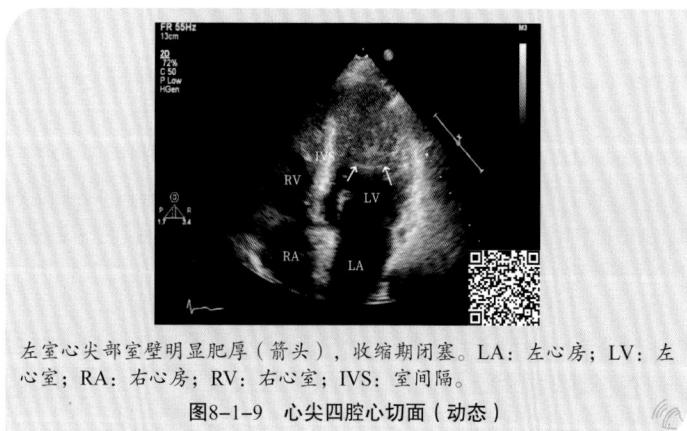

左室心尖部室壁明显肥厚（箭头），收缩期闭塞。LA：左心房；LV：左心室；RA：右心房；RV：右心室；IVS：室间隔。

图8-1-9　心尖四腔心切面（动态）

（3）根据血流动力学改变分为3种。

1）梗阻性肥厚型心肌病：左室流出道狭窄（安静时左室流出道最大压力阶差≥30 mmHg），临床上较多见，随着疾病进展，心肌纤维化加重，室壁厚度变薄，心脏扩大伴发心力衰竭。

2）非梗阻性肥厚型心肌病：无论在静息还是负荷时，左室流出道均无狭窄（左室流出道最大压力阶差＜30 mmHg）。

3）隐匿梗阻性肥厚型心肌病：安静时正常，负荷后左室流出道最大压力阶差≥30 mmHg。

（4）超声心动图诊断肥厚型心肌病的标准如下。

1）心室壁增厚，以左心室受累为主，左室心肌某个节段或多个节段室壁厚度≥15 mm。

2）心腔变小，严重者心腔可呈闭塞样改变。

3）心肌回声不均匀，呈斑点样回声增粗、增强。

4）左室流出道梗阻时，二尖瓣前叶收缩期向前移动，EF段下降速度减慢，E峰常与室间隔相撞，CD段呈弓背样隆起，即SAM征。

5）彩色多普勒血流成像显示梗阻部位收缩期五彩镶嵌血流，左室流出道梗阻时射流信号起自二尖瓣水平，也可出现于左室中部及心尖部。左室流出道高速射流的虹吸作用引起二尖瓣前叶SAM征是导致二尖瓣反流的主要机制。

6）频谱多普勒：选择心尖五腔心切面，取样线与左室流出道平行，应用连续多普勒测量左室流出道收缩期血流频谱，峰值压差≥30 mmHg时考虑存在梗阻，频谱形态表现为收缩期负向高速充填状射流，形态呈单峰"匕首样"。测量时应注意避免将左室流出道信号与二尖瓣反流信号相混杂，以免高估狭窄程度。

7）应仔细检查主动脉瓣及瓣下结构以排除伴随的主动脉瓣狭窄及瓣下隔膜等机械性梗阻情况，必要时可行经食管超声心动图检查。

8）负荷超声心动图检查：对静息时无左室流出道梗阻而有症状的患者，可做运动、药物负荷（多巴酚丁胺、亚硝酸异戊酯、异丙肾上腺素）超声心动图或Valsalva试验检查，以排除隐匿性梗阻。负荷试验激发后，左室流出道压力差≥30 mmHg、肺动脉收缩压增加，E/e′增加、出现二尖瓣反流或左心室壁出现节段性室壁运动异常均为阳性指标。负荷超声心动图检查具有一定风险，检查过程中应密切观察患者的生命体征，及时终止试验，注意区别二尖瓣结构异常及运动诱发的二尖瓣反流。

9）左心室舒张功能障碍：E/e′>14；左心房容积指数>34 mL/m²；肺静脉心房逆向血流速度持续时间与二尖瓣舒张晚期血流速度持续时间差值，即Ar-A>30 ms；连续多普勒测得三尖瓣反流峰值流速>2.8 m/s。

10）心腔声学造影：可区别常规超声心动图不能清晰分辨的肌小梁结构，辅助诊断特殊类型肥厚性心肌病，包括伴或不伴心尖室壁瘤的心尖肥厚型、心室中部肥厚型、均匀肥厚型及双室肥厚型等。

【思考题】

1.（单选题）对诊断梗阻性肥厚型心肌病最有意义的是（ ）。

A.心电图出现深而宽的病理性Q波

B.胸骨左缘第3、第4肋间有响亮的收缩期杂音

C.用力时心前区闷痛及晕厥史

D.超声心动图发现舒张期室间隔与左心室后壁的厚度之比≥1.5，伴二尖瓣前叶收缩期向前运动

E.可闻及第三心音及第四心音

【答案解析】D

A.心电图出现深而宽的病理性Q波多见于心肌梗死患者，仅有少数梗阻性肥厚型心肌病患者可出现深而不宽的病理性Q波。

B.胸骨左缘第3、第4肋间有响亮的收缩期杂音可见于先天性室间隔缺损患者。

C.用力后心前区闷痛及晕厥史可见于主动脉瓣狭窄患者。

D.超声心动图是临床诊断梗阻性肥厚型心肌病最主要的手段。特征性表现为心室不对称肥厚，而无心室腔增大，且舒张期室间隔与左心室后壁厚度之比≥1.5，伴二尖瓣前叶收缩期向前运动。

E.可闻及第三心音及第四心音主要见于扩张型心肌病患者。

A、B、C选项的3种症状或体征虽然都能出现在梗阻性肥厚型心肌病患者，但都不具有诊断特异性。

2.（多选题）患者，男性，42岁。运动时胸闷1周。体检：胸骨左缘第3~4肋间可闻及粗糙的喷射性收缩期杂音。心电图显示Ⅱ、Ⅲ、aVF导联出现病理性Q波。超声心动图显示室间隔流出道部分向左心室内突出，二尖瓣前叶在收缩期向前方运动。该患者最不可能的诊断是（ ）。

A.室间隔缺损

B.风湿性主动脉瓣狭窄

C.肥厚型心肌病

D.急性心肌梗死

E.劳力型心绞痛

【答案解析】ABDE

A.室间隔缺损虽然也可在胸骨左缘第3~4肋间闻及粗糙的喷射性收缩期杂音，但不会出现特异性的SAM征。

B.风湿性主动脉瓣狭窄的典型表现为心绞痛、晕厥和心力衰竭三联征。

C.患者为中年男性，运动时胸闷。体检：胸骨左缘第3~4肋间可闻及粗糙的喷射性收缩期杂音（提示流出道梗阻）。心电图显示Ⅱ、Ⅲ、aVF导联出现病理性Q波（少数肥厚型心肌病可出现）。超声心动图显示室间隔流出道部分向左心室内突出，二尖瓣前叶在收缩期向前方运动（SAM征，肥厚型梗阻性心肌病典型的表现），根据患者的临床表现、体检和影像学检查可得该患者最可能的诊断是肥厚型心肌病。

D.急性心肌梗死多可在心尖区出现粗糙的收缩期杂音或伴收缩中晚期喀喇音。

E.劳力型心绞痛的特点为阵发性的前胸压榨性疼痛或憋闷感觉，常发生于劳力负荷增加时，休息即可缓解。

3.（病例分析题）患者，男性，21岁。近半年来反复心悸、胸痛、劳力性呼吸困难，时有头晕或短暂神志丧失。体检：心脏轻度增大，心尖部有2级收缩期杂音和第四心音，胸骨左缘第3~4肋间闻及较粗糙的喷射性收缩期杂音。

（1）（单选题）对该疾病最有价值的诊断方法是（　）。

A.胸部X线检查

B.心电图

C.超声心动图

D.心脏核素检查

E.冠状动脉造影

（2）（单选题）对该疾病超声心动图表现为（　）。

A.左心室扩大，流出道增宽，室间隔及左心室后壁运动减弱

B.室间隔非对称性肥厚，舒张期室间隔厚度与左心室后壁之比≥1.3∶1

C.心前壁之前和心后壁之后有液性暗区

D.瓣叶有赘生物及瓣叶穿孔

E.舒张期二尖瓣前叶呈圆拱状，后叶活动度减弱，交界处融

合，瓣叶增厚和瓣口面积减小

（3）（单选题）以下对梗阻性肥厚型心肌病的超声描述错误的是（　）。

A.左室流出道内径小于20 mm

B.室间隔与左心室后壁厚度比值>1.5

C.左心室后壁与室间隔厚度比值>1.5

D.出现SAM征

E.室间隔明显增厚，厚度达15 mm

【答案解析】（1）C；（2）B；（3）C

（1）患者，青年男性，反复心悸、胸痛、劳力性呼吸困难，时有头晕或短暂神志丧失。体检：心脏轻度增大，心尖部有2级收缩期杂音和第四心音，胸骨左缘第3～4肋间闻及较粗糙的喷射性收缩期杂音（提示流出道梗阻），考虑诊断为肥厚型梗阻性心肌病。对肥厚型梗阻性心肌病患者最有价值的诊断方法是超声心动图。其特征性改变为心室壁不对称肥厚，而无心室腔增大，舒张期室间隔厚度达15 mm或与后壁厚度之比≥1.3等。胸部X线检查仅可见心影大小正常或左心室增大，而心电图主要用于心律失常的诊断，两者都缺乏特异性改变。心脏核素检查主要用于判断心肌梗死后心肌的活性。冠状动脉造影主要用于冠心病的确诊，肥厚型梗阻性心肌病患者多无异常，仅可用于鉴别诊断。

（2）肥厚型心肌病是一种遗传性心肌病，以心室壁非对称性肥厚为解剖特点，其特异性超声心动图改变为心室壁不对称肥厚而无心室腔增大，舒张期室间隔厚度与左心室后壁之比≥1.3∶1。左心室扩大，流出道增宽，室间隔及左心室后壁运动减弱为扩张型心肌病的超声心动图表现。正常心包腔内可有20～30 mL液体起润滑作用，超声心动图难以发现，若右心前壁之前和左心后壁之后有液性暗区，则可确诊为心包积液。瓣叶有赘生物及瓣叶穿孔为感染性心内膜炎的超声心动图表现。舒张期二尖瓣前叶呈圆拱状，后叶活动度减弱，交界处融合，瓣叶增厚和瓣口面积减小为二尖瓣狭窄的典型超声心动图表现。

（3）肥厚型心肌病可以表现为任何部位心肌增厚，梗阻性肥厚型心肌病主要是由于室间隔肥厚导致左室流出道狭窄，表现为室间隔明显增厚，室间隔与左心室后壁的厚度比值通常>1.5，左室流出道内径减小（<20 mm），二尖瓣前叶出现SAM征，左室流出道前向血流峰值压差>30 mmHg。

4.（问答题）肥厚型心肌病与高血压的鉴别诊断有哪些？

【答案解析】

（1）病史及家族史：高血压多见于60岁以上的老年患者，有长期高血压病史。肥厚型心肌病可有家族史，通常无高血压病史。

（2）心肌回声：无左室流出道梗阻的非梗阻性肥厚型心肌病应注意与高血压引起的心肌肥厚相鉴别。高血压引起的心肌肥厚，心肌组织回声通常较均匀，肥厚型心肌病患者心肌回声粗糙。

（3）左室流出道狭窄：高血压引起的心肌肥厚通常为对称性，左室流出道内径在正常范围，不引起左室流出道梗阻，不出现SAM征；肥厚型心肌病引起的心肌肥厚多为非对称性，梗阻性肥厚型心肌病左室流出道内径减小，流出道梗阻，出现SAM征。

（宋晓蕾）

第二节　扩张型心肌病

【病史】

患者，男性，53岁，因"心悸、乏力4年余，进行性加重伴劳力性呼吸困难1个月"就诊。查体：心界增大，肝大，心脏听诊闻及胸骨左缘第3、第4肋间收缩期杂音。胸部X线检查显示心影明显扩大，肺淤血。冠状动脉造影：左前降支狭窄约20%；回旋支未见明显狭窄；右主干未见明显狭窄。超声心动图：①左心房、左心室内径明显增大；②左心室壁运动普遍减弱，左心室侧壁及左室心尖部附壁血栓形成；③主动脉瓣、二尖瓣、三尖瓣轻度关闭不全；④左心室收缩、舒张功能减低。

【相关切面声像图特点】

相关切面声像图见图8-2-1～图8-2-5。

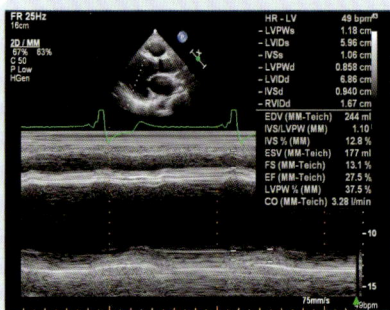

左心室收缩末期和舒张末期内径增大，左心室壁运动减弱，心功能评估提示左心室射血分数明显降低，左心室射血分数约27.5%，左心室整体收缩功能降低。

图8-2-1　左室长轴切面：M型超声

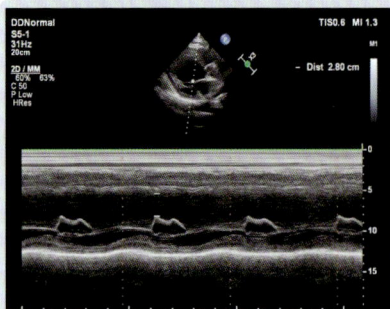

二尖瓣瓣尖开放最大点距室间隔距离增宽，约28 mm，二尖瓣开放幅度减小，二尖瓣开放受限，瓣口面积减小，与扩大的心腔形成"大心腔、小开口"改变。

图8-2-2　左室长轴切面二尖瓣水平：M型超声

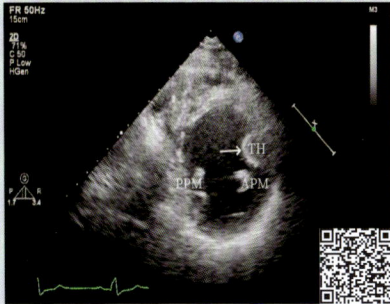

左心室壁运动均明显减弱，左心室侧壁可见附壁血栓形成（箭头）。
PPM：后内侧乳头肌；APM：前外侧乳头肌；TH：血栓。

图8-2-3　左室短轴切面（动态）

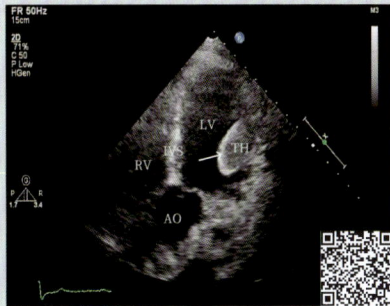

左心室侧壁附壁血栓形成，随心脏舒张和收缩运动活动度较大（箭头）。
LV：左心室；RV：右心室；IVS：室间隔；AO：主动脉；TH：血栓。

图8-2-4　心尖五腔心切面（动态）

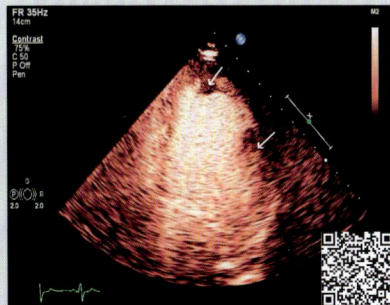

左心室心肌声学造影显示左心室壁心肌灌注正常，左心室侧壁、左室心尖
部可见附壁血栓形成的灌注缺损（箭头）。

图8-2-5　心尖四腔心切面（动态）

【鉴别诊断】

（1）缺血性心肌病：缺血性心肌病可出现左心室扩张，收缩功能明显减低，室壁运动节段性减低，回声增强，结合病史可提示诊断，冠状动脉造影通常可见严重的三支冠状动脉病变，可辅助诊断。

（2）左室心肌致密化不全：心内膜不光滑，可见较多肌小梁，呈网状、蜂窝状或海绵状，收缩时非致密心肌与致密心肌之比＞2（成年人）/1.4（儿童），结合左心声学造影和磁共振成像可帮助诊断。

（3）心脏瓣膜病：二尖瓣、三尖瓣和主动脉瓣关闭不全可引起左、右心增大，晚期失代偿，心室收缩功能减低，鉴别点主要为瓣膜本身异常声像改变，如增厚、钙化、腱索断裂、瓣叶脱垂等。扩张型心肌病是由腔室扩大引起的功能性瓣膜反流，心脏瓣膜病则是原发病变引起的器质性瓣膜反流。

（4）高血压心脏病：患者通常有明确的高血压病史，常表现为室间隔和左心室后壁的对称性肥厚，室壁运动幅度多增强，伴升主动脉扩张。晚期高血压心脏病会出现心腔扩大，伴心力衰竭表现，结合病史可鉴别。

【病例报告书写】

1.超声描述

左心房、左心室明显增大（描述腔室大小变化）。室间隔及左心室后壁变薄，左心室壁运动普遍减弱，左心室侧壁及左室心尖部可见异常实性回声附着，随心动周期活动（描述室壁厚度、运动情况，有无附壁血栓等）。主、肺动脉内径正常，各瓣膜形态、回声未见明显异常（应注意瓣膜情况，以鉴别器质性瓣膜反流和功能性瓣膜反流），二尖瓣开瓣幅度减小，运动曲线呈"钻石样"改变。房、室间隔连续性完整，肺静脉回流正常。彩色多普勒血流成像显示二尖瓣、三尖瓣收缩期可见轻度反流血流（必要时测量反流束面积、反流颈宽度）。

2.结论

（1）左心房、左心室明显增大。

（2）左心室壁运动普遍减弱，左心室侧壁及左室心尖部附壁血栓形成。

（3）主动脉瓣、二尖瓣、三尖瓣轻度关闭不全。

（4）左心室收缩、舒张功能降低。

【要点与讨论】

（1）心脏腔室明显扩大是扩张型心肌病的主要超声表现，以左心房、左心室扩大为主，或全心扩大。左心室呈球形扩张，可通过球形指数，即左心室长径和短径的比值，来评价左心室形变程度，球形指数越接近1表明左心室重构越严重。

（2）室壁厚度在心腔扩张较轻者变化不明显，室壁厚度与心腔大小成反比，心腔越大室壁越薄。室壁运动多表现为弥漫性减低。

（3）二尖瓣开放幅度减小，二尖瓣开放受限，瓣口面积减小，与扩大的心腔形成"大心腔、小开口"改变，二尖瓣瓣尖开放最大点距室间隔的距离 >10 mm。

（4）附壁血栓形成：房室腔内可出现一个或多个附壁血栓，左室心尖部常见，心腔内血流缓慢、淤滞，呈现云雾状回声。附壁血栓在心腔明显扩大，心功能明显减低的患者中均有可能出现，并不是扩张型心肌病的独有表现。

（5）累及右心时，右心功能减低，右心房压升高，会出现下腔静脉内径增宽（ >21 mm）及呼吸塌陷率减低（ <50%）。

（6）评价心功能：采用M型超声心动图，通过计算左心室内径缩短率、射血分数等指标可以估算左心室收缩功能。二维超声评价左心室收缩功能推荐改良双平面Simpson法，适用于左心室形态改变的心功能测定，也适用于伴有节段性室壁运动异常的患者。三维超声心动图可以更准确地测量左心室舒张末和收缩末容积，获得更加准确的射血分数。全心扩大者还需仔细评估右心室功能。

（7）评价瓣膜反流情况：由于心腔扩大，瓣膜及乳头肌功能出现障碍，各组瓣膜均可出现关闭不全，通常以二尖瓣关闭不全为主，主要是由于左心室扩大，二尖瓣瓣环扩张，心腔几何形态发生改变，乳头肌移位，腱索相对变短，导致二尖瓣关闭不全。

（8）应排除慢性压力负荷或容量负荷过重（如心内分流、瓣膜反流）等所致的心脏扩大。检查时应仔细询问病史，排除明确病因（如酒精性、围产期、甲亢等）所致的心肌病。

【思考题】

1.（单选题）扩张型心肌病的二维超声表现主要为（　）。

A.室壁增厚率增大

B.心室扩大、心房变小

C.室壁弥漫性增厚，室壁收缩幅度增大

D.左心或全心扩大，室壁运动幅度普遍减低

E.左心室正常，左心房扩大

【答案解析】D

A.扩张型心肌病室壁运动减弱，运动幅度下降，室壁增厚率应减小，室壁增厚率增大可见于后负荷增加的高血压疾病，室壁运动早期可代偿性增强。

B.心腔扩大是扩张型心肌病的主要超声表现，通常以左心房、左心室扩大为主，也可见全心扩大。

C.室壁弥漫性增厚，室壁收缩幅度增大为高血压心脏病的超声表现；扩张型心肌病表现为室壁变薄、收缩幅度降低。

D.扩张型心肌病的二维超声表现包括左心或全心扩大，弥漫性室壁运动幅度减低，收缩期增厚率降低，室壁相对变薄，瓣膜开放幅度减低，心腔内可出现附壁血栓，常见于左室心尖部。

E.左心室正常、左心房扩大可见于限制型心肌病、缩窄性心包炎及心房颤动等疾病。

2.（多选题）扩张型心肌病的M型超声表现主要为（　）。

A.四个房室腔扩大，以右心室腔扩大明显

B.二尖瓣前、后叶开放幅度小且时间短而呈"钻石样"改变

C.二尖瓣波群表现为大心腔、小开口征象

D.瓣叶E峰顶点距离室间隔左心室面距离增宽

E.二尖瓣曲线CD段平坦

【答案解析】BCDE

A.左室长轴切面M型超声改变取样线位置可显示左心房、左心室及右心室的前后径，左室短轴切面M型超声可显示不同水平左心室及右心室的横断面，但均不能显示出右心房，因此无法评估右心房大小。扩张型心肌病以左心房、左心室扩大为主，部分为全心扩大。

B.扩张型心肌病左室流入道内的血流表现为低速和延迟改变，导致二尖瓣前、后叶开放幅度减小且时间短，呈"钻石样"

改变。

C.扩张型心肌病M型左心室波群表现为左心室明显扩大，左室流出道增宽，室间隔及左室后壁变薄，运动幅度减弱，二尖瓣瓣叶开放幅度减小，呈现"大心腔、小开口"改变。

D.由于左心室明显扩大，左室流出道增宽，而二尖瓣开放幅度减小，舒张期二尖瓣开放最大点距室间隔的距离增宽>10 mm。

E.扩张型心肌病时，由于左心室后壁向后扩张，左室流出道增宽，二尖瓣E峰和A峰变窄，EC幅度、EF斜率减慢，CD段平坦，二尖瓣曲线呈"钻石样"低矮的菱形曲线，由于左心室扩张，乳头肌位置向上向后移位，舒张期二尖瓣开放不充分，处于半开半闭的位置。由于心搏量减少，经过各瓣口的血流量也减少，二尖瓣活动幅度减小，与扩大的室腔形成"大心腔、小瓣口"样改变。

3.（病例分析题）患者，男性，35岁。活动后气短2年，加重伴双下肢水肿2个月。查体：颈静脉怒张，双肺底可闻及少量湿啰音。心界扩大，心率100次/分，心律齐，可闻及S_3，心尖部可闻及2/6级收缩期吹风样杂音。肝肋下4 cm。超声心动图显示全心扩大，室壁运动呈弥漫性减弱。实验室检查：尿蛋白（+）。

（1）（单选题）该患者最可能的诊断是（　）。

A.缩窄性心包炎

B.肝硬化

C.心包积液

D.慢性肾炎

E.扩张型心肌病

（2）（单选题）以下符合该疾病表现的是（　）。

A.左心房、左心室扩大，收缩期心尖部向外突出

B.胸部X线检查显示心影轮廓呈烧瓶状

C.左心室舒张末期内径6 cm，射血分数35%

D.室间隔厚度1.1 cm，左心室后壁厚度0.9 cm

E.左室流出道压力阶差为40 mmHg

（3）（单选题）缺血性心肌病与扩张型心肌病的主要区别点是（　）。

A.充血性心力衰竭

B.心律失常

C.心绞痛

D.全心扩大

E.猝死

【答案解析】（1）E；（2）C；（3）C

（1）患者为青年男性（扩张型心肌病多发人群），活动后气短2年，加重伴双下肢水肿2个月（心力衰竭常见症状）。查体：颈静脉怒张，双肺底可闻及少量湿啰音。心界扩大，心率100次/分，心律齐，可闻及S₃，心尖部可闻及2/6级收缩期吹风样杂音（扩张型心肌病常见体征）。肝肋下4 cm。超声心动图显示全心扩大，室壁运动呈弥漫性减弱（扩张型心肌病典型影像学表现）。结合患者的临床表现及相关辅助检查结果，初步诊断为扩张型心肌病。缩窄性心包炎典型的超声表现为心包增厚，室壁活动减弱，室间隔异常活动，即室间隔抖动征，下腔静脉增宽且不随呼吸变化。肝硬化患者多存在多年的基础肝病如肝炎等，主要表现为肝功能异常。心包积液临床特征主要表现为低血压、心音低弱、颈静脉怒张、Ewart征。慢性肾炎以蛋白尿、血尿、高血压、水肿为基本临床表现，并伴有不同程度的肾功能减退。

（2）该患者诊断为扩张型心肌病，主要超声表现为左心腔扩大，室壁运动减弱，左心室收缩功能降低，左心室射血分数降低。选项C左心室舒张末期内径增大，射血分数为35%，明显低于正常水平，符合这一诊断。选项A左心房、左心室扩大与诊断相符，但心尖部收缩期向外突出是心尖部心肌的矛盾运动，常见于心肌梗死后心尖部室壁瘤形成。选项B胸部X线检查显示心影呈烧瓶状是大量心包积液的典型表现。选项D室间隔增厚，与扩张型心肌病心肌变薄的表现相反。选项E左室流出道压力阶差为40 mmHg见于肥厚型心肌病伴左室流出道梗阻的患者。

（3）缺血性心肌病与扩张型心肌病临床表现均可为心脏扩大、心力衰竭、心律失常，两者均可发生猝死，但缺血性心肌病是冠心病的一种类型，多为3支冠状动脉病变引起，所以病史中若有典型心绞痛发作史或心电图上有陈旧性心肌梗死的证据，对确诊为缺血性心肌病是重要依据，可以通过冠状动脉造影确定冠状动脉病变情况，可通过介入治疗改善其预后。

4.（简答题）简述扩张型心肌病和缺血性心肌病的超声心动

图鉴别诊断。

【答案解析】

鉴别要点	扩张型心肌病	缺血性心肌病
病史	无明确病史	有明确的心绞痛或心梗病史
心腔形态	全心扩大，以左心为主，左心室球形扩张	心腔局限性或弥漫性扩大，局部可向外膨出或形成室壁瘤
室壁厚度	相对变薄	心肌厚薄不均匀，梗死部位心肌变薄
室壁运动	运动协调，弥漫性室壁运动减低，伴左束支传导阻滞等心律不齐时可不协调	不协调，节段性室壁运动减低
室壁回声	回声均匀正常或偏低	回声不均匀，可增强或减低
瓣膜反流	各瓣口均可有反流，发生率高，程度较重	多见于二尖瓣，反流程度不等，多瓣口反流较少见

（宋晓蕾）

![限制型心肌病标题栏] 第三节　限制型心肌病

【病史】

患者，男性，65岁，因"反复呼吸困难半年，加重伴双下肢浮肿1个月"就诊。查体：肝大，无心包摩擦音。胸部X线检查显示间质性肺水肿，心影增大，双侧胸腔少量积液。心电图显示肢体导联低电压，$V_1 \sim V_6$导联R波递增不良。心脏彩超显示双房增大，左心房明显，心内膜不均匀稍增厚；二尖瓣轻-中度关闭不全，三尖瓣轻度关闭不全；左心室舒张功能降低。

【相关切面声像图特点】

相关切面声像图见图8-3-1～图8-3-7。

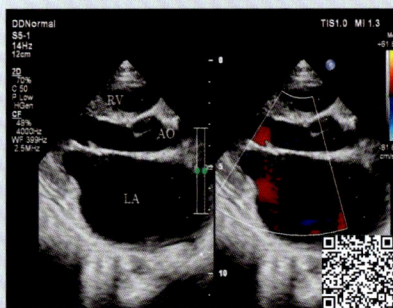

左心房内径明显增大。LA：左心房；RV：右心室；AO：主动脉。

图8-3-1　左室长轴切面（动态）

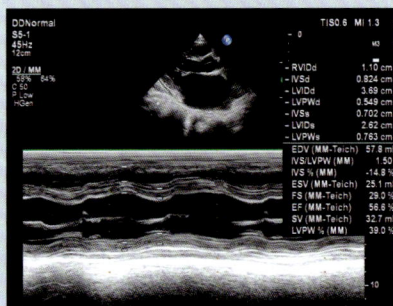

左心室舒张期容积减小，收缩功能在正常范围。

图8-3-2　左室长轴切面：M型超声

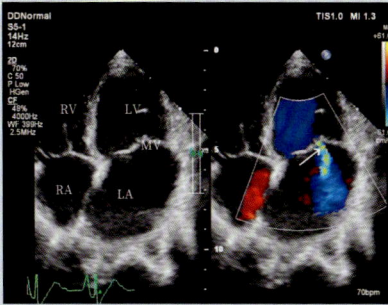

双心房扩大，二尖瓣轻-中度关闭不全（箭头）。LA：左心房；RA：右心房；LV：左心室；RV：右心室；MV：二尖瓣。

图8-3-3 心尖四腔心切面一

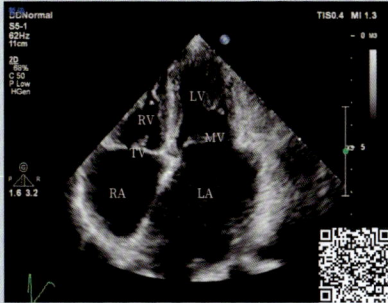

双房扩大，左心房明显，双心室内径正常，心室舒张受限，但心包未见明显增厚，房室瓣环处心包回声未见增强。LA：左心房；RA：右心房；LV：左心室；RV：右心室；MV：二尖瓣；TV：三尖瓣。

图8-3-4 心尖四腔心切面二（动态）

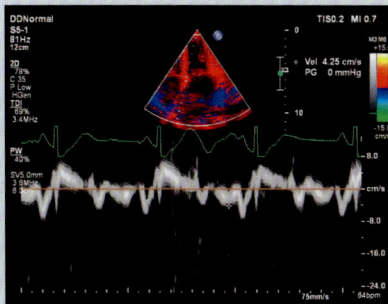

组织多普勒显示二尖瓣瓣环运动速度，舒张早期室间隔侧e'约4.25 cm/s。

图8-3-5 心尖四腔心切面三

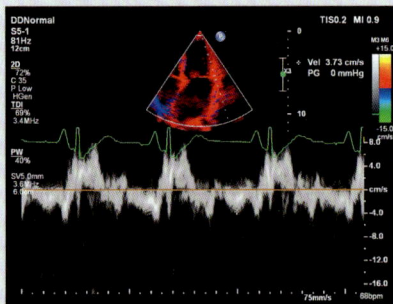

组织多普勒显示二尖瓣瓣环运动速度，舒张早期左心室游离壁侧e′约
3.73 cm/s。

图8-3-6　心尖四腔心切面四

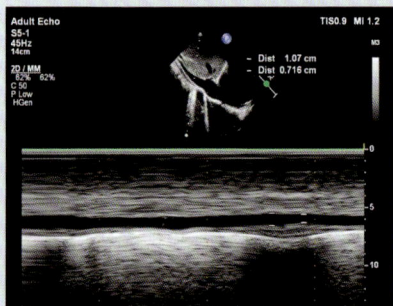

下腔静脉吸气塌陷率<50%，提示右心房压力升高。

图8-3-7　右心房腔静脉断面：M型超声

【鉴别诊断】

（1）缩窄性心包炎：缩窄性心包炎通常继发于各种急性或慢性心包炎，多数难以确定病因，确定病因者多继发于结核性心包炎、心脏手术后心包炎，患者通常心房扩大，且右心房扩大明显，右心房压升高，下腔静脉扩张，吸气塌陷率减小<50%；心室大小通常正常，也可缩小，心室由于受增厚心包压迫出现变形，房室瓣环成角，室间隔呈现"弹皮筋样"运动；仔细观察心包，会发现心包增厚、钙化、粘连，一般厚度为3～5 mm，少数达10 mm以上，部分伴心包积液。由于缩窄心包限制心脏扩张并受呼吸时胸腔内压力周期性变化影响，左、右心室容积特征性表现为随呼吸运动交替变化。鉴别要点见表8-3-1。

表8-3-1　限制型心肌病和缩窄性心包炎鉴别要点

鉴别要点	限制型心肌病	缩窄性心包炎
病史	病因不明，发展迅速	心包积液病史，发展缓慢
心包或心内膜	心内膜（增厚、回声增强）	心包（增厚、钙化）
心房	通常显著增大	轻度增大
室间隔运动	不明显	室间隔随呼吸周期性摆动，M型超声室间隔舒张早期切迹
二尖瓣血流呼吸相改变	改变不明显	明显，吸气时E峰速度减低，呼气时相反，差别＞25%
组织多普勒	二尖瓣环平均 e′＜8 cm/s	二尖瓣环平均 e′＞8 cm/s，侧壁瓣环 e′＜间隔瓣环 e′（瓣环倒置）
肝静脉血流受呼吸影响	吸气时反向血流速度增快	呼气时舒张期末期反向血流速度/前向血流速度≥0.8

引自：中华医学会超声医学分会超声心动图学组，中国医师协会心血管内科分会超声心动图委员会.超声心动图诊断心肌病临床应用指南[J].中华超声影像学杂志，2020，29（10）：829-845.

（2）与限制性充盈障碍改变的其他心脏疾病相鉴别，如不典型肥厚型心肌病、孤立性左室心肌致密化不全及尿毒症性心肌病等。超声心动图诊断限制型心肌病时，房室瓣口血流频谱变化及组织多普勒可辅助鉴别诊断，必要时结合病史及其他辅助检查，行心内膜活检，可明确诊断。

【病例报告书写】

1.超声描述

由于该疾病的确诊必须依赖心肌活检，超声心动图检查主要侧重于对超声表现的解读，并据此提供临床提示。

双心房扩大，左心房明显，双心室内径正常，心内膜不均匀稍增厚（限制型心肌病的典型改变），左心室壁厚度尚可，运动幅度稍降低，心室舒张受限（心室限制性舒张功能障碍是限制型心肌病的主要血流动力学改变）。二尖瓣稍增厚，瓣尖稍对合错位。下腔静脉内径未见明显增宽，吸气塌陷率<50%。心包无增厚、回声增强，心包腔内未见明显液性暗区（与缩窄性心包炎相鉴别）。彩色多普勒血流成像显示二尖瓣收缩期少至中等量反流，三尖瓣少量反流。

2.结论

（1）双心房扩大；左心房明显。

（2）心内膜不均匀稍增厚。

（3）二尖瓣轻–中度关闭不全，三尖瓣轻度关闭不全。

（4）左心室舒张功能降低。

注：以上阳性指征提示限制型心肌病。

【要点与讨论】

（1）限制型心肌病是一类以一侧或两侧心室限制性充盈障碍为主要改变的心肌疾病的总称，约占心肌病的3%，发病原因不明，预后较差。主要病理特征是心肌及心内膜进行性增厚、广泛纤维化、心肌活动僵硬，心室顺应性降低，舒张末压升高，血流回流受限，心排血量减少。临床表现以发热、乏力为初始症状，逐渐出现心慌、呼吸困难等心力衰竭症状。

（2）限制型心肌病目前没有公认的影像学诊断标准，需结合临床表现和多种影像学检查，确诊依赖于心内膜心肌活检。根据受累心室，限制型心肌病可分为左心室型、右心室型和双心室型。当超声心动图出现心房显著扩大，心室腔正常或缩小，舒张功能障碍而收缩功能正常或接近正常时，应考虑此病。

（3）超声心动图特征：双房扩大，扩大心房内可见附壁血栓，左心室容积正常或减小（<40 mL/m^2）；左心室厚度正常或增厚，心内膜病变时可出现心内膜回声增强，累及心室壁时，心肌运动幅度可减低，心室舒张功能降低，晚期心室出现特征性的限制性充盈障碍改变；部分患者房室瓣可增厚、变形，运动幅度减弱，伴瓣膜反流；心腔内可见附壁血栓，也可出现心包积液、下腔静脉内径增宽等心力衰竭表现。

（4）左心室舒张功能异常：组织多普勒二尖瓣瓣环e′减低（e′$_{间隔}$<7 cm/s，e′$_{侧壁}$<10 cm/s，平均E/e′>14，左心房容积指数>34 mL/m^2，三尖瓣反流峰值流速>2.8 m/s）。

（5）缩窄性心包炎由于心包增厚、粘连，限制了左心室的运动，会出现与限制型心肌病类似的双房扩大，左心室舒张功能降低的表现，当心包增厚、钙化程度不重时往往难以鉴别，检查时应仔细询问患者有无心包积液相关病史，配合呼吸运动的频谱多普勒检查和组织多普勒有助于鉴别诊断，必要时结合心血管磁共振成像和心内膜活检。

（6）可以结合斑点追踪技术来评价疾病早期收缩功能，采集心尖四腔心切面、三腔心切面及两腔心切面的动态图，分析左心室纵向应变。心肌淀粉样变性纵向应变表现为左心室基底段和中间段应变减低，而心尖段呈正常的"心尖豁免"改变，"牛眼图"呈"草莓征"改变，可与其他限制型心肌病相鉴别（图8-3-8）。

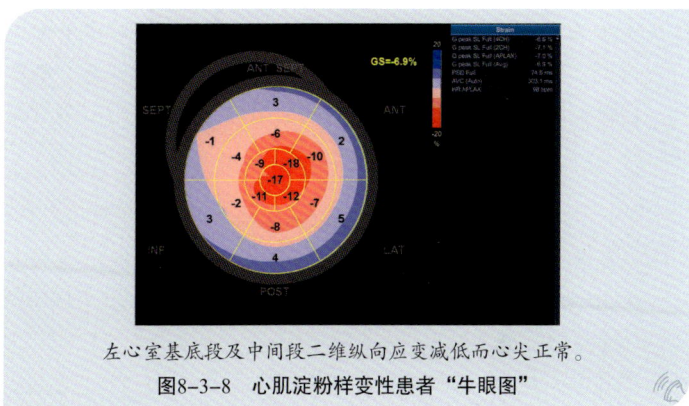

左心室基底段及中间段二维纵向应变减低而心尖正常。

图8-3-8　心肌淀粉样变性患者"牛眼图"

【思考题】

1.（单选题）与限制型心肌病的临床表现极为相似的是（　）。

A.心力衰竭

B.大量心包积液

C.肝硬化腹腔积液

D.慢性肾炎

E.缩窄性心包炎

【答案解析】E

A.左心衰竭表现为劳力性呼吸困难、夜间阵发性呼吸困难、端坐呼吸及急性肺水肿等；右心衰竭表现为颈静脉充盈、消化道症状、下肢水肿及腹腔积液、胸腔积液等；全心衰竭同时具有左心衰和右心衰的临床表现。心力衰竭是扩张型心肌病的主要表现。

B.大量心包积液最突出的症状是呼吸困难，压迫气管及食管时出现声音嘶哑、干咳或吞咽困难，压迫腔静脉时可出现体循环淤血症状，如肝大、颈静脉怒张、下肢水肿，急重症患者可出现休克。

C.肝硬化患者呈慢性病容，出现食欲减退、腹胀、腹痛、腹泻等消化道症状，皮肤、巩膜发黄，典型体征是蜘蛛痣、肝掌、静脉曲张等。出现腹腔积液时，腹部移动性浊音阳性。

D.慢性肾炎主要的临床表现为乏力、食欲减退、蛋白尿、血尿、高血压、水肿等，心脏表现以高血压心脏病为主。

E.限制型心肌病的病理生理变化与缩窄性心包炎相似，以心室充盈受限、顺应性降低、舒张末压升高、血液回流受阻、心排量减少为主。早期症状轻微难以识别，随病情发展可出现乏力、胸闷、心悸等症状，病情加重会出现静脉压增高表现，如肝大、胸腹腔积液、下肢水肿等，后期会出现呼吸困难等心力衰竭症状。

2.（多选题）限制型心肌病的超声表现正确的是（　）。

A.相应部位的心室内膜增厚呈不均匀分布，回声增强

B.相应室壁、室间隔增厚，室壁运动僵硬、减低

C.房室瓣EF斜率减低

D.心房扩大，可有低速云雾状旋涡血流回声

E.心包增厚伴不同程度心包积液

【答案解析】ABD

A.限制型心肌病累及心内膜时，病理表现为内膜下心肌细胞排列紊乱，间质纤维化，心内膜增厚，超声表现为心内膜增厚、回声增强。

B.M型超声及二维超声心动图可见受累室壁运动僵硬、幅度减弱，收缩期增厚率降低。

C.房室瓣EF斜率减低常见于房室瓣狭窄，限制型心肌病由于心房扩张会造成房室瓣相对性关闭不全，因此不会出现EF斜率降低。

D.由于心室舒张受限，舒张压升高，导致心房排血受阻，心房压升高，出现两侧心房扩大，肺静脉及腔静脉内径增宽，大量血液淤滞在心房内会出现血液自发显影的云雾状回声，甚至出现附壁血栓。

E.心包增厚伴不同程度心包积液是缩窄性心包炎的表现，与限制型心肌病的临床表现极为相似，同样引起心室舒张障碍的血流动力学改变，检查中应仔细鉴别。

3.（病例分析题）患者，男性，46岁，胸闷1年，加重2个月。查体：血压120/85 mmHg，心前区无明显杂音，双下肢水

肿。体表面积1.75 m²。心电图显示肢体导联低电压，$V_1 \sim V_6$导联R波递增不良。胸部X线检查显示双侧胸腔中等量积液。超声心动图显示双心房扩大（左心房前后径约44 mm，四腔径约58 mm×47 mm；右心房四腔径约56 mm×51 mm），左心室前后径约47 mm，右心室前后径约18 mm，室间隔厚约14 mm，左心室后壁厚约13 mm，右心室游离壁厚约10 mm，室间隔运动稍减弱，其余室壁运动尚可，左心室壁心肌回声点状增强，呈闪烁"颗粒样"回声，双平面Simpson法估测左心室射血分数约56%，测量收缩期左心房容积平均为62 mL。右心房侧可见宽约7 mm的液性暗区。彩色多普勒血流成像显示二尖瓣瓣口血流频谱测量E峰为123 cm/s，A峰为52 cm/s，组织多普勒测量二尖瓣瓣环运动速度，室间隔侧e′为4 cm/s，左心室侧壁侧e′为6 cm/s，三尖瓣收缩期反流峰值流速约301 cm/s，二尖瓣、三尖瓣少量反流。斑点追踪技术显示左心室纵向应变表现为左心室基底段和中间段应变减低，而心尖段正常。

（1）（多选题）该患者超声心动图诊断错误的是（　　）。

A.双心房扩大，双心室内径正常

B.左、右心室壁增厚，心肌闪烁"颗粒样"回声

C.左心室收缩功能降低

D.左心室舒张功能尚可

E.少量心包积液

（2）（单选题）根据该患者的病史及超声心动图改变，最有可能的诊断是（　　）。

A.肥厚型心肌病

B.扩张型心肌病

C.缩窄性心包炎

D.心肌淀粉样变

E.高血压心脏病

（3）（单选题）确诊该疾病依赖于（　　）。

A.超声心动图

B.心导管检查

C.心血管磁共振成像

D.放射性核素骨闪烁扫描术

E.心肌活检

【答案解析】（1）CD；（2）D；（3）E

（1）A.根据超声描述各腔室内径大小，对比正常参考值可知双心房扩大、双心室内径正常。B.根据超声描述可知左、右心室壁均增厚，且心肌回声增粗，闪烁呈"颗粒样"。C.室间隔运动稍减弱，其余室壁运动尚可，且估测左心室射血分数为56%，位于正常水平，左心室收缩功能正常。D.组织多普勒测得二尖瓣环运动速度e'降低（间隔侧e'<7 cm/s，游离壁e'<10 cm/s）、E/e'>14、左心房容积指数>34 mL/m^{2}及三尖瓣收缩期反流峰值流速>2.8 m/s，提示左心室舒张功能降低。E.右心房侧宽约7 mm液性暗区提示少量心包积液。

（2）A.该患者左、右心室壁均增厚，但室壁厚度均小于15 mm，不符合肥厚型心肌病的诊断标准，且肥厚型心肌病心肌回声可增强、增粗，但不会表现为明显的"颗粒样"改变，此外，肥厚型心肌病的斑点追踪左室长轴应变表现为心尖减弱而心底增强，与该患者的表现不符。B.扩张型心肌病主要表现为心腔的扩大及心肌收缩功能降低，室壁厚度变薄。C.缩窄性心包炎可表现出与该病例相似的心室限制性舒张功能障碍，也会出现双心房扩大，但通常可见心包增厚、回声增强，该病例未有相应改变，CT提示心包钙化可帮助鉴别。D.该病例心超表现为室壁增厚、心肌点状回声增强、心室舒张功能受损。斑点追踪技术提示左心室纵向应变表现为左心室基底段和中间段应变减低，而心尖段正常。心电图表现为低电压。结合患者的临床表现，最可能的诊断为心肌淀粉样变。E.高血压心脏病患者有长期高血压病史，可出现室壁增厚和左心室舒张功能障碍，通常累及左心室，不引起右心室壁增厚，且室壁增厚通常为对称性，心肌回声通常正常。

（3）心内膜心肌组织学检查仍为诊断心肌淀粉样变心肌病的金标准，偏光显微镜下发现刚果红染色组织呈特征性绿色双折射可确诊。心导管检查可提示左心室舒张压升高，但不能做出诊断。心肌淀粉样变的超声心动图典型表现在疾病晚期表现突出，但在疾病早期缺乏特异性，无法区分淀粉样变和肺淀粉样变浸润或肥厚型心肌病，但超声心动图依然是一项非常有用的检查。心血管磁共振成像可提供高清晰度的结构成像和组织表征，在淀粉样变中，心肌固有信号可使用T_1/T_2加权成像序列、T_1标测、钆对比剂延迟强化和ECV成像进行测定，这些标记物虽然在淀粉样变患者中具有病理特征，但不具有特异性，在其他心血管疾病中均可升高。心肌摄取放射性示踪剂对诊断甲状腺素转运蛋白淀粉样变性心肌病具有高度特异性，有一定的使用前景。

4.（简答题）简述限制型心肌病的超声诊断要点。

【答案解析】

（1）双房扩大，心室腔正常或缩小，甚至闭塞。

（2）心肌病变时心肌不同程度肥厚、心肌内"颗粒样"闪光点，心肌僵硬，运动幅度减低；累及心内膜时，心内膜增厚、回声增强，以心尖部明显；室间隔舒缩运动呈摆动状。

（3）心室腔内可出现附壁血栓，累及乳头肌或腱索时，出现乳头肌回声增强、腱索挛缩，部分患者房间隔增厚，房室瓣增厚、变形。

（4）可出现心包积液、下腔静脉及肺静脉增宽等表现。

（5）左心室功能异常以舒张功能受损为主：组织多普勒二尖瓣瓣环运动速度e'降低（间隔侧e'＜7 cm/s，游离壁e'＜10 cm/s）、E/e'＞14、左心房容积指数＞34 mL/m^2、三尖瓣收缩期反流峰值流速＞2.8 m/s。

（宋晓蕾）

第四节　致心律失常性右室心肌病

【病史】

患者，男性，39岁，因"不明原因晕厥"就诊。患者多年来反复发作心悸、乏力、进行性劳力性呼吸困难。查体：一般情况可，肝脾肿大、下肢水肿。心电图显示多种室性心律失常，包括室性早搏、室性心动过速和室上性心动过速。胸部X线检查显示心脏增大，轮廓呈球形，肺动脉流出道扩张，左侧缘膨隆，心胸比率为0.6。

【相关切面声像图特点】

相关切面声像图见图8-4-1～图8-4-14。

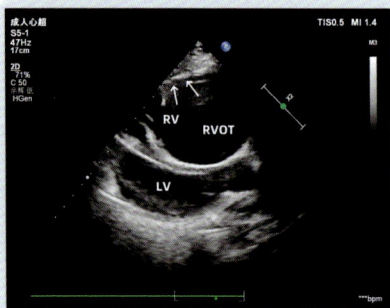

右心室明显增大，右心室前壁变薄（箭头），右室流出道增宽。RV：右心室；LV：左心室；RVOT：右室流出道。

图8-4-1　左室长轴切面

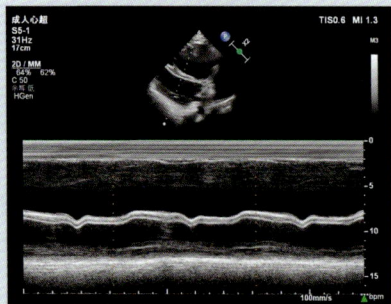

右心室明显增大，右心室前壁变薄、运动幅度减低，室间隔运动异常，左心室后壁运动幅度及收缩期增厚率均减小，左心收缩功能降低，左心功能受累。

图8-4-2　M型超声

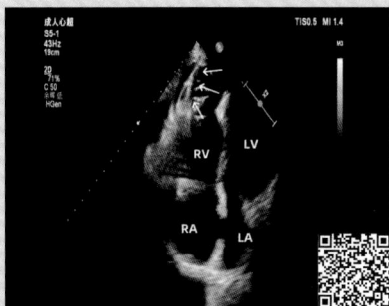

右心房内径正常范围，右心室明显扩大，右心室小梁部游离壁变薄，向外膨出，形成室壁瘤（箭头）。LV：左心室；LA：左心房；RV：右心室；RA：右心房。

图8-4-3 心尖四腔心切面一（动态）

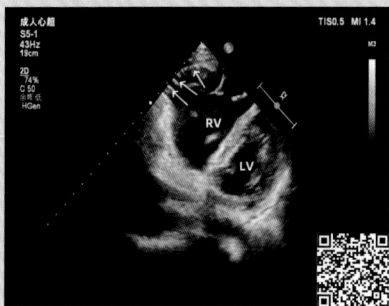

右心室明显扩大，右心室游离壁变薄，向外膨出，形成室壁瘤（箭头）。LV：左心室；RV：右心室。

图8-4-4 双心室短轴切面（动态）

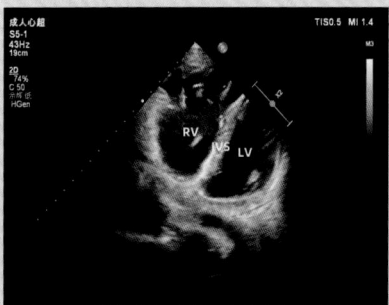

右心室壁明显变薄扩张，室间隔及左心室壁厚度正常，室间隔形态呈"D"字形改变，说明右心室压增高。LV：左心室；RV：右心室；IVS：室间隔。

图8-4-5 近心尖部短轴切面

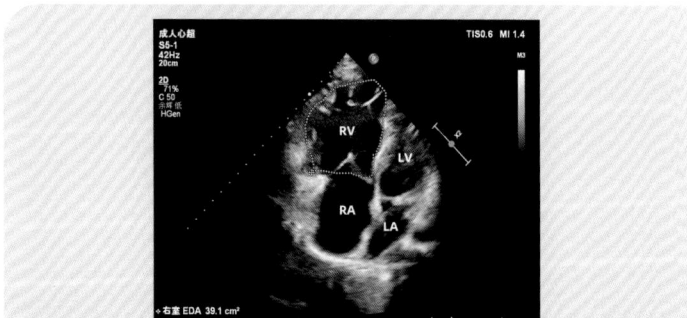

右心室明显扩大，右心室面积变化分数约9%（≤33%）。LV：左心室；
LA：左心房；RV：右心室；RA：右心房。

图8-4-6 心尖四腔心切面二

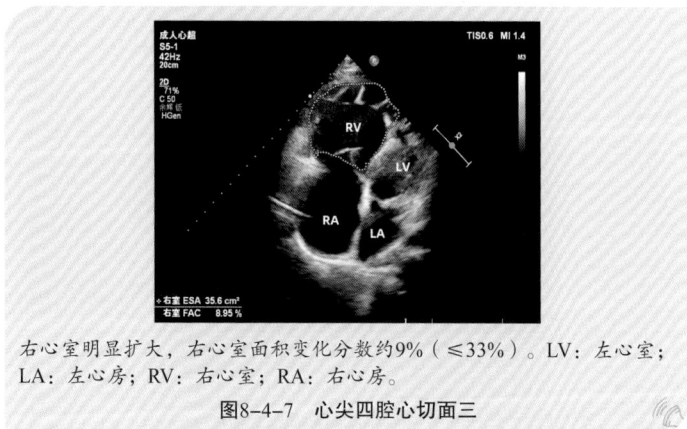

右心室明显扩大，右心室面积变化分数约9%（≤33%）。LV：左心室；
LA：左心房；RV：右心室；RA：右心房。

图8-4-7 心尖四腔心切面三

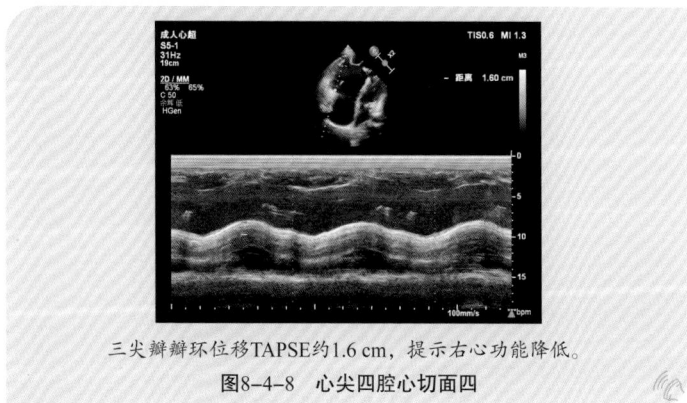

三尖瓣瓣环位移TAPSE约1.6 cm，提示右心功能降低。

图8-4-8 心尖四腔心切面四

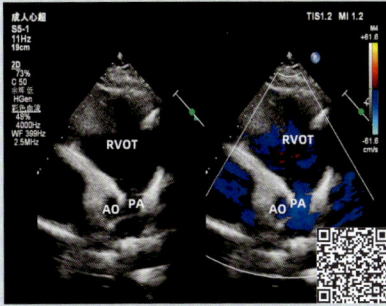

右室流出道内径明显增宽，主动脉及肺动脉内径正常。AO：主动脉；PA：肺动脉；RVOT：右室流出道。

图8-4-9 大动脉短轴切面一（动态）

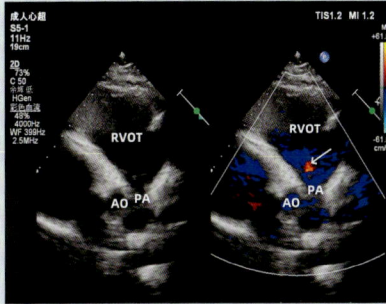

彩色多普勒血流成像显示肺动脉瓣口少量反流血流信号（箭头）。AO：主动脉；PA：肺动脉；RVOT：右室流出道。

图8-4-10 大动脉短轴切面二

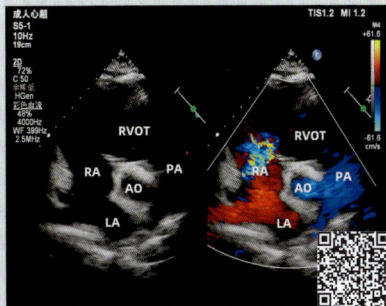

三尖瓣口中等量反流血流信号。LA：左心房；RA：右心房；AO：主动脉；PA：肺动脉；RVOT：右室流出道。

图8-4-11 大动脉短轴切面三（动态）

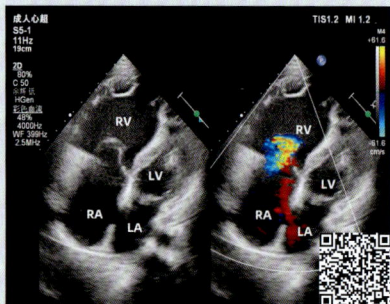

三尖瓣口中等量反流血流信号。LV：左心室；LA：左心房；RV：右心室；RA：右心房。

图8-4-12　胸骨旁四腔心切面一（动态）

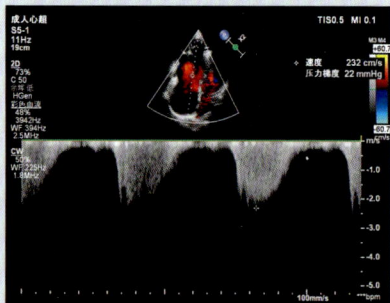

连续多普勒测量三尖瓣口反流血流峰值压差约22 mmHg，压差较低。

图8-4-13　胸骨旁四腔心切面二

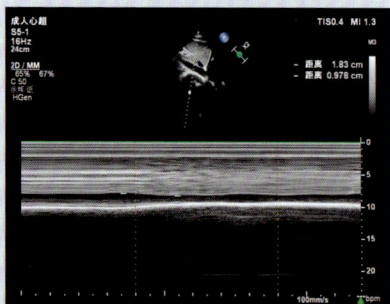

下腔静脉和肝静脉内径增宽。

图8-4-14　剑突下静脉长轴切面

【鉴别诊断】

（1）右室心肌梗死：致心律失常性右室心肌病常见于青年人，可有家族史，有晕厥史；心电图常以心律失常、右胸导联心肌缺血为主要表现；超声上可见室壁变薄明显、运动幅度减低，病变范围较广；右心功能减低较常见，左心功能正常；磁共振成像是目前确诊致心律失常性右室心肌病的常用方法，可见室壁脂肪沉积；冠状动脉造影正常。右心室心肌梗死常见于中老年人，无家族史，无晕厥史；心电图显示右胸导联ST段抬高或异常Q波；超声上可见梗死区局部室壁变薄、运动幅度减低，病变范围较局限；右心功能减低较少见，严重时可以减低；磁共振成像可见室壁瘢痕及纤维化；冠状动脉造影可见狭窄、闭塞。致心律失常性右室心肌病的治疗主要针对心力衰竭和心律失常，前者主要是药物治疗，后者可以是药物治疗、导管消融、起搏器植入、外科手术治疗等。

（2）Uhl畸形：Uhl畸形无家族史，多发于婴幼儿，也称心室肌发育不全、先天性右心室心肌萎缩、羊皮纸心脏、羊皮纸样右心室，为先天性右室心肌发育不全或完全缺如，右心壁大部分呈羊皮纸样变薄，仅由心内膜和心外膜组成，结果导致右心室腔早期缩小，后期扩大，失去排血能力，主要靠右心房收缩时产生的压力向前驱动血液，因此右心房代偿性肥厚和扩张。本病多伴有卵圆孔未闭或房间隔缺损，由于右心压力大于左心，故可在心房水平产生右向左分流，导致婴儿发绀。临床表现多为充血性心力衰竭。本病无特效的治疗办法，只能针对右心衰进行对症治疗。预后极差，多在出生后数月内死亡。致心律失常性右室心肌病部分患者有家族史，多发于青壮年，右心室游离壁散在性被纤维脂肪组织取代，临床表现多为心律失常、晕厥或猝死。

1905年Osier报道1例患者，心房、心室均有部分心肌呈羊皮纸样病变。1952年Uhl详细描述了右心室壁大部分心肌呈羊皮纸样病变的病例，其心肌完全缺如，均被纤维结缔组织和脂肪取代，故本病得名为Uhl畸形、Uhl综合征。此后其他学者对本病作过个别病例报道。1971年以前国内未见报道，1978—1985年中国人民解放军心血管病研究所在收治的3190例先天性心脏病中，仅有1例Uhl畸形，发病率为0.03%，可见其十分少见。

（3）扩张型心肌病：扩张型心肌病是一种原因未明的原发性心肌疾病。本病的特征为左心室或右心室或双侧心室扩大，并伴有心室收缩功能减退（常为左心室收缩功能不全），伴或不伴充血性心力衰竭。室性或房性心律失常多见。病情呈进行性加重，死亡可发生于疾病的任何阶段。致心律失常性右室心肌病患者虽偶可合并左心室受累，但程度较轻，亦不呈进行性左心衰竭。

过去认为大多数扩张型心肌病病例是散发或特发的，但现在发现家族性的至少占40%～60%。家系分析显示大多数扩张型心肌病家族为常染色体显性遗传，少数为常染色体隐性遗传、线粒体遗传和X连锁遗传。另一方面，免疫反应的改变可增加对疾病的易感性，亦可导致心肌自身免疫损伤。此外，病毒感染和细胞免疫功能异常也被认为是该病的潜在病因。

（4）Ebstein畸形：三尖瓣下移畸形是一种罕见的先天性心脏病，1866年由Ebstein首先报道，故亦称Ebstein畸形。本病三尖瓣附着点向右室心尖移位，主要是隔瓣叶和后瓣叶下移，常附着于近心尖的右心室壁而非三尖瓣的纤维环部位，前瓣叶的位置多正常但瓣叶呈"帆船样"改变，因而右心室被分为两个腔，畸形瓣膜以上的心室腔壁薄，与右心房连成一大心腔，是为"房化右室"，其功能与右心房相同；畸形瓣膜以下的右心室小梁部和右室流出道功能不全，且心腔相对较小。不同于三尖瓣下移的房化右室，致心律失常性右室心肌病菲薄的室壁依然是三尖瓣下的右心室壁。

【病例报告书写】

1.超声描述

右心房、右心室内径增大，右室面积变化分数约__，右心室游离壁菲薄、圆钝，呈瘤样向外膨出（室壁有附壁血栓形成时要描述血栓大小、回声、附着位置及活动度等），其余各腔室大小正常，肺动脉内径增宽，室间隔运动减弱，房间隔、室间隔回声延续性完整，大动脉关系正常，各瓣膜未见明显异常（三尖瓣瓣环扩张明显瓣口闭合可有缝隙，甚至闭合不拢），降主动脉内径约__cm。心包腔内探及宽约__cm的液性暗区。频谱及彩色多普勒血流成像：右心房内可见收缩期源于三尖瓣口以蓝色为主的反流束，峰值流速__cm/s，峰值压差__mmHg（其余各瓣膜反流情况）……

2.结论

（1）右心房、右心室内径增大。

（2）右室壁变薄，室壁瘤（附壁血栓）形成。

（3）三尖瓣及其他瓣膜反流情况及程度。

（4）左、右心室收缩、舒张功能评估。

（5）是否合并肺动脉高压及程度（轻度、中度、重度）。

（6）其他合并的心血管畸形。

【要点与讨论】

（1）致心律失常性右室心肌病是一种常染色体显性遗传性心肌病，其特征为右心室心肌进行性被纤维脂肪组织替代，临床常表现为右心室扩大、右心衰、心律失常和猝死，是导致年轻人猝死的主要病因之一。致心律失常性右室心肌病是一种慢性进展性疾病，有些患者病情长期稳定，这是由于本病患者左心室功能一般保持良好，且室性心动过速较少演变为心室颤动，但有晕厥发作史，特别是反复发作晕厥者，预后较差。此外，合并左心室受累者猝死危险性较高，超声心动图或心室造影发现有明显的右心室壁运动异常或室速不易控制者预后较差。

（2）致心律失常性右室心肌病的研究进展：目前已不再认为致心律失常性右室心肌病只是桥粒蛋白基因突变引起的一种累及右心室的遗传性心肌病。致心律失常性右室心肌病可以由非桥粒蛋白的多种基因突变或非遗传因素引起，并且可以先累及左心室。因此，2019年制定致心律失常性右室心肌病诊断标准的国际工作组提出了该病的新的临床分型，并对2010年的诊断标准做出了新的评价。

（3）致心律失常性右室心肌病病理改变常见于右心室前壁漏斗部、心尖部和后基底部，即发育不良三角，随着病程的进展，逐渐累及整个右心室，导致右心室游离壁变薄、纤维脂肪变性、收缩能力下降，形态上类似于羊皮纸样心。

（4）临床上致心律失常性右室心肌病患者易在年轻时猝死，部分患者起病隐匿，表现为劳力性呼吸困难等肺循环淤血的症状，以及肝脏肿大、下肢水肿等体循环淤血的症状，患者劳动耐力逐渐下降，心力衰竭进行性加重。在发病早期右室流出道扩大，较少累及左心室，超声形态学上易诊断和鉴别诊断，临床表现为右心功能衰竭，出现体循环淤血的症状和体征。到了晚期，右心衰竭发展为双侧心室受累的全心衰竭，心脏超声难以将其与扩张型心肌病或其他原因引起的心力衰竭晚期进行鉴别。同时心电图上均能出现Epsilon波、起源于右室流出道的室性期前收缩和室性心动过速、右束支传导阻滞，甚至是持续性室性心动过速、心室扑动、心室颤动等恶性心律失常，这也是右室心肌病导致青年人猝死的重要原因。此时，治疗原则类似其他病因所致的心力衰竭，鉴别意义也不大。故致心律失常性右室心肌病应强调早期诊断、早期治疗，以获得最大的临床收益，而不是纠结于晚期的鉴别诊断，这也是2010年致心律失常性右室心肌病诊断标准修改的初衷之一。

（5）欧洲心脏病学会于2010年再次更新致心律失常性右室心肌病诊断标准，该诊断标准由心脏形态学检查（超声心动图或磁共振成像或心导管）、心肌活检、心电图检查、家族史四大部分组成。在我国，由于右心室游离壁心肌活检、心导管检查为有创性检查，存在一定风险，心脏磁共振成像费用较高，因此超声心动图检查、心电图检查和家族史是临床医师诊断该病较合理的组合方案。

（6）目前发现2010年国际工作组诊断积分有可能造成误诊：一方面，会将基因变异作为诊断条件，错误解释心电图和影像，并易将其他类似的疾病误诊为致心律失常性右室心肌病而造成过度诊断；另一方面，由于缺乏心血管磁共振成像的特征性表现而漏诊。2019年国际工作组提出了一些新的诊断意见，将心血管磁共振成像作为评估心室容量、收缩功能、室壁运动和心肌组织成分的标准方法，并提出了左心室优势型致心律失常性右室心肌病的诊断标准。

（7）2010年修订版专家组诊断标准（revised task force criteria，rTFC）是针对典型致心律失常性右室心肌病提出的。随着对疾病认识的深入，目前国际工作组提出了疾病的临床分型：①典型型，即仅累及右心室；②双室受累型，包括均衡型、右心室优势型和左心室优势型，即分别对应于左右心室均衡受累、右心室显著受累和左心室显著受累；③左心室型，仅累及左心室，临床证实无右心室受累。

【思考题】

1.（单选题）目前的研究表明，致心律失常性右室心肌病主要是一种（　）。

A.先天性心脏病

B.常染色体隐性遗传疾病

C.常染色体显性遗传疾病

D.性染色体遗传疾病

E.后天获得性心脏病

【答案解析】C

目前的研究表明，致心律失常性右室心肌病主要是一种常染色体显性遗传疾病。桥粒蛋白基因突变引起桥粒蛋白功能异常，导致心肌细胞间黏附异常、信号传导障碍、细胞凋亡及心肌重塑，是致心律失常性右室心肌病发病的根本原因。因此，基因检测在诊断致心律失常性右室心肌病中占有重要地位，在疑似致心律失常性右室心肌病患者中确定致病性或可能致病性致心律失常性右室心肌病相关突变基因是一条主要诊断标准，但基因检测未发现目前公认的突变基因并不能完全排除致心律失常性右室心肌病诊断。目前发现15个致心律失常性右室心肌病相关基因，包括5个桥粒蛋白基因和10个非桥粒蛋白基因。

2.（多选题）关于致心律失常性右室心肌病，最主要的无创性检查方法是（　）。

A.心电图

B.超声心动图

C.放射性核素心室造影

D.遗传学检查

E.心内膜心肌活检

【答案解析】BC

超声心动图与放射性核素心室造影为诊断本病的两项最主要的无创伤性检查方法。前者可见右心室舒张末期内径扩大，右心室普遍性或局限性活动降低，右心室壁呈节段性膨出；右心室与左心室的舒张末期内径比>0.5（特异性93%，敏感性86%，阳性预测值86%，阴性预测值93%）；后者对诊断右心室收缩异常的特异性与阳性预测值均为100%，但敏感性仅为80%。若上述两项检查结果均显示右心室与左心室收缩末期容量比>1.8，或运动时右心室射血分数<0.50，或运动时右心室壁运动计分>1，几乎可以确诊为本病。90%左右的致心律失常性右室心肌病患者心电图可能显示复极化或去极化异常。另外，据报道，12%左右的患者心电图正常。心电图中最常见的是在没有右束支传导阻滞的情况下，$V_1 \sim V_3$ 导联T波倒置，是诊断致心律失常性右室心肌病的主要标准之一。V_3 导联T波倒置在鉴别致心律失常性右室心肌病与其他诊断方面显示出较高的敏感性和特异性。Epsilon波，即QRS波结束和T波开始之间的低振幅波，通常见于晚期疾病患者，仍是主要的诊断标准，但由于诊断效用有限，不鼓励在诊断中使用Epsilon波。致心律失常性右室心肌病被认为是一种常染色体遗传性疾病，可以是显性遗传，也可以是隐性遗传。显性遗传的患者，有不同的表现型和不完全外显的类型；隐性遗传者，比如Naxos病、其他一些综合征，都可出现相关表现。目前已经确认还有12个独立染色体的位点发生突变。涉及10个突变基因，包含5个桥粒蛋白基因、10个非桥粒蛋白基因，但是大家认为桥粒基因的突变是导致这些患者心肌细胞凋亡，变成脂肪组织的一种主要因素。从遗传学角度来讲，该病其实就是一种"桥粒性疾病"，虽然我们说它是心肌病，但其本质上是由桥粒蛋白突变所引起的。心内膜心肌活检是诊断致心律失常性右室心肌病的有创检查方法，其组织表征是修订版工作组标准中帮助确定致心律失常性右室心肌病诊断的另一类别。通过组织学检查发现的纤维脂肪替代物活检获得组织，通常被认为是疾病的标志。但由于其侵袭性和斑片状分布，很少进行活检。然而，如果诊断仍不明确，活检可能有助于排除心肌病的其他诊断或原因。

3.（多选题）致心律失常性右室心肌病的超声心动图表现包括（　）。

A.右心室室壁瘤

B.右心室局部运动减弱、节段性运动不良、无运动

C.胸骨旁左室长轴切面右室流出道直径≥32 mm

D.胸骨旁大动脉短轴切面右室流出道直径≥36 mm

E.右心室面积变化分数≤33%

【答案解析】

超声心动图作为目前临床最常用的心功能检测手段，具有便捷、简单、准确、安全、无创等优点，能动态评估、追踪致心律失常性右室心肌病患者心脏血流动力学改变。右心室面积变化分数＝（右心室舒张末期面积–右心室收缩末期面积）/右心室舒张末期面积×100%，测值取自心尖右室四腔心切面（右心室面积

包括肌小梁、腱索、三尖瓣瓣叶），2010年ASE指南推荐下限为
35%；超声心动图在右心室成像时存在局限性，并且通常需要比
标准诊断扫查更多的视图。M型/二维超声心动图可见右心室局
部运动减弱、节段性运动不良、无运动。部分病例可见右心室壁
瘤。胸骨旁长轴右室流出道直径≥32 mm；胸骨旁短轴右室流出
道直径≥36 mm；面积变化分数≤33%。多普勒超声心动图可见
三尖瓣及右室流出道、流入道血流速度明显减低，三尖瓣口有不
同程度的反流。

4.（问答题）致心律失常性右室心肌病诊断标准的专家共识
有哪些？

【答案解析】

2010年专家组修订了致心律失常性右室心肌病诊断标准，
包括主要标准和次要标准，将致心律失常性右室心肌病诊断分为
3个级别。①明确的致心律失常性右室心肌病诊断包括2个主要标
准，或者1个主要标准加2个次要标准，或者4个次要标准；②临
界的致心律失常性右室心肌病诊断包括1个主要标准加1个次要标
准，或者3个次要标准；③可能的致心律失常性右室心肌病诊断
包括1个主要标准，或者2个次要标准。

主要标准和次要标准如下。

（1）主要标准如下。

1）超声心动图：右心室部分丧失运动功能、出现运动
障碍或形成室壁瘤，以及心室舒张末期测量出现下列参数之
一。①胸骨旁长轴右室流出道直径≥32 mm（体表面积校正≥
19 mm/m²）；②胸骨旁短轴右室流出道直径≥36 mm（体表面积
校正≥21 mm/m²）；③区域变化率≤33%。

2）磁共振成像：右心室部分丧失运动功能、出现运动障
碍或右心室收缩不同步，以及出现以下参数之一。①右心室舒张
末容量/体表面积≥110 mL/m²（男性）或≥100 mL/m²（女性）；
②右心室射血分数≤40%。

3）右心室造影：右心室部分丧失运动功能、出现运动障
碍或形成室壁瘤。

4）心内膜活检：残余心肌细胞<60%或<50%，右心室游
离壁心肌被纤维组织替代的样本≥1，伴或不伴心内膜活检心肌
组织被脂肪替代。

5）心电图复极化异常：右胸前导联（V_1、V_2和V_3）T波倒置，或＞14岁（QRS≥120 ms 且无完全性右束支阻滞）。

6）心电图去极化异常：右胸导联（V_1～V_3）中出现Epsilon波（在QRS波群终末和T波起始之间反复出现的低振幅信号）。

7）心律失常：非持续性或持续性室性心动过速，呈左束支阻滞形态，伴电轴极度左偏。

8）家族史：①满足本诊断标准的致心律失常性右室心肌病一级亲属；②一级亲属尸检或手术中病理确诊为致心律失常性右室心肌病；③在患者评估中，致病基因突变的识别与致心律失常性右室心肌病相关或可能相关。

（2）次要标准如下。

1）超声心动图：右心室部分丧失运动功能、出现运动障碍或形成室壁瘤，以及心室舒张末期测量出现下列参数之一。①胸骨旁长轴切面：29 mm≤右室流出道直径＜32 mm（16 mm/m²≤体表面积校正＜19 mm/m²）；②胸骨旁短轴切面：32 mm≤右室流出道直径＜36 mm（18 mm/m²≤体表面积校正＜21 mm/m²）；③33%＜部分区域变化率≤40%。

2）磁共振成像：右心室部分丧失运动功能、出现运动障碍或右心室收缩不同步，以及出现以下参数之一。①右心室舒张末容量/体表面积≥100 mL/m²且＜110 mL/m²（男性）或≥90 mL/m²且＜100 mL/m²（女性）；②40%＜右心室射血分数≤45%。

3）右心室造影：右心室部分丧失运动功能、出现运动障碍或形成室壁瘤。

4）心内膜活检：残余心肌细胞60%～75%或50%～65%，右心室游离壁心肌被纤维组织替代的样本≥1，伴或不伴心内膜活检心肌组织被脂肪替代。

5）心电图复极化异常：①＞14岁，V_1和V_2导联T波倒置且无完全性右束支阻滞，或者V_4、V_5或V_6导联T波倒置；②＞14岁，V_1、V_2、V_3和V_4导联T波倒置，且出现完全性右束支阻滞。

6）心电图去极化异常：①如果在标准心电图上QRS间期＜110 ms，信号平均心电图上晚电位至少满足下列3个参数之一。a.滤过后QRS间期≥114 ms；b.终末QRS幅度＜40 V，间期≥38 ms；c.终末40 ms的电压平方根≤20 μV；②从S波的最低点到最后去极化偏移所测量的终末激活间期≥55 ms。

7）心律失常：①右室流出道形态的非持续性或持续性室性心动过速，呈左束支传导阻滞形态，伴电轴右偏或电轴无明显变化；②室性期前收缩＞500次/24 h。

8）家族史：①一级亲属的致心律失常性右室心肌病家族史不能确定是否满足本诊断标准；②一级亲属有怀疑致心律失常性右室心肌病所致的过早猝死（＜35岁）；③二级亲属有经病理确诊的满足本诊断标准的致心律失常性右室心肌病患者。

（张瑜）

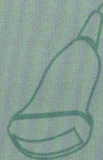

第九章

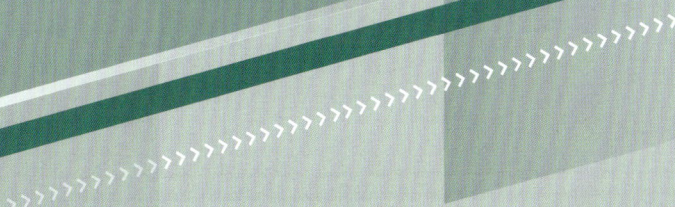
心包疾病

第一节　心包积液

【病史】

患者，男性，25岁，因"胸闷、心悸、呼吸困难2月余，加重2日"就诊。查体：心界向左下扩大、心尖搏动减弱，心音遥远，可闻及心包摩擦音，脉压减低，肝大、腹腔积液。胸部X线检查显示上纵隔增宽，心尖搏动减弱或消失，肺血减少，心胸比约为0.75。心脏彩超显示心包积液（大量）。

【相关切面声像图特点】

相关切面声像图见图9-1-1～图9-1-6。

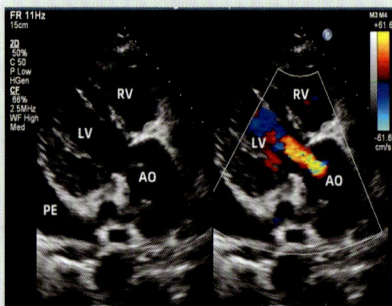

心包积液表现为心包脏、壁层分离，其间见无回声液性暗区。LV：左心室；RV：右心室；AO：主动脉；PE：心包积液。

图9-1-1　左室长轴切面一

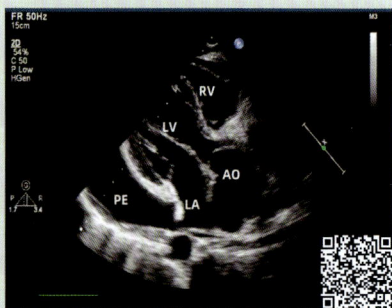

大量心包积液，悬吊在大血管下的心脏可在液体内自由摆动，称"摆动征"，即收缩期期向前运动，舒张期期向后运动，摆动的幅度与液体的黏稠度密切相关。LV：左心室；LA：左心房；RV：右心室；AO：主动脉；PE：心包积液。

图9-1-2　左室长轴切面二（动态）

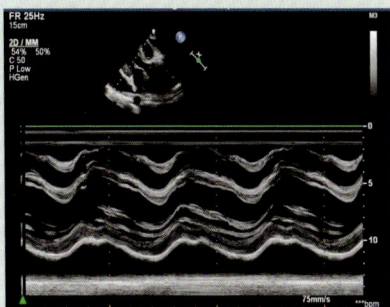

大量心包积液，因为心脏摆动，M型超声出现左、右心室壁同向运动。

图9-1-3 左室长轴切面三

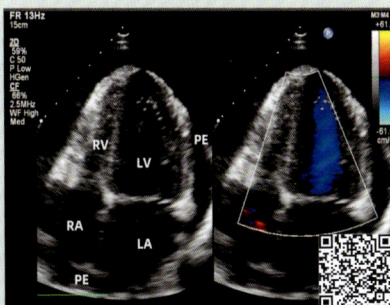

大量心包积液，出现心脏"摆动征"。LV：左心室；LA：左心房；RV：右心室；RA：右心房；PE：心包积液。

图9-1-4 心尖四腔心切面（动态）

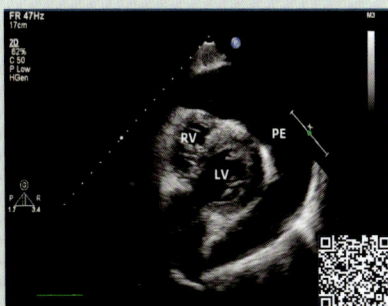

大量心包积液，出现心脏"摆动征"。LV：左心室；RV：右心室；PE：心包积液。

图9-1-5 剑突下四腔心切面（动态）

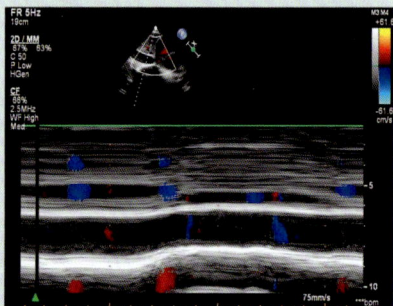

心包积液时，M型超声心动图显示下腔静脉内径增宽，且内径随呼吸变化
<50%，甚至消失。

图9-1-6 剑突下静脉长轴切面

【鉴别诊断】

（1）左侧胸腔积液：大量胸腔积液背部探查时，常在肩胛
线第7~9肋间探及不规则片状液性暗区，左侧胸腔少量积液时，
在左室长轴切面上降主动脉的后方见液性暗区，范围较广，呈大
片状无回声区，可延伸到心脏以外的胸腔壁和肋膈角，并有肺组
织伸入液性暗区中。此外，大量胸腔积液时，室壁运动也不会出
现"荡击波征"，而心包积液的液体范围较局限，仅紧绕在心脏
的周围，位于降主动脉前方的心包腔内。

（2）心包脂肪垫：较肥胖的患者常见，右心室前壁前侧及
左心室下壁、后壁、侧壁侧，尤其是房室瓣环处心包腔内脂肪垫
较厚时，呈现出心肌前的一层低或无回声区，易误认为心包积液
暗区。鉴别方法有两种：一是加大扫描增益，心包脂肪垫可出现
点状回声，而心包腔内积液无此改变；二是随着心脏搏动或者体
位的改变，心包脂肪垫的厚度不会有变化，而心包积液的宽度会
有相应的改变。

（3）其他心脏病变和异常结构：心包囊肿、肺静脉异位引
流、心包棘球蚴病、巨大左心房、伪室壁瘤等均可表现为靠近心
脏的液性暗区，必须多切面、多角度扫查心脏及周围结构，明确
液性暗区的来源和特性以便鉴别。必要时可依赖穿刺组织活检做
出鉴别诊断。

【病例报告书写】

1.超声描述

心脏各腔室大小__，室间隔与左室后壁呈反向运动，房间隔、室间隔延续性完整，大动脉关系正常，各瓣膜未见明显异常，降主动脉内径约__cm。心包腔内探及液性暗区，宽约__cm（如为包绕，具体描述"左心室侧宽约__cm，左室心尖宽约__cm，右心室侧宽约__cm，右心房侧宽约__cm"）。频谱及彩色多普勒血流成像：各瓣膜反流情况（测量三尖瓣反流血流峰值流速，估测肺动脉高压程度）……

2.结论

（1）腔室改变。

（2）室壁运动情况。

（3）瓣膜反流情况，是否合并肺动脉高压及程度。

（4）左心室收缩、舒张功能。

（5）少量心包积液（中–大量可以将此诊断调整至第一条）。

【要点与讨论】

心包分为脏层和壁层，心包膜较坚韧，不易被很快扩张。两层心包之间有心包腔，正常时有10～20 mL液体，起润滑作用。正常时超声不能分辨出心包腔，仅显示为明亮的强回声。心包积液时心包脏层和壁层分开，心包腔被液体充填。大量心包积液影响心脏的舒张和收缩可致心包压塞。在我国，结核性心包炎是心包积液最常见的原因。化脓性心包炎、尿毒症、急性心肌梗死、系统性红斑狼疮、肿瘤也可引起心包积液。

心包积液按积液成分性质一般有以下4种定性分类。

（1）结核性心包积液：是我国目前最常见的急性心包炎的病因。常表现为中量或大量心包积液，呈浆液纤维蛋白性或血性，可以转变为缩窄性心包炎。结核性心包积液超声表现暗区里观察到漂浮的纤维条索。

（2）肿瘤性心包积液：较多见于肿瘤的心包转移，易引起心脏压塞症状。心包渗液中寻找肿瘤细胞，可以确诊，预后极差。肿瘤性心包积液超声表现为暗区周边或其内可见不规则的低回声区，边界不清，部分有血流，一般中到大量血性积液，内见点状强回声。

（3）心肌梗死后心包积液：一般可以看到心室壁无回声

区，为室壁瘤，还有室壁运动不协调（减低），心功能低下，内见点状絮状回声及血性心包积液。

（4）化脓性心包炎：主要致病菌为葡萄球菌、革兰阴性杆菌、肺炎球菌等。常有原发感染灶，伴败血症较为多见，心包渗液为浆液纤维蛋白性，然后转为脓性，心包穿刺是诊断本病的主要措施。化脓性心包炎超声表现：心包积液因脓性渗出物中蛋白含量较高，呈现较高回声，有的可见心包粘连带分隔。

心包积液的定性：根据液性暗区的回声特点，可初步鉴别积液的性质。

（1）浆液性的积液：以液体渗出为主，心包腔内透性较好，随体位活动变化较大。

（2）以纤维性渗出为主的积液：液性暗区中可见纤维素细光带回声，漂浮于液性暗区内（图9-1-7）。

（3）脓性和血性积液：心包腔液性暗区较混浊，可见较多的光点或絮状物回声（图9-1-8）。

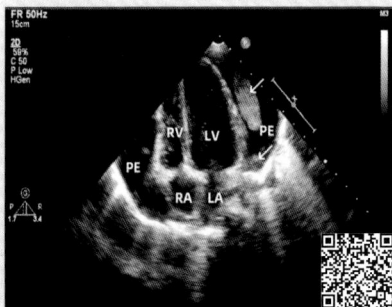

心包脏、壁层常可见一些絮状、条带样中等回声附着，可交织成网格状，位于局部或均匀分布在整个心包腔，可漂动（箭头）。LV：左心室；LA：左心房；RV：右心室；RA：右心房；PE：心包积液。

图9-1-7　心包腔内可见纤维素渗出（动态）

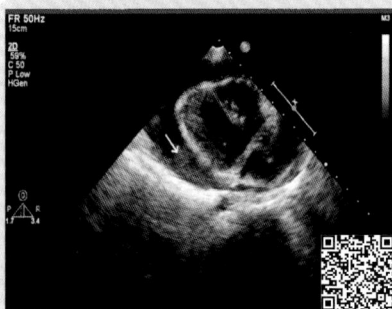

心包脏、壁层常可见实质性中强回声团块，可漂动于心包积液内（箭头）。

图9-1-8　心包腔内可见血凝块（动态）

临床表现如下。

（1）慢性心包积液患者，包括大量心包积液但心包内压无显著升高的患者，常无明显症状。

（2）有时患者有持续性胸部钝痛。

（3）缓慢积聚的大量心包渗液可压迫周围组织结构，引起吞咽困难、咳嗽、呼吸困难、呃逆或声音嘶哑等。

（4）大量心包积液可引起心浊音界增大，心音低钝。

超声心动图是诊断心包积液的首选方法，其主要观察切面如下。

（1）胸骨旁左室长轴切面：可显示左心室后壁后侧、右心室前壁前侧的无回声暗区，其中左心室后壁后侧因位置较低，少量心包积液常首先在此处被发现。随积液量增多，向下达心尖部。

（2）胸骨旁大动脉/左室短轴切面：可显示右心室前壁、肺动脉外侧及心室周围心包腔内液性暗区。

（3）心尖四腔心切面：可显示左心室外侧壁、心尖部、右心室外侧壁、左右房室环处的心包腔有积液回声。

（4）剑突下四腔心切面：在显示左心室外侧壁、心尖部、右心室外侧壁、左右房室环处心包腔有积液回声的同时，还能显示积液和膈肌的关系。

根据病因给予相应药物治疗（包括激素、抗炎药、抗结核药）、透析治疗、抗感染治疗及其他病因治疗。少量或中量心包积液往往没有症状，在给予原发病治疗后常常可以减少或消失。未找到病因且无症状的少量心包积液也可以予以观察，不使用药物。

超声引导下心包穿刺可准确定位，选取穿刺点应避免盲目性，穿刺点的选择原则：宜左不宜右，宜下不宜上，宜外不宜内，宜直不宜斜。超声心动图判断心包积液的病因及性质有一定的困难，只能作提示性诊断，心包内有血凝块或纤维素性渗出物时，常提示结核性心包炎或化脓性心包炎，反复产生大量积液则多见于恶性病变。心包穿刺抽液可减轻症状，可抽取心包内液进行分析，以助于诊断和治疗，但其本身的治疗效果并不确切，已不是主要的治疗手段。

手术治疗的目的在于解除已有的或可能发生的心包堵塞，清除心包积液，减少心包积液复发的可能，防止晚期心包缩窄。在诊断明确、药物治疗效果不佳的情况下，可行心包穿刺置管引流，甚至部分患者行心包开窗术。

【思考题】

1.（单选题）关于心包积液，以下说法正确的是（　　）。

A.正常情况下心包腔内没有液体

B.心包积液病理改变有纤维蛋白性和渗出性两种，二者互不相关

C.超声心动图为心包积液的首选检查方法

D.胸部X线检查对心包积液敏感性较高

E.CT和磁共振成像不用于诊断心包积液

【答案解析】C

A.正常心包腔有少量起润滑作用的液体，存在于心包脏层和壁层之间，生理性左心室后壁心包分离<0.2 cm，仅见于收缩期；舒张期液性暗区宽度在2～3 mm之内，有10～20 mL液体，一般不超过50 mL，绝大多数不易显示，少数人可局限在左侧房室环处，范围较局限。

B.心包积液病理改变有纤维蛋白性和渗出性两种，后者常由前者发展而来。渗液可为浆液纤维蛋白性、浆液血性、出血性或化脓性。炎症开始时，壁层和脏层心包上出现纤维蛋白、白细胞和内皮细胞等渗出物，随后渗出中的液体增加，变为浆液纤维蛋白渗液，外观呈草黄色、清亮，若含有较多白细胞、内皮细胞将变得混浊，如有较多红细胞即成浆液血性，积液一般在2～3周吸收。

C.现阶段，超声心动图是对心包积液实施诊断最准确、最可靠的非侵入性技术，这一诊断方式操作较为简单，能够对患者实施重复检查，并且能够对患者的心包积液量进行估测，在判断心包积液病因上也有较高的价值。超声诊断方式能够对患者的心包积液空间分布情况进行直接观察，并以此作为依据对积液量进行估计。通过超声心动图，不仅可以对心包穿刺抽液并对心包内局部注射药物治疗方式进行引导，在实施治疗期间还能够对所积液体及心包膜改变进行动态观察，还能够为外科心包切除术提供相关理论依据，相较于普通的X线诊断更加具有可靠性及直观性。

D.少量积液时，心影形态、大小可无明显变化或轻度增大。当积液量较多时，表现为心影向两侧扩大，呈"普大"型心影，心缘搏动减弱。如合并心包粘连等，心包积液分布不均，可表现为心影不对称增大。

E.CT有助于诊断心包积液，有时可做出病因诊断。因为心

包组织与积液的X线衰减系数不同，所以在CT上容易发现心包积液。CT平扫表现为沿心脏分布、紧邻脏层心包脂肪的环形低密度带。根据不同的X线衰减系数，CT还可以鉴别心包积液的不同组成成分，继而辨别其病因：漏出液，表现为相当于水的低密度液体；渗出液，CT值为20～60 Hu；血性积液，CT值为60～80 Hu。另外，CT还有助于区分钙化和增厚的纤维组织。由于血液和心肌的X线衰减系数相近，所以当患者缺乏心包脂肪垫时，鉴别血性积液将有一定困难，这时需要对比增强扫描。虽然心包积液的厚度不能直接换算为积液的量，但可以估算：中等量积液心包厚度达5 mm以上，大量积液心包厚度达10 mm以上。少量积液一般积聚在左心室和左心房的背侧。大量积液时，右心室和右心房的腹侧也可见积液。中等量积液的表现介于两者之间。极大量积液时，表现为围绕心脏的偏心环。局灶性心包积液多位于右前外侧的心包囊。CT可以确定局灶性心包积液的位置，尤其是位于心脏后面的积液，并借此引导心包穿刺抽放积液，或采集病理标本进行活检。

磁共振对积液的分布情况显示良好，不受积液量干扰。约70%的患者，因受重力影响，积液常聚集在左心室的后侧方。当积液量较大时，常聚集在上隐窝处。磁共振的敏感性很强，能够观察到至少30 mL的积液量。中等量心包积液表现为右心室前侧壁的心包增厚达5 mm以上。对于少量心包积液，磁共振的敏感性高，适用于诊断因粘连造成的脏、壁层间的局限性积液，其在磁共振上表现多样，常因积液的流动性减小和细胞的水肿而使信号在T_2WI上增高。虽然不同性质的心包积液在磁共振上的信号表现不同，但共同特征是T_1WI呈低信号。因为心脏收缩时积液也随之波动，所以无论是渗出性积液还是漏出性积液，都会有流空效应。然而，当积液中含有较多蛋白或血液成分时，在T_1WI上表现为信号增高，此时多合并其他相关征象，如心包边缘形态不规则，此征象常常提示感染或转移性病变。

2.（简答题）简述目前临床较实用的心包积液定量标准。

【答案解析】

心包积液超声定量标准需根据心脏各室壁周围的液体前后径进行判断，包括少量、中量、大量及极大量。

（1）少量心包积液：在左室长轴切面左心室后壁后侧测量

液体的前后径为3～5 mm，液体量为50～200 mL，判定为少量心包积液。

（2）中量心包积液：在左室长轴切面右心室前壁前侧和左心室后壁后侧测量液体的前后径，右心室前壁前侧为2～5 mm，左心室后壁后侧为5～10 mm，液体量为200～500 mL，判定为中量心包积液，液体包绕在心脏各腔室周围。

（3）大量心包积液：在左室长轴切面右心室前壁前侧测量的液体前后径为5～15 mm，左心室后壁后侧为10～25 mm，液体量为500～1000 mL，判定为大量心包积液，心脏会出现摆动。

（4）极大量心包积液：在左室长轴切面右心室前壁前侧、左心房后壁后侧、左心室后壁后侧测量的液体前后径测值分别为15～40 mm、15～40 mm、25～60 mm，液体量超过1000 mL，判定为极大量心包积液，整个心脏都会被液体包裹，且出现明显的摆动，易造成心脏压塞。

3.（多选题）心包积液的常见病因为（　　）。

A.结核

B.病毒

C.细菌

D.类风湿性关节炎

E.甲状腺功能减退

【答案解析】ABCDE

心包积液的常见病因分为感染性和非感染性两大类。

（1）感染性心包积液包括结核、病毒（柯萨奇、流感等病毒）、细菌（金黄色葡萄球菌、肺炎球菌、革兰阴性杆菌、霉菌等）、原虫（阿米巴）等。

（2）非感染性心包积液包括肿瘤（尤其肺癌、乳腺癌、淋巴瘤、纵隔肿瘤等）、风湿病（类风湿性关节炎、系统性红斑狼疮、硬皮病等）、心脏损伤或大血管破裂、内分泌代谢性疾病（如甲减、尿毒症、痛风等）、放射损伤、心肌梗死后积液等。

4.（问答题）心包积液的超声诊断要点有哪些？

【答案解析】

（1）二维超声心动图特征如下。

二维超声心动图在识别积液量、心腔舒张期塌陷和是否存在心包增厚、粘连及增厚和粘连的程度时，较M型超声心动图更准确。左室长轴切面、心尖四腔心切面、心室短轴切面、剑突下切面均可理想观察。

心包积液表现为心包脏、壁层分离，其间见无回声液性暗区。

心包腔内可见纤维素渗出，心包脏、壁层常可见一些絮状、条带样中等回声附着，可交织成网格状，位于局部或均匀分布在整个心包腔，可漂动。

心包压塞时，心包腔内见大量液性暗区，可见心脏摆动征；吸气时右心室内径增大，左心室异常减小。舒张期出现塌陷征，为一个或多个心腔舒张期向内运动的异常现象。舒张晚期和收缩早期可出现右心房塌陷征。左、右心室壁收缩运动亦有改变，舒张早期至中期可出现右心室塌陷征，右室流出道处易见。严重时左心舒张亦受限，舒张晚期和收缩早期可出现左心房塌陷征。

包裹性积液时，心包腔内局限性液性暗区，积液量和部位不定，不随体位变动而移动；常同时可见心包增厚或心包腔内大量网格状纤维条索回声。

非包裹性积液定量：液体分布随体位改变，故需具体问题具体分析。

（2）M型超声心动图特征如下。

对于少量的液体很敏感，一般仅用于测量左心室后壁后方积液的深度。

大量心包积液时，因为心脏摆动，在左室长轴切面，心室波群可见左、右心室壁同向运动；将探头声束置于心尖部，可见暗区中出现带状强回声，即"荡击波征"。

如并发心包压塞，吸气时二尖瓣前叶DE振幅减小，EF斜率降低；剑突下切面可见下腔静脉内径增宽，深吸气时塌陷减小程度<50%，甚至消失。

（3）多普勒超声心动图：彩色多普勒各瓣口彩色血流信号暗淡。如并发心包压塞，吸气时右房室瓣口彩色血流信号的宽度、长度及面积相对增大，左房室瓣口的彩色血流信号面积则明显减小。深吸气时三尖瓣瓣口E峰增高，二尖瓣瓣口E峰减低；深呼气时三尖瓣瓣口E峰减低，二尖瓣瓣口E峰增高。

（张瑜）

第二节 缩窄性心包炎

【病史】

患者，男性，18岁，因"活动后气促"就诊。出现劳力性呼吸困难、活动耐量下降、疲乏、消瘦、肝大、腹腔积液、胸腔积液和周围水肿等。心率常较快，心电图可见QRS低电压、T波低平或倒置，有时可见心房颤动等心律失常，可有Kussmaul征。此外，还可发现心尖搏动不明显，心浊音界不增大，心音减低，通常无杂音，可闻及心包叩击音。X线检查显示心影可缩小、正常或扩大，半数以上的患者可显示出心包钙化，多在心脏侧位像的房室沟或沿右心前面和纵隔面显示出钙化阴影。

【相关切面声像图特点】

相关切面声像图见图9-2-1～图9-2-8。

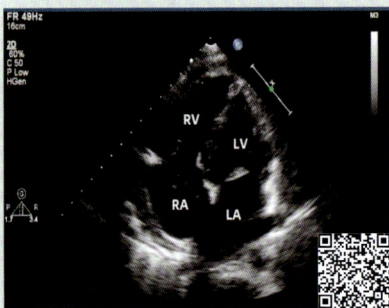

双房扩大。LV：左心室；LA：左心房；RV：右心室；RA：右心房。

图9-2-1 四腔心切面（动态）

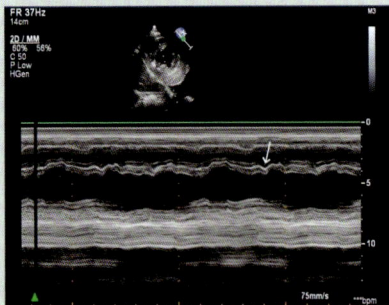

室间隔呈"V"字切迹样改变（箭头）。

图9-2-2 M型超声心动图

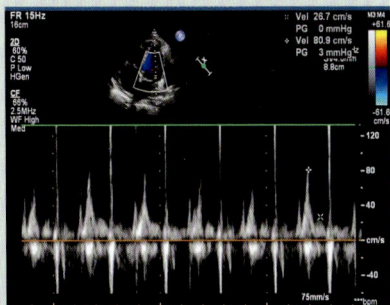

二尖瓣E峰值流速随呼吸变化明显，呼气时增高，吸气时下降，下降幅度＞25%。

图9-2-3　二尖瓣E峰形态

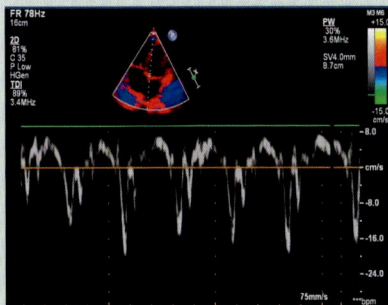

室间隔处二尖瓣环舒张早期峰值速度e'＞8 cm/s。

图9-2-4　二尖瓣环组织多普勒一

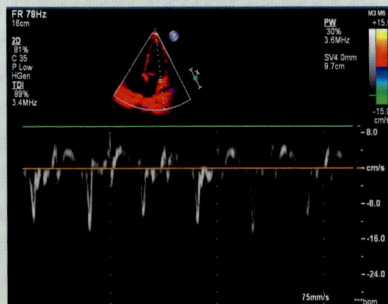

左心室侧壁处二尖瓣环舒张早期峰值速度e'≥8 cm/s。

图9-2-5　二尖瓣环组织多普勒二

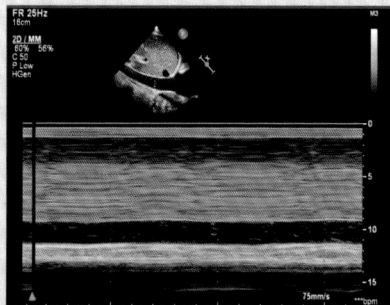

下腔静脉增宽，不随呼吸变化，吸气塌陷率<50%。

图9-2-6　下腔静脉塌陷率

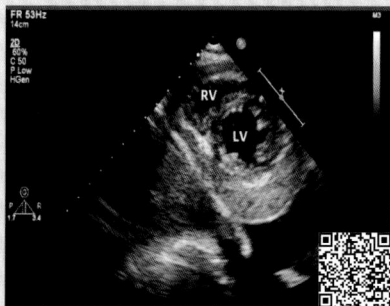

可见心包局部增厚、回声增强。LV：左心室；RV：右心室。

图9-2-7　左室短轴切面一（动态）

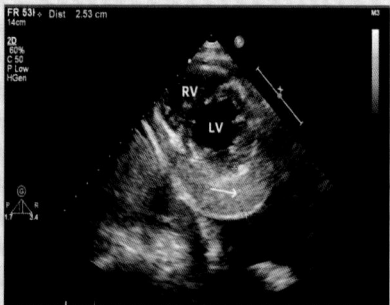

心包局部增厚，厚约25.0 mm（箭头）。LV：左心室；RV：右心室。

图9-2-8　左室短轴切面二

【鉴别诊断】

（1）限制型心肌病：二者均为心脏舒张功能障碍性疾病，临床表现极相似，超声表现均为大心房、小心室，查体均可见Kussmaul征，但限制型心肌病病理改变以心内膜、心内膜下心肌纤维及乳头肌进行性纤维化并增厚为主，通常没有心包钙化，常合并传导阻滞和肺动脉高压。超声改变无室间隔异常抖动，可见双房扩大及房室瓣反流更明显，心内膜增厚，二尖瓣充盈受呼吸影响小，二尖瓣环组织e′<8 cm/s，且房室瓣峰值流速随呼吸相变化较小（正常或<15%），而缩窄性心包炎常>25%。限制型心肌病发病原因不明，多为原发性淀粉样变的临床表现之一，比较少见，约占心肌病的3%。其与缩窄性心包炎在血流动力学上相近，但疾病的最终结果却大相径庭，后者可以通过常规心脏手术治愈且远期效果良好，前者的终极治疗只能是心脏移植，二者的治疗方法和预后却相差甚大，必要时可依靠心内膜心肌活检明确诊断。

（2）心包间皮瘤：间皮瘤是一种来源于胸膜或其他部位间皮细胞的恶性肿瘤，其中来源于胸膜的约占81%，发病率低于1/100万，其他部位包括腹膜、心包和睾丸鞘膜等。恶性胸膜间皮瘤初诊时多为晚期，治疗困难，疗效差，患者中位总生存时间约为1年，5年生存率约为10%。心脏肿瘤发病率约为2/10万，其中<5%的为原发性心包间皮瘤。恶性胸膜间皮瘤累及心包时，有部分患者会出现心包积液好转与逐渐加重交替的现象，可能与心包出现机化有关。心包间皮瘤以弥漫型多见，病变累及心包脏层、壁层，常沿心包膜呈弥漫性浸润生长，心包腔内广泛播散。心包弥漫性增厚合并心包积液的超声表现，容易让超声医师误诊为缩窄性心包炎。所以，在诊断这类患者时一定要充分结合病史及相关辅助检查，如临床病理或细胞学检查。早期恶性胸膜间皮瘤也可以出现纤维坏死等组织，易误诊为结核，加上取样偏差等因素，早期诊断非常困难，所以指南不推荐细针活检，以免早期假阴性。

【病例报告书写】

1.超声描述

左心房、右心房内径增大（可描述四腔测值__cm×__cm），左心室、右心室内径大小正常或偏小，心室形变，出现"束腰状"或"管状"狭窄，室间隔运动异常，可见室间隔切迹、弹跳征或颤动；大动脉关系正常，各瓣膜未见明显异常，降主动脉内径约__cm，弓降部延续通畅。下腔静脉内径增宽，约__cm，吸气时塌陷率<50%。心包增厚，最厚约__cm，回声增强（钙化部分后方可见声影），__处心包腔内可见宽约__cm的液性暗区。频谱及彩色多普勒血流成像：二尖瓣舒张早期峰值血流速度增高，舒张晚期峰值血流速度降低，二者比值>2，且E峰值减速时间缩短（<150 ms）；二尖瓣瓣环室间隔侧e'>8 cm/s（各瓣膜反流情况）……

2.结论

（1）左心房、右心房内径增大，下腔静脉内径增宽。

（2）室间隔运动异常。

（3）瓣膜反流程度，肺动脉高压的程度。

（4）左心室舒张功能降低。

（5）其他合并的心血管畸形。

注：以上阳性所见提示缩窄性心包炎可能，请结合临床。

【要点与讨论】

缩窄性心包炎继发于急性心包炎，其病因在我国仍以结核性最为常见，大多是由结核或化脓所导致的渗出性心包炎演变而来，其次为化脓性和创伤性心包炎。少数与心包肿瘤、急性非特异性心包炎及放射性心包炎等有关。也有部分患者病因不明。病理改变为心包壁层和脏层纤维素沉着，纤维组织增生，心包有不同程度的增厚和钙化，增厚的心包压迫心脏，使静脉压升高，静脉回流受阻，回心血量减少，心室舒张期充盈受限，导致肺循环和体循环淤血，心搏量减小。

病理分型有以下3类。

（1）心包肥厚型：心包明显增厚，厚度>10 mm，无钙化，心肌运动减弱。

（2）心包粘连型：心包脏层和壁层分离，轻度增厚，心包壁毛糙。心包腔内有液性暗区，并见絮状或条索状回声，随心动周期漂浮，心肌活动度正常。

（3）心包钙化型：心包呈局限性或弥漫性"蛋壳样"回声，后方伴声影，厚度为5～10 mm，心肌活动度减弱。

临床表现为血压低，脉搏快，约1/3患者会出现奇脉，约30%患者合并心房颤动。静脉压明显升高，即使利尿后静脉压仍保持较高水平，颈静脉怒张，吸气时更明显，扩张的颈静脉舒张早期突然塌陷，均属非特异性体征。心脏视诊见收缩期心尖回缩，舒张早期心尖冲动，触诊有舒张期搏动撞击感，叩诊心浊音界正常或扩大，胸骨左缘第3～4肋间听到心包叩击音，无杂音。其他体征还有黄疸、肺底湿啰音、肝大等，腹腔积液比下肢水肿更明显，与肝硬化表现相似。

心包缩窄形成的时间长短不一，通常将急性心包炎发生后1年内演变为心包缩窄者称为急性缩窄，1年以上者称为慢性缩窄，演变过程有以下3种形式。

（1）持续型：急性心包炎经治疗后，在数天内患者的全身反应和症状，如发热、胸痛等可逐渐缓解，甚至完全消失，但肝大、颈静脉怒张等静脉淤血体征反而加重，故在这类患者中很难确定急性期和慢性期的界限，这与渗液吸收、心包增厚和缩窄形成几乎同时存在有关。

（2）间歇型：心包炎急性期的症状和体征可在一定时间完全消退，患者以为痊愈了，但数月后重新出现心包缩窄的症状和体征，这与心包的反应较慢，在较长时间内形成缩窄有关。

（3）缓起型：这类患者急性心包炎的临床表现较轻甚至无病史，但有渐进性疲乏无力、腹胀、下肢水肿等症状，在1～2年后出现心包缩窄。

诊断缩窄性心包炎时应注意以下几点。

（1）缩窄性心包炎时，由于心包回声和心外组织易混淆，不易分辨，从而使心包厚度的测量有误差，所以应多切面观察并且配合M型超声心动图进行测量，同时应注意灵敏度的调节需适当。

（2）风湿性心脏病可合并缩窄性心包炎，对风湿性瓣膜病患者需测量心包的厚度。

（3）心包厚度正常的情况下也可发生缩窄性心包炎，多见于放疗后或外科手术后及病毒感染所致心包病变。

（4）缩窄性心包炎患者术后出现气憋、心慌等症状时，应注意是否出现心包积血等并发症。

【思考题】

1.（单选题）在我国，缩窄性心包炎最常见的发病原因是（　）。

A.结核性心包炎

B.化脓性心包炎

C.创伤性心包炎

D.非特异性心包炎

E.放射性心包炎

【答案解析】A

正常心包腔分为脏层和壁层，壁层正常厚度一般≤2 mm。导致缩窄性心包炎的原因有很多，大多是由渗出性心包炎演变而来，心包壁层和脏层纤维素沉着，纤维组织增生，心包出现不同程度的增厚和钙化，使心室充盈受限，回心血量减少，静脉压升高。缩窄性心包炎继发于急性心包炎，其病因在我国仍以结核性最为常见，其次为化脓性和创伤性心包炎。少数与心包肿瘤、急性非特异性心包炎及放射性心包炎等有关。也有部分患者病因不明。病理改变为心室内膜和内膜下纤维组织增生，心室壁硬化，心室腔缩小或闭塞，心室舒张充盈严重受损，心室肌收缩功能正常或轻度减低，临床表现与缩窄性心包炎极其类似，有人称为缩窄性心内膜炎。此病以年轻人居多，且男性多于女性，比例约为1.5：1。

2.（多选题）关于缩窄性心包炎的病理分型，以下说法正确的是（　）。

A.心包肥厚型

B.心包粘连型

C.心包钙化型

D.心包菲薄型

E.心包化脓型

【答案解析】ABC

缩窄性心包炎的病理分型可分为3型。①心包肥厚型：心包明显增厚，厚度＞10 mm，无钙化，心肌运动减弱。②心包粘连型：心包脏层和壁层分离，轻度增厚，心包壁毛糙。心包腔内有液性暗区，并见絮状或条索状回声，随心动周期漂浮，心肌活动度正常。③心包钙化型：心包呈局限性或弥漫性"蛋壳样"回声，后方伴声影，厚度为5～10 mm，心肌活动度减弱。

3.（多选题）缩窄性心包炎的超声诊断要点为（　）。

A.心包增厚＞3 mm，回声增强，房室沟处常有钙化

B.心房、心室均增大

C.频谱多普勒显示二尖瓣瓣口血流频谱E峰增高、A峰减低、E/A明显增大

D.呼气时左室流出道及二尖瓣峰值流速增加

E.吸气时左室流出道及二尖瓣峰值流速减低，随呼吸变化率>25%

【答案解析】ABCDE

缩窄性心包炎超声诊断要点如下。

（1）M型超声：室间隔运动异常，可见室间隔切迹、弹跳征或颤动，舒张早期向左心室内摆动并即刻弹向右心室，抖动方式类似橡皮筋。缩窄性心包炎时心室舒张早期快速充盈，心室压力快速变化，左、右心室相互依赖，容积随呼吸运动交替改变，两侧心室充盈速度轻微不对称即可导致室间隔两侧的压力差迅速改变，造成室间隔的突然快速移动，即吸气时室间隔于舒张早期突然急促后移，向左心室运动，呼气时室间隔向右心室运动，呈"V"字切迹样改变。

（2）二维超声：典型的声像图可见心包增厚（>3 mm）、钙化伴回声增强，这是诊断缩窄性心包炎的重要依据。主要观察右心室前壁、心尖，左心室下、后、侧、前壁的心包增厚，以及房室环沟处的纤维带或钙化。钙化的心包后方可出现明显的声影，常有不同程度的心包积液。其次为双房增大，左心房与左心室后壁夹角变小，多<150°，双室大小正常或偏小，心室变形，出现"束腰状"或"管状"狭窄。此外，二维超声上还可显示下腔静脉内径增宽且不随呼吸改变，吸气时塌陷率<50%（提示右心房压力升高）。

（3）彩色多普勒超声：二尖瓣舒张早期峰值血流速度（E）增高，舒张晚期峰值血流速度（A）降低，二者比值（E/A）>2，且E峰值减速时间缩短（<150 ms）；二尖瓣E峰峰值流速吸气相比呼气相通常下降>25%。此外，呼气相肝静脉有明显的舒张期反流，且反流速度增加，吸气相肝静脉收缩期正向血流速度降低。另外，肺静脉血流及反流速度能反映左心房与肺毛细血管的压差。

（4）组织多普勒超声：二尖瓣环舒张早期速度（e′）的变化是诊断缩窄性心包炎的独立影响因素，室间隔侧及左心室侧壁侧舒张期组织位移速度分别记为隔e′和侧e′，由于心室在舒张期横向扩张受限，使得其纵向运动代偿性增加，所以其e′值常表现为正

常或增高，隔e′>8 cm/s或隔e′>侧e′。

4.（问答题）缩窄性心包炎的病理生理改变有哪些?

【答案解析】

缩窄性心包炎患者心包的纤维结缔组织增生而导致心包增厚，出现广泛粘连、钙化，致使心房充盈压不断增高，产生舒张早期心室的快速充盈；当心室充盈量达到病变心包的最大允许容量时，心室充盈迅速停止。缩窄性心包炎影响了心室正常充盈，患者吸气时胸腔压力的降低不能传导至左心，肺静脉至左心房的压力梯度降低，导致左心经二尖瓣进入左心室的血流量减少，从而引起心排血量降低，为维持心排血量，心率必然代偿性增快。由于回流受阻，可出现静脉压升高、颈静脉怒张、肝大、腹腔积液、下肢水肿等。由于吸气时周围静脉回流增多，而已缩窄的心包使心室无法适应性扩张，致使吸气时颈静脉压进一步升高，静脉扩张更明显，这一现象称为Kussmaul征。

（张瑜）

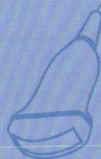

第十章

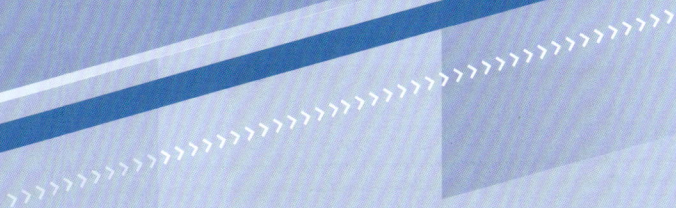
心脏占位

第一节　血栓

一、左心房血栓

【病史】

患者，女性，66岁，因"乏力、气短、呼吸困难，伴下肢水肿1个月"就诊。既往有风湿热病史。查体：心尖区可闻及舒张期隆隆样杂音和全收缩期粗糙的吹风样杂音。胸部X线检查显示双肺纹理增多，心影增大。心电图显示各导联P波消失，代之以大小不等、频率不一的F波，R-R间期绝对不齐。心脏彩超显示风湿性心脏瓣膜病，二尖瓣重度狭窄并轻度关闭不全。左心房侧壁至左心耳开口处血栓形成。经食管超声心动图显示左心房及左心耳内血栓形成。

【相关切面声像图特点】

相关切面声像图见图10-1-1～图10-1-4。

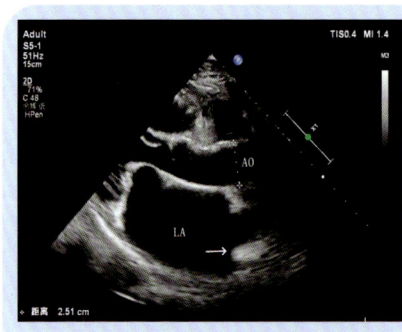

左心房侧壁探及椭圆形中等回声团块附着（箭头）。LA：左心房；AO：主动脉。

图10-1-1　胸骨旁左室长轴切面

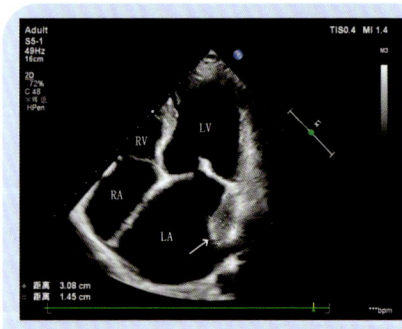

左心耳内探及中等回声团块附着（箭头）。RA：右心房；RV：右心室；LA：左心房；LV：左心室。

图10-1-2　心尖四腔心切面

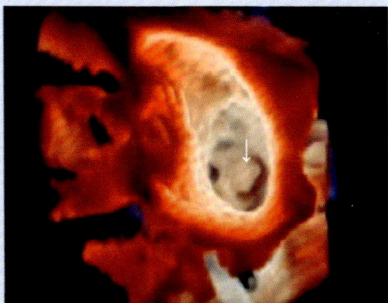

左心耳内血栓（箭头）。

图10-1-3　经食管三维超声心动图

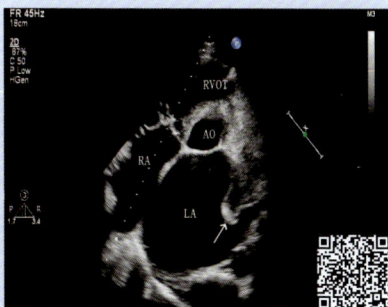

左心耳内探及中等回声团块附着（箭头）。RA：右心房；RVOT：右室流出道；LA：左心房；AO：主动脉。

图10-1-4　胸骨旁大动脉短轴切面（动态）

二、左心室血栓

【病史】

患者，男性，65岁，因"反复胸闷、气短"住入我院心内科。患者既往有高血压病史，血压控制情况不详。入院后查体：血压138/84 mmHg，叩诊心界扩大，听诊心率76次/分，心律齐，各瓣膜听诊区未闻及病理性杂音。心电图显示窦性心律，ST-T改变。心脏彩超显示节段性室壁运动异常，左室心尖部室壁瘤并血栓形成。心脏超声造影显示左心室内可见局部充盈缺损，且团块内部未见造影剂增强。

【相关切面声像图特点】

相关切面声像图见图10-1-5～图10-1-8。

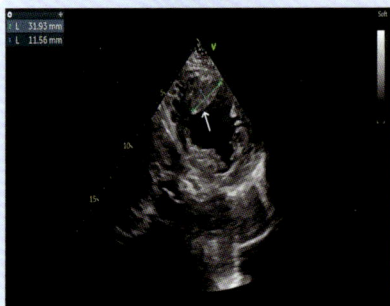

心尖室壁瘤内见半月形实质性中等回声团块附着（箭头）。

图10-1-5 胸骨旁左室心尖短轴切面

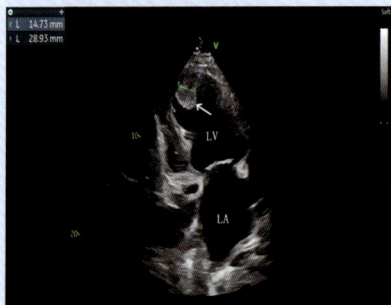

心尖室壁瘤内见半月形实质性中等回声团块附着（箭头）。LA：左心房；LV：左心室。

图10-1-6 心尖两腔心切面

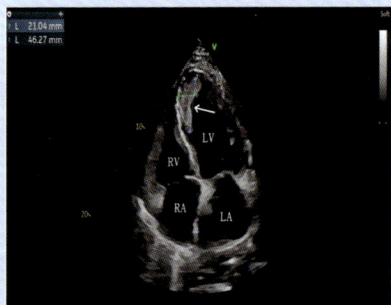

心尖室壁瘤内异常实质性中等回声团块附着（箭头）。RA：右心房；RV：右心室；LA：左心房；LV：左心室。

图10-1-7 心尖四腔心切面

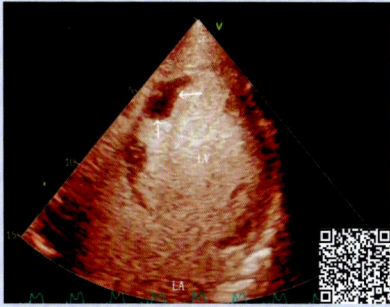

左心室内可见局部充盈缺损，且团块内部未见造影剂增强（箭头）。
LA：左心房；LV：左心室。

图10-1-8　左心室心腔造影（动态）

三、其他部位血栓

【相关切面声像图特点】

相关切面声像图见图10-1-9 ~ 图10-1-11。

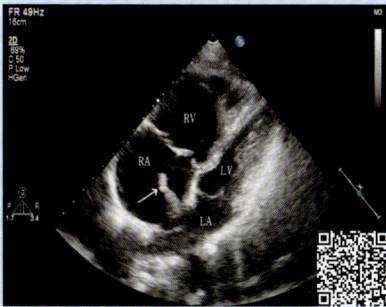

胸骨旁四腔心切面显示一条索状回声通过房间隔卵圆孔骑跨于右心房与左心房之间（箭头）。RA：右心房；RV：右心室；LA：左心房；LV：左心室。

图10-1-9　右心房血栓并矛盾性栓塞（动态）

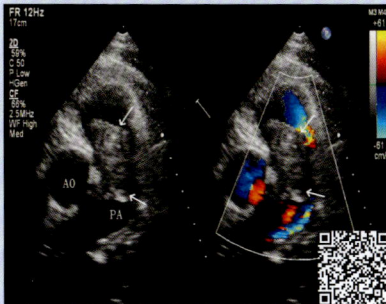

大动脉短轴切面显示一较大实质性中等回声团块附着于主肺动脉内侧壁，活动度小（箭头）。AO：主动脉；PA：肺动脉。

图10-1-10　肺动脉血栓（动态）

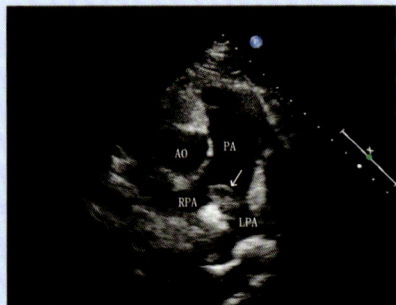

左肺动脉起始部探及团块样异常回声（箭头）。AO：主动脉；PA：肺动脉；LPA：左肺动脉；RPA：右肺动脉。

图10-1-11　大动脉短轴切面

【鉴别诊断】

（1）左房黏液瘤：当观察左心房血栓时，应注意与左心房内的肿瘤相鉴别。左心房黏液瘤较为常见，在探查左心房血栓时尤其应注意鉴别，其鉴别要点为左心房黏液瘤多位于左心房内，形态多为圆形或椭圆形，形态可变，附着面小，游离面大，可随心动周期运动，舒张期突入二尖瓣瓣口，收缩期回入左心房，多有蒂，多位于房间隔近卵圆孔附近，彩色多普勒可观察到射流束起始于二尖瓣瓣环，从瘤体四周与二尖瓣前后叶间的狭窄缝隙流入左心室。

（2）左心房云雾影：在探查左心房血栓时还应注意与左心房内浓密的云雾影相鉴别，尤其是新形成的血栓更应注意二者的鉴别。左心房内云雾状回声又称为自发性对比回声，超声心动图表现为弥散于左心房内呈旋涡状、血流速度缓慢的细微点状回声，云雾状回声则没有固定形态，舒张期左心房内血流前向运动明显受限，淤滞的血流只能在扩大的心房内做缓慢的盘旋运动，红细胞相互聚集，当舒张期前向运动障碍解除、血流通畅后，云雾状回声减弱或消失。彩色多普勒超声检查未见血流充盈缺损区。

（3）左心室肿瘤：①左心室黏液瘤多有蒂，附着于左心室壁，有一定活动度，多不伴有室壁节段性运动异常，与部分附于心脏间隔的有蒂血栓不易鉴别，但多数血栓经过规范的抗凝治疗大多可以减小或消失；②左心室横纹肌瘤是儿童最常见的心脏肿瘤，约占儿童各种原发性心脏肿瘤的60%，胎儿发生率最高，其次为新生儿及婴儿，肿瘤倾向于多发性，女性多于男性，半数以上患者合并结节性硬化症，超声心动图表现为突入心腔或附在室壁的单发或多发的圆形或椭圆形稍高回声或强回声团块，大小为数毫米至数十毫米，边界清晰，内部回声均匀，无蒂，随心脏舒缩运动肿块可有一定的活动度，一般不大。

（4）心腔结构正常变异：心内解剖变异普遍存在，可发生于任何心腔或瓣膜，有时可误认为病理结构。①华法林嵴又称左上肺静脉嵴，是位于左上肺静脉和左心耳之间的嵴样突起组织。对于结节样的华法林嵴，由于过去经常被误诊为左心房血栓而使用华法林，故由此得名。②左心室乳头肌，腱索及异位肌束：左心室内乳头肌的数目、位置及形态均可发生变异，依乳头肌与二尖瓣腱索相连的特点可将其与左心室内血栓、肿瘤相鉴别。③右心房内正常的解剖结构如位于下腔静脉口的欧氏瓣及希阿里网等，欧氏瓣是残留的胚胎时期右静脉窦瓣，通常认为是下腔静脉瓣，其起于下腔静脉口，穿过右心房的后壁连于卵圆孔的下方。超声心动图上表现为右心房内有一漂浮的纤细带状回声，其一端连于下腔静脉口。希阿里网是残留的胚胎时期的静脉窦，正常尸检的发生率为2%～3%，是从冠状窦瓣和下腔静脉瓣穿过右心房内部延伸至界嵴的纤维网。超声心动图显示为右心房内活动的、回声较强的条带状结构，由下腔静脉口延伸至房间隔或三尖瓣，可呈高速扑动。对于这些正常变异，超声在检查时应多角度、多切面连续扫查，并结合患者血栓形成条件及相关病史进行鉴别。

【病例报告书写】

1.左心房血栓常规报告

（1）超声描述：左心房（四腔测值约7.6 cm×5.3 cm）内径明显增大，右心房内径增大，室间隔及左心室后壁无增厚，室间隔运动减弱。二尖瓣瓣叶增厚、回声增强，开放受限，闭合欠佳，钙化明显，瓣口面积0.6 cm^2，瓣环径3.4 cm。左心房侧壁至左心耳开口处探及实质性回声附着，范围约3.9 cm×1.4 cm。频谱及彩色多普勒血流成像显示舒张期可见左室流入道内起源于二尖瓣瓣口的以红色为主的五彩镶嵌彩流束，峰值流速254 cm/s，平均压差14 mmHg，压差减半时间法测量二尖瓣瓣口面积为0.9 cm^2；主动脉瓣、二尖瓣、三尖瓣可见反流血流信号。

（2）结论：①风湿性心脏瓣膜病：二尖瓣重度狭窄并轻度

关闭不全，主动脉瓣轻度关闭不全，三尖瓣中度关闭不全，左心室收缩压50 mmHg；②室间隔运动减弱，左心室收缩功能稍降低；③左心房侧壁至左心耳开口处血栓形成（检查中见患者心律不齐）。

2.左心室血栓造影

（1）超声描述：经左侧肘正中静脉团注造影剂Sonovue（0.9%氯化钠注射液混匀）2 mL、1 mL（共2次），左心腔完全浊化后观察，左心室收缩功能精确确定，左心房、左心室、右心房内径增大，左心室壁运动减弱，室间隔、左心室前壁及左室心尖部明显，左心室射血分数约31%，心率79次/分，血压112/83 mmHg；17节段心内膜显示清晰，左室心尖部心肌变薄，向外膨出，范围约4.3 cm×3.5 cm，其内探及大小约4.2 cm×1.4 cm的造影剂充盈缺损，左室心尖部及左心室侧壁心肌灌注差。主动脉瓣、二尖瓣、三尖瓣可见反流血流信号。频谱及彩色多普勒血流成像显示舒张期二尖瓣瓣口血流形态A峰增高，E/A<1。

（2）结论：左心室腔造影：①左心室壁运动减弱，室间隔、左心室前壁及左室心尖部明显，左心室射血分数约31%；②左室心尖部室壁瘤并血栓形成；③左室心尖部及左心室侧壁心肌灌注差。

【要点与讨论】

（1）左心房血栓多在风湿性心脏病二尖瓣狭窄或心房颤动的基础上发生，瓣膜病合并心房颤动患者多存在血小板功能、凝血及纤溶功能异常，导致高凝状态，同时心内膜抗凝物质表达下降，抗凝屏障受到破坏，导致内皮受损，二尖瓣瓣口狭窄及心房颤动，可导致患者房室舒缩不协调，使左心房血液排空延缓，血流淤滞，血液易凝集于受损的左心房壁上而形成血栓。非瓣膜病合并心房颤动的患者，左心房和左心耳扩大，左心房内血流缓慢，由于左心耳下垂呈"兜窦样"结构，其内血流更加缓慢，血栓的发生率增加。而当伴二尖瓣反流中度以上时，由于二尖瓣反流冲击淤滞的血液，在左心房内形成涡流，则不易形成左心房血栓。

（2）左心室血栓多发生于左心室血液滞留和局部室壁运动异常的患者，如急性心肌梗死、左心室壁瘤及扩张型心肌病和瓣膜置换术后等。血栓多位于血流最缓慢或淤滞的左室心尖部。心肌梗死患者血栓多附着于梗死部位室壁，尤其是室壁瘤处。

（3）右心房血栓多见于心房颤动、三尖瓣狭窄、严重右心衰竭等可导致右心房扩张、血流淤滞的病变，超声多表现为附着于右心房壁的回声不均匀、形态不规则、无明显活动的异常回声团。右心内的异物如起搏器电极、导管周围亦可有血栓形成。右心室血栓多见于右心排出量减少的患者，如右心室心肌梗死、致心律失常性右心室发育不良心肌病等。右心室血栓不常见，其超声表现与左心室血栓相似。右心的血栓多为迁移性，可由静脉系统的血栓回流入右心系统，该类血栓一般不大，漂浮于右心房内自由活动，很容易通过三尖瓣进入右心室、肺动脉，而形成肺栓塞。肺动脉高压导致肺动脉明显扩张时动脉内也可形成血栓。

（4）超声需全面仔细，在血栓好发部位如左室心尖部重点探查，左心室壁瘤、房间隔膨出瘤、左心耳等血流容易淤滞的地方应认真仔细探寻。条件允许时应结合经食管心脏超声、左心声学造影等技术重点观察血栓部位、大小、回声、形态及活动度的变化，注意与其他心脏占位、心内正常结构变异相鉴别。

（5）超声发现心腔内血流自发显影时应提示临床警惕血栓形成。经验性抗血栓治疗后，动态观察近期变化，若团块变小或消失，则证实为血栓。

（6）当双下肢静脉超声检查发现血栓时，心脏超声表现肺高压征象，若右心及肺动脉主干、左右肺动脉起始段未发现血栓，也应高度怀疑肺动脉远端分支栓塞，需进一步行肺部增强CT检查排除肺栓塞。

【思考题】

1.（单选题）关于心腔内血栓，下列错误的是（　　）。

A.下肢静脉血栓栓子常移行至右心

B.前壁心肌梗死常可发生左心室血栓

C.反常性栓子常来源于左心系统

D.扩张型心肌病常可发生左室心尖部血栓

E.风湿性二尖瓣狭窄常发生左心耳和左心房血栓

【答案解析】C

A.下肢静脉血栓栓子通过肺循环，移行至右心，导致肺动脉栓塞。

B、D.左心室血栓常见于心肌梗死并发症、室壁瘤患者，心尖部或室壁运动异常处容易形成。扩张型心肌病患者左心室内血流呈低速涡流，也易形成血栓。

C.极少数情况下当静脉血栓与右心房压升高同时存在时，通过未闭的卵圆孔导致的反常血栓就可能发生，并导致脑卒中、体循环动脉栓塞。反常栓塞的标准：①脑及全身性梗死者，栓子来源与左心无关，常来源于下肢静脉血栓；②存在肺栓塞；③存在卵圆孔未闭右向左分流；④存在持续性肺动脉高压或短暂性右心房高压。

E.左心房血栓可发生于左心房的任何部位，多发生在左心房后壁、侧壁及左心耳，少数可延伸至房间隔。可单发或多发，大小不一。任何造成左心房内血流淤滞的疾病均易引起血栓，如二尖瓣狭窄、心房颤动与左心衰等。

2.（多选题）左心房血栓在超声心动图上的特点有（　）。

A.基底部较宽，无蒂，游离面较大，多为椭圆形或不规则形

B.边界清楚，易活动

C.常可导致相对性二尖瓣狭窄

D.通常附着在左心房后壁、侧壁及左心耳

E.陈旧性血栓在心脏收缩与舒张时形状几乎无变化

【答案解析】ADE

A、D.左心房血栓多附着于左心房壁和（或）左心耳内。血栓基底部较宽，无蒂，游离面较大，多为椭圆形或不规则形。

B、E.左心房内陈旧血栓形态不随心脏收缩与舒张而改变，新鲜血栓可发生轻微改变，有漂浮感。二尖瓣狭窄时，个别血栓脱落游离于左心房内，随血流而无规则活动。

C.左心房黏液瘤常随心脏舒缩运动往返于左心室与左心房之间，移动度较大、瘤体较大的黏液瘤在舒张期可阻塞二尖瓣瓣口，导致相对性二尖瓣狭窄，患者可突然发作昏厥、抽搐，甚或猝死。

3.（病例分析题）患者，男性，66岁，二尖瓣面容，呼吸困难。心电图显示"二尖瓣型P波"。胸部X线检查显示心影呈"梨形"。超声心动图显示左心房内径明显增大，二尖瓣瓣叶增厚，回声增强，瓣尖可见钙化，开放受限，闭合欠佳，瓣口面积1.1 cm^2，瓣环径3.1 cm。M型超声显示二尖瓣前后叶同向运动，呈"城墙样"改变。频谱及彩色多普勒血流成像显示舒张期可见左室流入道内起源于二尖瓣瓣口的以红色为主的五彩镶嵌彩流

束，峰值流速163 cm/s，压差减半时间法测量二尖瓣瓣口面积为1.2 cm²。听诊可闻及心尖部隆隆样杂音。

（1）（单选题）该患者可诊断为（　）。

A.老年性二尖瓣钙化

B.风湿性心脏病、二尖瓣狭窄

C.二尖瓣关闭不全

D.感染性心内膜炎

E.风湿性心脏病、主动脉狭窄

（2）（单选题）若该患者同时合并频发的二尖瓣E-E间距不等，最常见的是（　）。

A.心房颤动

B.室性期前收缩二联律

C.室性期前收缩

D.心房扑动

E.房性期前收缩

（3）（单选题）若患者左心房内附壁血栓形成，该患者血栓的声像图特征不包括（　）。

A.心脏收缩与舒张时形态无改变

B.少数血栓可伸展至房间隔

C.基底部较宽，附着面大，游离面较小

D.通常有蒂，多附着于房间隔卵圆窝的周边

E.通常附着于左心房后壁或左心耳内

【答案解析】（1）B；（2）A；（3）D

（1）根据患者的体征、查体、超声征象，可诊断为风湿性心脏病、二尖瓣狭窄。

（2）二尖瓣E峰的形成是正常节律下心脏在左室快速充盈期二尖瓣瓣口的频谱形态，当心房颤动发生时，心脏失去正常节律，且心率绝对不整，所以导致二尖瓣E-E间距不等。

（3）左心房血栓患者多有风湿性二尖瓣狭窄、心房颤动病史。超声心动图检查时于左心房内探及异常团块状回声，附着于左心房壁和（或）左心耳内，基底部较宽，附着面较大，游离面较小，呈椭圆形或不规则形，表面光滑或有不规则突起，形态不随心脏活动而有明显改变，多附着于左心房后壁、侧壁及左心耳或延伸至房间隔。黏液瘤通常有蒂，多附着于房间隔卵圆窝的周边。

4.（问答题）血栓形成的条件及超声表现有哪些？

【答案解析】

（1）血栓形成的条件：血栓是血液成分在血管或心脏内膜表面形成的血液凝块或沉积物，它可以发生在血管中的任何地方导致血流停止。血栓的形成要具备3个基本条件：①血管内皮损伤；②血流状态改变；③血液凝固性增加。

（2）超声表现如下。

1）左心房血栓：左心房内异常团块状回声，附着于左房壁和（或）左心耳内。血栓基底部较宽，无蒂，游离面较大，多为椭圆形或不规则形。陈旧性血栓形态不随血流而改变，新鲜血栓可发生轻微改变，有漂浮感。二尖瓣狭窄时，个别血栓脱落游离于左心房内，随血流而无规则活动。血栓回声，新鲜血栓回声较弱，陈旧性血栓回声较强，钙化时尤为明显。

2）左心室血栓：多位于心肌梗死部位，室壁节段性运动异常，室壁瘤内高发。根据形态可分为附壁型和伸探型。附壁型的血栓扁平，分层状，表面与心内膜平行，基底广泛附着于左室壁，多呈扁平或半月形。伸探型的血栓呈球形或不规则形，突入左心室腔，一般基底仍较宽，有蒂或活动度较大的血栓罕见。血栓中央可发生液化，表现为无回声区。陈旧性或机化血栓回声增强，与心内膜较易区分。

3）右心房活动性血栓：伸展性条索状回声、活动度高、随血流摆动和扭曲，游离端有时做蛇形运动，其附着部位很难确定，脱落则导致肺动脉栓塞；当伴有右向左分流的卵圆孔未闭时易发生矛盾性栓塞。

4）肺动脉血栓：主肺动脉和（或）左、右肺动脉内可观察到血栓，血栓可为附壁或活动的形式存在，附壁者常见，多合并下肢静脉血栓。

（罗庆祎、李柯颖）

第二节　其他心脏肿瘤

一、黏液瘤

【病史】

患者，女性，59岁，12 h前无明显诱因出现头晕，伴视物旋转，伴恶心、呕吐，症状持续不缓解，为求进一步诊治入院。查体：心尖部闻及舒张期隆隆样杂音，肺动脉瓣区第二心音亢进。心脏杂音随体位变化。头颅CT显示未见明显出血。胸部X线检查显示肺淤血，心影增大。常规心脏彩超显示左心房占位（黏液瘤可能）致左室流入道重度梗阻，二尖瓣轻度关闭不全。左室心腔声学造影显示左心房内占位（黏液瘤可能性大），且可见中等量灌注，致左室流入道重度梗阻。经食管超声心动图显示左心房等回声团（考虑黏液瘤）。

【相关切面声像图特点】

相关切面声像图见图10-2-1 ～ 图10-2-12。

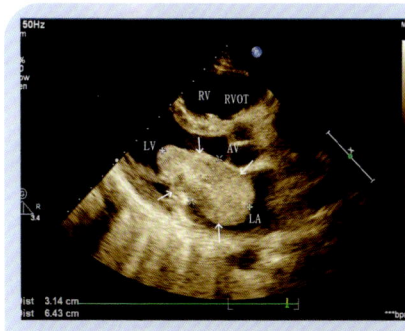

左心房内可见中等回声类圆形团块，有蒂附着于房间隔中部（箭头）。LA：左心房；LV：左心室；RV：右心室；RVOT：右室流出道；AV：主动脉瓣。

图10-2-1　胸骨旁左室长轴切面

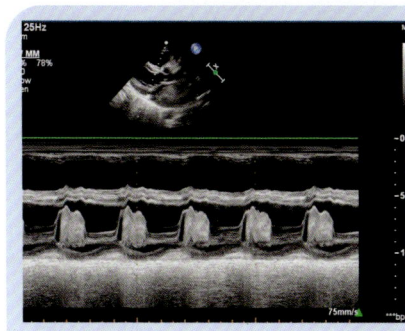

舒张期，二尖瓣前后叶间可见充填的实质性光点回声；收缩期，实质性光点回声消失。

图10-2-2　胸骨旁左室长轴切面：M型超声

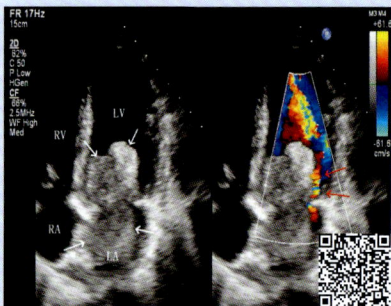

左心房内见一中等回声有蒂团块附着于房间隔卵圆窝处（白色箭头），舒
张期阻塞二尖瓣瓣口，在瘤体与瓣叶间可探及红色射流束（红色箭头）。
LV：左心室；LA：左心房；RA：右心房；RV：右心室。

图10-2-3 心尖四腔心切面一（动态）

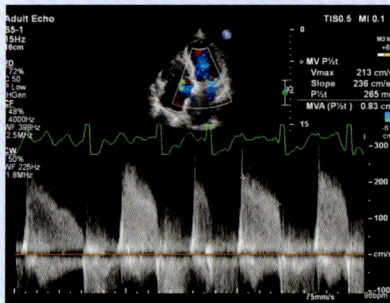

压力减半时间计算二尖瓣有效瓣口面积约0.8 cm²，瘤体致二尖瓣瓣口重度
梗阻。

图10-2-4 心尖四腔心切面二

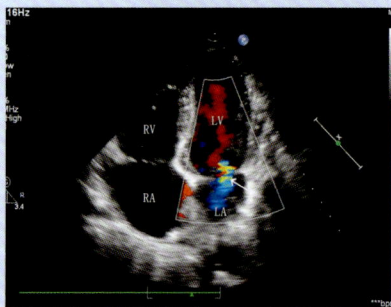

二尖瓣少-中等量反流（箭头）。LA：左心房；LV：左心室；RA：右心
房；RV：右心室。

图10-2-5 心尖四腔心切面三

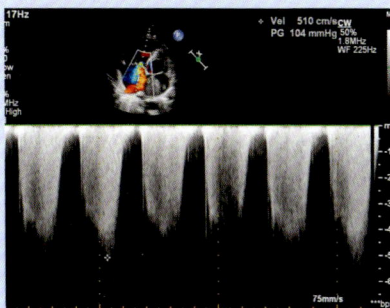

中等回声有蒂类圆形团块附着于房间隔中部，三尖瓣中等量反流，三尖瓣反流频谱峰值压差约104 mmHg。

图10-2-6　心尖四腔心切面四

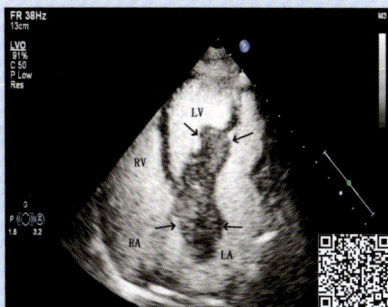

左心室心腔声学造影显示左心房内充盈缺损，其内可见中量造影剂灌注（箭头）。LV：左心室；LA：左心房；RA：右心房；RV：右心室。

图10-2-7　心尖四腔心切面五（动态）

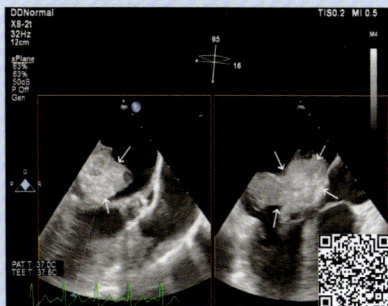

中等回声有蒂类圆形团块附着于房间隔中部，随心动周期往返于房室间（箭头）。

图10-2-8　经食管超声心动图（动态）

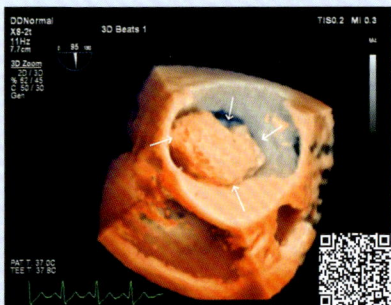

中等回声有蒂类圆形团块附着于房间隔中部，随心动周期往返于房室间（箭头）。

图10-2-9 经食管三维超声心动图（动态）

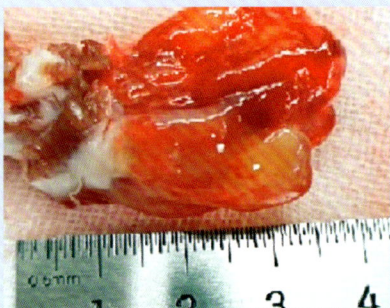

图10-2-10 黏液瘤手术标本

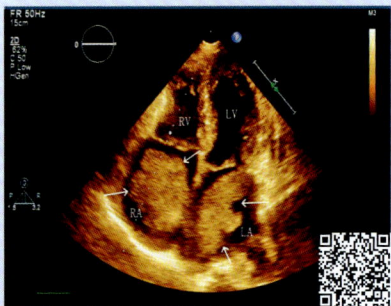

左心房、右心房内中等回声有蒂类圆形团块附着于房间隔中部（箭头）。
RA：右心房；RV：右心室；LA：左心房；LV：左心室。

图10-2-11 心尖四腔心切面六（动态）

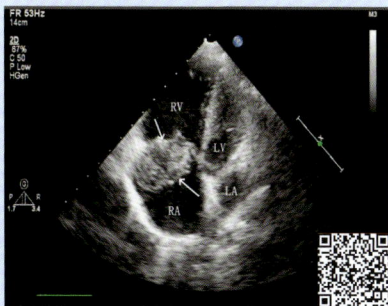

三尖瓣前叶右心房面探及中等回声团块附着，形态不规则，呈分叶状，活动度大，随心脏三尖瓣启闭进出右心房、右心室（箭头）。RA：右心房；RV：右心室；LA：左心房；LV：左心室。

图10-2-12 心尖四腔心切面七（动态）

二、其他心脏肿瘤

【相关切面声像图特点】

相关切面声像图见图10-2-13～图10-2-31。

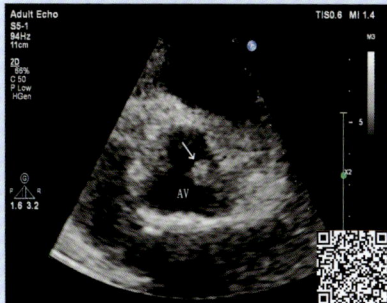

主动脉瓣左右冠瓣交界处中等回声团块附着，随瓣叶启闭活动（箭头）。AV：主动脉瓣。

图10-2-13 主动脉瓣乳头状弹力纤维瘤大动脉短轴切面（动态）

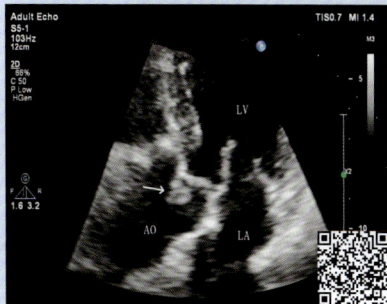

主动脉瓣左、右冠瓣交界处中等回声团块附着，随瓣叶启闭活动（箭头）。AO：主动脉；LA：左心房；LV：左心室。

图10-2-14 主动脉瓣乳头状弹力纤维瘤心尖五腔心切面（动态）

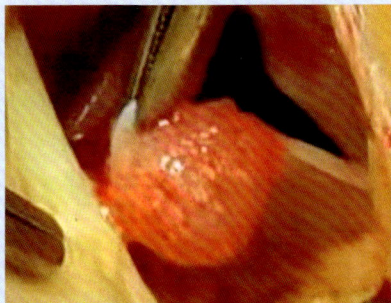

图10-2-15　主动脉瓣乳头状弹力纤维瘤手术标本

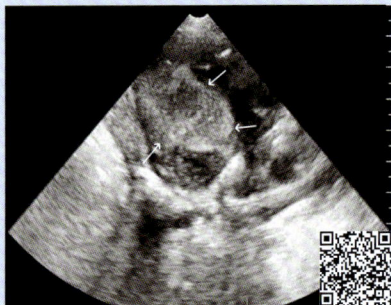

室间隔区域内异常稍强回声团块，向左、右心室膨出，无包膜，与室间隔分界不清（箭头）。

图10-2-16　室间隔纤维瘤（动态）

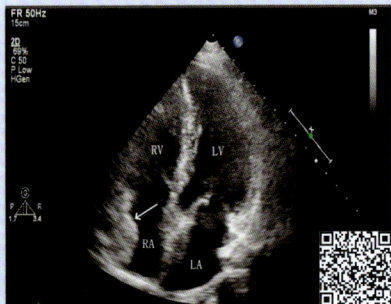

右心房壁稍强回声团块，与右心房壁分界不清，基底部较宽，活动度不大（箭头）。RA：右心房；RV：右心室；LA：左心房；LV：左心室。

图10-2-17　右心房脂肪瘤心尖四腔心切面（动态）

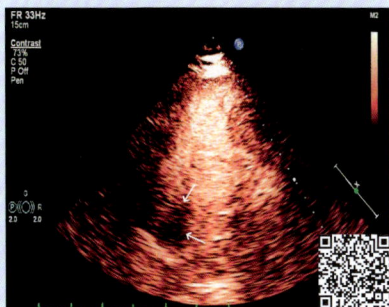

右心房内造影剂充盈缺损，其内少量造影剂灌注，提示良性病变的可能（箭头）。

图10-2-18 右心房脂肪瘤左心室心腔声学造影（动态）

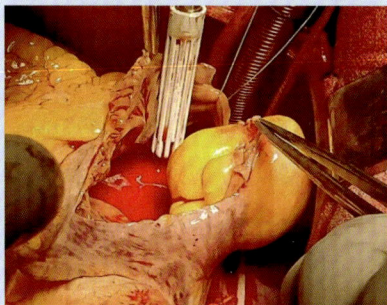

右心房壁见一黄色椭圆形包膜光滑完整的肿物。

图10-2-19 右心房脂肪瘤手术标本

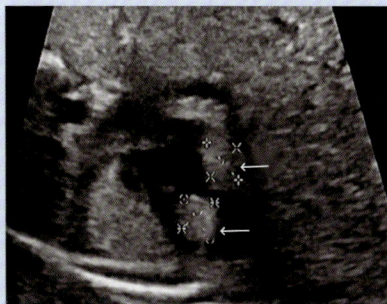

室间隔左心室面及左心室壁分别探及两个实性中等回声团块（箭头）。

图10-2-20 横纹肌瘤胎儿心脏超声

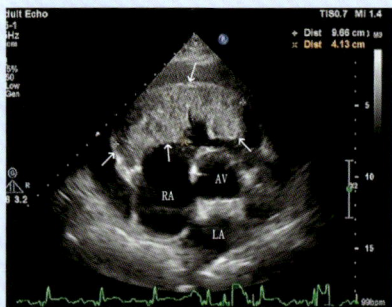

右心房、右心室、右室流出道内可见异常的不均质回声团块附着（箭头）。RA：右心房；LA：左心房；AV：主动脉瓣。

图10-2-21 恶性转移瘤

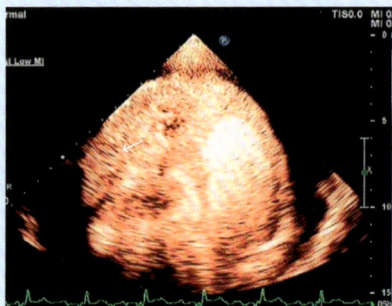

大动脉短轴切面右心房内异常回声团块内大量造影剂灌注，提示恶性病变可能（箭头）。

图10-2-22 恶性转移瘤左心室心腔声学造影

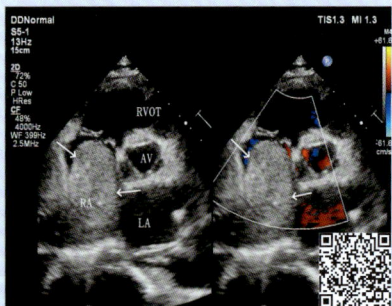

右心房探及类似椭圆形实质性团块，内部回声不均匀，基底较宽，附着于右心房顶及侧壁上，几乎固定不动（箭头）。RA：右心房；RVOT：右室流出道；LA：左心房；AV：主动脉瓣。

图10-2-23 恶性转移瘤大动脉短轴切面（动态）

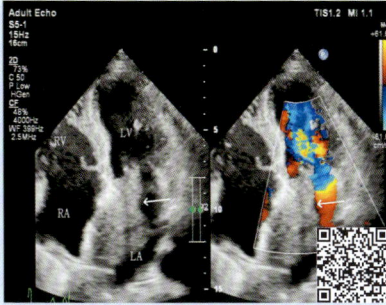

左心房内见一实质性回声团块，附着于房间隔及二尖瓣前叶左心房面，形态不规则、基底部较宽，部分团块随二尖瓣启闭活动（箭头）。RA：右心房；RV：右心室；LA：左心房；LV：左心室。

图10-2-24　未分化肉瘤伴大片出血心尖四腔心切面（动态）

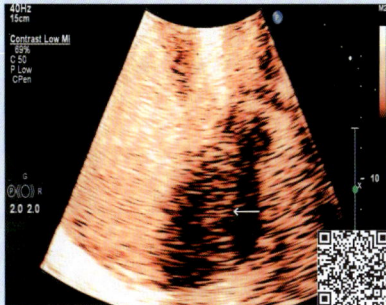

左心房内异常回声团块，其内可见较多造影剂灌注，提示恶性可能性大（箭头）。

图10-2-25　未分化肉瘤伴大片出血左心室声学造影（动态）

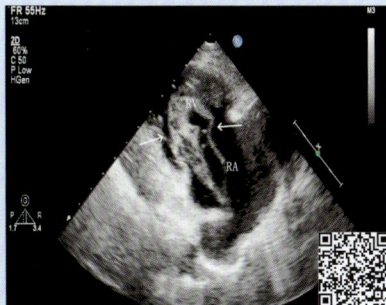

一较大囊袋样结构，随心脏舒缩活动，进入右室流入道，活动度大（箭头）。RA：右心房；RV：右心室。

图10-2-26　子宫内膜间质肉瘤右室流入道切面（动态）

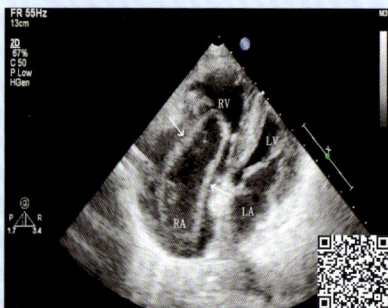

右心房内见一较大囊袋样结构,随心脏舒缩活动往返于右心房、室之间
(箭头)。RA:右心房;RV:右心室;LA:左心房;LV:左心室。

图10-2-27 子宫内膜间质肉瘤心尖四腔心切面(动态)

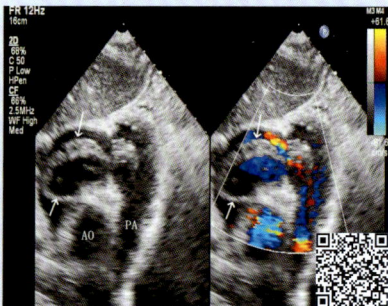

右心系统内一较大囊袋样结构,随心动周期往返活动(箭头)。AO:主
动脉;PA:肺动脉。

图10-2-28 子宫内膜间质肉瘤剑突下大动脉短轴切面(动态)

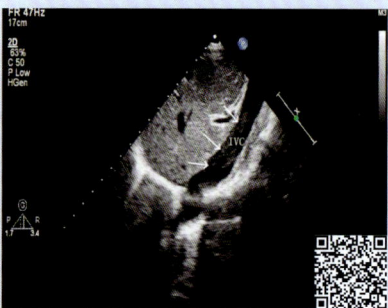

右心房内囊袋样结构向下腔静脉延伸(箭头)。IVC:下腔静脉。

图10-2-29 子宫内膜间质肉瘤剑突下切面(动态)

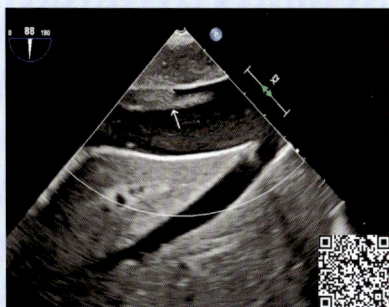

右心房内囊袋样结构向下腔静脉延伸（箭头）。

图10-2-30　子宫内膜间质肉瘤术中经食管超声心动图（动态）

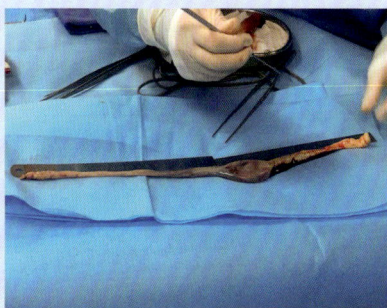

图10-2-31　子宫内膜间质肉瘤手术标本

【常见心脏肿瘤诊断要点】

（1）黏液瘤：是原发性心脏肿瘤中最常见的一种，外科手术数据显示占比高达78%。任何年龄均可发生，常见于30～60岁，男女比例无明显差异。散发性黏液瘤最为多见，心腔内常为单发，75%位于左心房，20%位于右心房，5%位于心室，通常源于卵圆窝或附近，少数起源于心房侧壁，常由蒂部连接。①多数左房黏液瘤通过一个粗而短的瘤蒂附着于房间隔左心房面的卵圆窝缘，少数则附着于左心房后壁、左心房顶、房间隔的下部甚至二尖瓣瓣叶上，附着于房间隔以外区域的黏液瘤，其基底较宽，常无瘤蒂存在；②右房黏液瘤一般较左房黏液瘤小，基底较宽，多附着于房间隔、心房壁，也有极个别附着于三尖瓣上；③心室黏液瘤则多附着于游离壁或室间隔上，有时浸润心肌。黏液瘤为良性肿瘤，但有潜在的恶性变异风险，多手术切除，少部分术后可复发。

（2）脂肪瘤：由成熟的脂肪细胞构成的一种原发性良性心脏肿瘤，发生率仅次于黏液瘤。可发生于心脏任何部位，最常见于左心室和右心房，也可见于心包下或心内膜下。超声下脂肪瘤大小不等，表面光滑，呈边界清晰、内部回声均匀的稍强或强回声团。通常为宽基底，故活动度小，一般无手术指征，但生长较大时可造成心脏受压、心腔内梗阻或瓣膜功能障碍。

（3）乳头状弹性纤维瘤：由内皮细胞构成的良性肿瘤，体积通常较小（10~20 mm），大多附着于瓣膜或瓣下结构（最常见于主动脉瓣，其次为二尖瓣），是最常见的瓣膜原发性肿瘤。80%~90%为单发性肿瘤，通常伴有较小的蒂，随心动周期摆动，瓣膜本身少有受损，形态可为圆形、分叶状、细长线样。常于临床意外发现，部分合并肥厚型心肌病，一般不会造成瓣膜梗阻，但是存在隐源性卒中及器官栓塞的潜在危险因素，因其为带蒂结构，手术易切除，很少复发。

（4）横纹肌瘤：是胎儿、幼儿、童年时期最常见的原发性心脏肿瘤，约占62%，多发性约占93%，其中50%以上的病例伴有结节性硬化症。由心肌细胞异常增生所致，常常为多发性结节状，可发生于室间隔、心外膜下、心房内，常向腔内生长，体积通常较大，肿瘤位于心室的流入道或者流出道时可造成心腔梗阻。超声心动图表现为肿瘤形态不定，轮廓清晰，边缘整齐，内部回声较强，分布均匀，肿瘤附着在室间隔上，使室间隔增厚并凸向流出道，导致流出道狭窄，肿块活动度较小，不随心动周期运动。

（5）纤维瘤：较为罕见，但是儿童第二常见的原发性心脏肿瘤。肿瘤包埋于心肌内，通常位于左、右心室游离壁或室间隔，偶见于右心房和房间隔。常为单发、实性、边界清晰的团块。纤维瘤质地坚硬，无包膜，肿瘤中央可发生钙化，瘤体一般较大，直径可达10 cm以上。纤维瘤的主要成分为增生的纤维组织，超声心动图表现与心室横纹肌瘤相似，二者不易鉴别，其共同点为心室纤维瘤和横纹肌瘤都不浸润心内膜、心肌和心外膜，故肿瘤的边界清晰，轮廓整齐，似有包膜。

（6）心脏平滑肌瘤：又称静脉内平滑肌瘤病的心脏转移，是一种罕见的组织学良性但生物学行为为恶性的肿瘤。好发于生育期及围绝经期妇女，多有子宫肌瘤病史或子宫肌瘤切除病史。

肿瘤组织首先侵犯子宫与卵巢静脉，然后经髂静脉进入上腔静脉，进而抵达右心房、右心室，甚至肺动脉，具有潜在致命性。肿瘤形态及临床表现缺乏特异性，多伴右下肢浮肿、肝大等下腔静脉阻塞综合征的表现。

（7）血管肉瘤：心脏血管肉瘤较常见，侵犯右心系统及心包，瘤体基底较宽，凸向心脏可阻塞三尖瓣瓣口或肺动脉瓣口，肿瘤内为大小、形态各异的小血管腔，有的血管腔内充满内皮细胞，使腔消失，所以血管肉瘤回声差异较大。管腔闭塞时回声增强，反之则回声减弱。

（8）转移性心脏肿瘤：人体各脏器的肿瘤均可向心脏转移，例如，肺肿瘤和支气管肿瘤可通过肺静脉转移入左心房，肾肿瘤及肝肿瘤可经下腔静脉转移入右心房，乳腺肿瘤和纵隔肿瘤可直接向心脏扩展。心脏转移性肿瘤的超声心动图表现为向心腔内凸起的肿块，形态不规整，边缘呈分叶状或菜花状，表面有结节状凸起，内部回声强弱不等，多数肿块的基底宽，而且呈浸润性、膨胀性生长，与心肌分界不清，柔顺性极差，无活动和形态改变，瘤体过大时心腔受压变形从而使腔室的大小发生改变。

【鉴别诊断】

（1）心腔内血栓与心脏黏液瘤：心腔内血栓的患者多有反复风湿活动、风湿性瓣膜病、心肌病、冠心病、心肌梗死、心房颤动等病史。血栓常附着于左心房底部、左心耳、左室心尖部或室壁瘤部，形态多不规则，基底宽，活动度小，表面尚平整，新鲜血栓呈低回声，机化的血栓回声较强，回声不均。心房黏液瘤一般无风湿活动病史，多有家族史，好发于左心房，其次为右心房，有蒂，多附着在房间隔上，基底部窄，回声较强，大部分游离在心腔内，活动度大，具有明显的运动规律，外形多为圆形或椭圆形，这一点与心房血栓有明显区别。

（2）房室瓣赘生物与房室瓣乳头状瘤：房室瓣赘生物多发生在有风湿性心脏病、感染性心内膜炎、先天性心脏病病史的患者身上。赘生物表现为瓣叶上大小不等的强回声团块，回声一般高于黏液瘤，与瓣叶附着紧密，活动度较小，但部分形体较大、结构疏松的赘生物亦有一定的活动度，此时超声心动图上很难与附着于瓣叶上的黏液瘤相鉴别。借助病史及临床表现可有一定的鉴别诊断价值。房室瓣乳头状瘤多发生于二尖瓣，瓣叶附着面较宽，有利于与瓣叶上的黏液瘤相鉴别。房室瓣上的黏液瘤较为疏松，有一短蒂与瓣叶相连，本身有一定活动度。

（3）心脏良性与恶性肿瘤：心脏良性与恶性肿瘤在超声心动图中一定程度上有较为特异的表现，超声上心脏良性肿瘤形态多规则，内部回声均匀，病灶基底窄，多有蒂，活动度较大，长径与基底直径之比多大于2，无浸润性，少数伴有心包积液。心脏恶性肿瘤则相反。不同性质的占位病变的血供丰富程度不同，声学造影可依据病灶内的造影增强程度评估病灶的血供情况，从而对病灶性质做出判断。恶性肿瘤细胞生长迅速，因此病灶内通常有丰富的新生血管为肿瘤细胞提供营养，且新生血管大多分布密集、管腔扩张，左心声学造影多表现为病变增强程度不低于邻近心肌，呈"高增强"。心脏良性肿瘤多为间质性肿瘤，其内的新生血管较为稀疏，左心声学造影多表现为病变增强程度低于邻近心肌，呈"低或中等增强"。左心声学造影为一项基于病变血管特征进行诊断的技术，是超声诊断心脏良恶性肿瘤的一种突破，但其诊断仍具有一定的局限性，因为并非所有的心脏恶性肿瘤均为富血供类型，心脏良性肿瘤也并非均为乏血供类型，因此诊断需结合磁共振成像或CT等其他影像学检查及生化检查等进行鉴别诊断，且最终确诊要做病理检查。

【病例报告书写】

1.左房黏液瘤

（1）超声描述：左心房内径增大，室间隔增厚，左心室壁运动尚可；主动脉内径正常，搏动尚可。左心房内可见一个椭圆形、内部回声均匀、活动度较大的回声团块，包膜完整，大小约6.4 cm×3.1 cm，有蒂与房间隔中下段相连，团块随心脏舒缩而进入左室流入道及左心房，瓣膜回声未见明显异常，二尖瓣活动受限，瓣口梗阻。频谱及彩色多普勒血流成像：舒张期左室流入道内可见五彩镶嵌血流束从团块边缘通过，峰值流速259 cm/s，压差减半时间法测量有效二尖瓣瓣口面积为0.8 cm^2；二尖瓣可探及反流血流信号。

（2）结论：左房黏液瘤形成致左室流入道中–重度梗阻，二尖瓣轻度关闭不全。

2.右心房恶性肿瘤

（1）超声描述：右心室、右心房内径增大，室间隔与左心室后壁无增厚，室间隔运动减弱。心包腔内右心房外侧可探及大小约5.3 cm×3.7 cm的稍强实质性回声团块，局部压迫右心房，右心房变形，相邻右心房壁欠光滑，其上探及多个低回声，活动度偏大，最大约0.9 cm×0.5 cm，心包腔内可探及宽约0.5 cm的液性暗区。各瓣膜回声、活动尚可。彩色多普勒血流成像显示心包腔内异常团块内部可探及较丰富的血流信号；三尖瓣可见少量反流血流信号。

（2）结论：①心包腔内右房外侧占位（性质待定，右心房壁受累）；②少量心包积液。

【要点与讨论】

（1）超声心动图是诊断心脏肿瘤最简便可靠的检查方法，二维超声检查可以直观地显示肿瘤的形态、大小、数目、附着部位、活动度、内部回声、有无蒂、有无心包积液、与周围组织的关系等。彩色多普勒超声能够评估肿瘤是否引起血流动力学变化，造成房室瓣口阻塞的程度等。左心学造影检查能够很好地评估肿瘤内部的血供情况，可提供更多定性信息，但也需要结合具体病例进行分析。经食管超声心动图则排除了肋骨和肺气的干扰，分辨力更高，能更加清晰地显示肿瘤，发现1~3 mm的小肿瘤。实时三维超声心动图可以动态地观察心脏结构，并获取任意平面的三维图像，为外科医师模拟术中所见的肿瘤与心脏的解剖结构关系提供了更多的空间信息，利于手术者选择最佳的手术方式和路径，但需注意的是应至少有两个切面在同一解剖部位均能显示肿瘤声像时才可明确诊断。

（2）在检查心脏占位时，检查医师要具备整体观与局部观，二者统一结合。不仅做到对心脏肿瘤局部细致的观察，而且需结合患者的相关病史、临床表现、好发年龄、可能转移途径及其他辅助检查如CT、造影等做出综合诊断，当鉴别困难时，可建议行心脏磁共振、核素显像检查，或直接行外科手术切除并送检组织病理。

（3）心脏黏液瘤是最常见的心脏良性肿瘤，超声医师应注意：①若发现心脏黏液瘤患者，特别是年轻患者、多心腔发病者，要注意检查有无其他部位黏液瘤的存在；②若发现左、右心房或多源性黏液瘤，要高度重视家族性发病的可能，必要时对患者的直系亲属进行超声检查；③对以脑梗死或肺栓塞病变为主诉就诊的年轻患者，除重视排查下肢静脉、心腔有无血栓外，还应警惕有无心脏黏液瘤的存在，减少黏液瘤动脉栓塞的并发症；④黏液瘤术后存在复发风险，应对术后的患者长期进行超声心动图追踪复查，观察有无复发。

（4）心脏原发恶性肿瘤远少于转移性心脏肿瘤，一般右心肿瘤向周围浸润，累及上、下腔静脉者，应首先考虑转移性肿瘤，此时往往属于恶性肿瘤晚期的表现，预后极差。

【思考题】

1.（单选题）以下关于心脏黏液瘤的说法，错误的是（　）。

A.大部分游离在心腔内，有蒂连接于房间隔、房壁或房室瓣上

B.M型超声可显示收缩期房室瓣口云团状回声消失

C.可引起左心房扩大，心功能减低

D.活动度大的瘤体常伴二尖瓣相对性狭窄

E.内部回声均匀

【答案解析】E

A.黏液瘤多发生于心腔的心内膜面，并向腔内生长，极少数见于心脏瓣膜和大血管。约75%位于左心房，并有蒂附着于房间隔、房壁或房室瓣上。

B.左心房黏液瘤M型超声表现为舒张期肿瘤脱垂至房室瓣口，在房室瓣口可观察到云团状回声，收缩期肿瘤摆回心房，云团状回声消失。

C、D.部分活动度大的黏液瘤可随心动周期在心腔内运动，导致房室瓣口相对狭窄，可引起心房扩大，心功能减低，彩色多普勒可用以评价瓣口阻塞和反流程度。

E.黏液瘤多呈圆形或椭圆形回声，轮廓清晰，大部分呈中等强度回声，内部回声不太均匀。

2.（多选题）以下关于心脏肿瘤的叙述，说法正确的是（　）。

A.心脏横纹肌肉瘤肿瘤回声高于心肌

B.心包肿瘤可伴有心包积液

C.乳头状瘤与赘生物鉴别诊断困难

D.心腔内活动度大的血栓与心脏内肿瘤无法区别

E.心脏平滑肌瘤多有子宫肌瘤病史

【答案解析】ABCE

A.心脏横纹肌瘤占心脏肿瘤的8%，仅次于黏液瘤，最常累及左心室。肿瘤位于心室壁或突入心腔内。超声常表现为瘤体附着部位心壁增厚，肿块边界清晰、规则，回声稍高、均匀。

B.恶性肿瘤累及心包时可出现心包积液。

C.乳头状瘤多累及心脏瓣膜，也可生长于其他部位的心内膜。体积较小，常通过较细的蒂连于瓣膜下游，即二尖瓣心房面或主动脉瓣心室面。超声心动图表现为回声均匀的圆形或椭圆形团块，表面呈乳头状，瘤体活动度较大，存在栓塞风险，与赘生物鉴别诊断困难，需结合有无感染性心内膜炎病史。

D.血栓受血流冲击大部分与壁脱离成为带蒂血栓时，与带蒂的心腔内黏液瘤鉴别点是生长或发生部位不同，边缘不光整，形态不规则，内部回声不均匀等。

E.心脏平滑肌瘤好发于生育期及围绝经期妇女，多有子宫肌瘤病史或子宫肌瘤切除病史。

3.（病例分析题）患者，女性，48岁，体检时发现心脏杂音。超声心动图显示左心房内探及一椭圆形略高回声团，有蒂附着于房间隔的卵圆窝附近，舒张期摆向二尖瓣瓣口，收缩期回到左心房，二尖瓣活动受限。频谱及彩色多普勒血流成像显示舒张期左室流入道内可见五彩镶嵌血流束从团块边缘通过，峰值流速174 cm/s，峰值跨瓣压差12 mmHg，压差减半时间法测量二尖瓣瓣口面积为1.9 cm^2。听诊可闻及第一心音亢进，心尖区舒张期附加音。

（1）（单选题）该患者可能的诊断为（ ）。

A.左心房血栓

B.二尖瓣关闭不全

C.二尖瓣狭窄

D.二尖瓣脱垂

E.左房黏液瘤

（2）（单选题）若患者无明显诱因出现1次晕厥，最可能的原因是（ ）。

A.舒张期黏液瘤进入二尖瓣瓣口

B.瘤体较大

C.脑梗死

D.左心房扩大

E.室壁运动异常

（3）（单选题）该患者的超声诊断要点不包括（　）。

A.瘤体大多数附着于卵圆窝边缘

B.二尖瓣前叶EF斜率增高

C.心底波群，左心房内强回声团收缩期出现或变大，舒张期消失或变小

D.二尖瓣瓣口波群，舒张期二尖瓣前叶与后叶间可见团块状反射，收缩期消失

E.附着部位低的黏液瘤对房室瓣口阻塞较重

【答案解析】（1）E；（2）A；（3）B

（1）左心房黏液瘤表现为中、低回声团块，形态随心动周期变化，有蒂附着于房间隔或左心房壁等其他心内结构上，舒张期移向房室瓣口，收缩期返回心房，可对房室瓣口造成不同程度梗阻。

（2）左心房黏液瘤患者常表现为头晕或体位性晕厥，是由于瘤体舒张期阻塞二尖瓣瓣口而致心排出量突然低下，出现一过性脑供血不足。

（3）黏液瘤M型超声表现：①二尖瓣瓣口波群，舒张期二尖瓣前叶与后叶间可见团块状反射，前叶EF斜率下降，收缩期瓣口团块状反射消失；②在心底波群中，左心房中有一强回声团反射，收缩期出现或变大，舒张期消失或变小。

4.（简答题）简述心脏良性、恶性肿瘤的分类及超声鉴别要点。

【答案解析】

（1）二维超声心动图：良性肿瘤多呈椭圆形、圆形或息肉状，边缘整齐，表面光滑，形态多规则，内部回声均匀，病灶基底窄，多有蒂，活动度较大，长径与基底直径之比多大于2，无浸润性，心内外膜回声保持完整、连续。少数伴有心包积液。恶性肿瘤形态多不规则，表面凸凹不平，分布不均匀，常伴有大小不同的出血性回声减弱区，边缘不清楚，分布不规律，侵犯心包时可伴有心包积液，可转移至周围组织。

（2）左心声学造影：根据心脏肿瘤血供丰富程度的不同进行分类。①恶性肿瘤生长迅速，病灶内通常有丰富的新生血管为

肿瘤细胞提供营养，因此左心声学造影病灶内多表现为高增强；②良性肿瘤多为间质性肿瘤，其内的新生血管较为稀疏，最常见的黏液瘤主要成分为酸性黏多糖构成的大量黏液样基质，而血管分布稀少，因此左心声学造影病灶多表现为中低增强。

（罗庆祎、李柯颖）

参考文献

[1] 中华医学会超声医学分会.超声心动图评估心脏收缩和舒张功能临床应用指南[J].中华超声影像学杂志，2020，29（6）：461-477.

[2] 丁云川，王庆慧.基层超声医师必读丛书.心脏超声解剖及临床应用手册[M].北京：科学技术文献出版社，2022.

[3] 樊朝美，安硕研.2017年英国超声心动图学会扩张型心肌病诊断和评估指南解读[J].中国循环杂志，2017，11（32）：139-144.

[4] 冯宇，计晓娟.马方综合征的诊断与治疗研究进展[J].局解手术学杂志，2020，29（2）：158-161.

[5] 甘玲，高云华，刘伟超，等.经食管超声心动图与心肌超声造影在心脏黏液瘤中的临床价值[J].中国临床医学影像杂志，2018，29（6）：409-412.

[6] 何秉贤.高血压和高血压性心脏病[J].中华高血压杂志，2010，18（12）：1101-1102.

[7] 胡盛寿.阜外心血管外科手册[M].1版.北京：人民卫生出版社，2006.

[8] 胡玉美，黄进，张华民，等.经食管及经胸超声心动图对风湿性心脏病左心房及左心耳血栓的诊断价值[J].中国心血管病杂志，2002，7（4）：292.

[9] 姜玉新，张运.超声医学[M].2版.北京：人民卫生出版社，2016.

[10] 李冬蓓，张洪彬，宫春颖，等.超声心动图对左房黏液瘤与左房活动性血栓的鉴别诊断[J].中国超声诊断杂志，2002，3（10）：742-743.

[11] 李治安.临床超声影像学[M].北京：人民卫生出版社，2002.

[12] 李治安.经食管超声心动图学[M].北京：人民卫生出版社，1997.

[13] 刘延玲，吕秀章.超声心动图诊断思维解析[M].北京：科学出版社，2010.

[14] 刘延玲，熊鉴然.临床超声心动图学[M].4版.北京：科学出版社，2022.

[15] 刘延玲，熊鉴然.临床超声心动图学[M].3版.北京：科学出版社，2014.

[16] 欧洲心血管影像学会.人工心脏瓣膜的影像学评价指南[J].姚桂华，刘艳，等译.中华超声影像学杂志，2017，26（3）：185-227.

[17] 逢坤静.临床超声心动图手册[M].1版.北京：科学出版社，2020.

[18] 隋桂玲，袁国珍，王少春，等.冠状静脉窦间隔缺损的超声心动

图特征与诊断价值[J].中国临床医学影像杂志，2020，31（2）：137-138.

[19] 王纯正，徐智章.超声诊断学[M].北京：人民卫生出版社，2013.

[20] 王新房，谢明星.超声心动图学[M].5版.北京：人民卫生出版社，2016.

[21] 王新房.超声心动图学[M].4版.北京：人民卫生出版社，2009.

[22] HARVEY F，WILIAM F A，THOMAS.菲根鲍姆超声心动图学[M].6版.王志斌，译.北京：人民卫生出版社，2009.

[23] 王自力，谢良地.左心室心肌质量的测量[J].中华高血压杂志，2008，16（4）：370-373.

[24] 文丹，黄磊.高血压患者左室不同构型的特点[J].湖南医科大学学报，2003，28（6）：623-626.

[25] 夏稻子，王瑛.超声牛眼图诊断在不同心脏疾病中的应用[J].大连医科大学学报，2018，40（1）：1-7.

[26] 闫鹏.超声心动图学指南[M].北京：人民卫生出版社，2000.

[27] 杨好意.心超笔记（第一辑）[M].北京：科学出版社，2017.

[28] 杨慧慧.超声造影诊断心脏占位性病变的价值评估[J].影像研究与医学应用，2017，1（17）：88.

[29] 杨书婷，罗芳.马方综合征的最新诊疗进展[J].中国当代儿科杂志，2022，24（7）：826-831.

[30] 杨娅，房芳，李嵘娟，等.超声掌中宝：心血管系统[M].北京：科学技术文献出版社，2017.

[31] 杨娅.超声心动图临床疑难病例解析[M].北京：科学技术文献出版社，2007.

[32] 叶艳艳，刘燕娜，盛旋德.右冠窦瘤破入右室流出道直至肺动脉瓣口1例[J].中国超声医学杂志，2013，29（5）：477.

[33] 游慧萍，胡勇军，刘子琴，等.A型主动脉壁间血肿并内膜撕脱1例[J].医学影像学杂志，2023，33（8）：1532.

[34] 俞波，张婷，刘振华，等.马方综合征患者妊娠并发主动脉夹层的诊断和治疗策略[J].中国体外循环杂志，2021，19（3）：188-192.

[35] 张海波，李守军.先天性心脏病外科治疗中国专家共识（十一）：主动脉缩窄与主动脉弓中断[J].中国胸心血管外科临床杂志，2020，27（11）.

[36] 张梅，张运，尹立雪.超声心动图评估心脏收缩和舒张功能临床应用指南[J].中华超声影像学杂志，2020，29（6）：461-477.

[37] 郑慕白，郭文彬.超声心动图综合解析与诊断[M].2版.北京：科

学技术文献出版社，2008.

[38] 舒先红.二维斑点追踪超声心动图心肌纵向应变规范化检查中国专家共识[J].中华超声影像学杂志，2023，32（4）：277-287.

[39] 中国超声医学工程学会超声心动图专委会.先天性右室双出口解剖分型超声心动图诊断规范专家共识[J].中国超声医学杂志，2022，38（7）：721-729.

[40] 中国医师协会心血管外科医师分会.经胸微创室间隔缺损封堵术中国专家共识[J].中华胸心血管外科杂志，2011，27（9）：516-518.

[41] 中华医学会超声医学分会超声心动图学组，中国医师协会心血管内科分会超声心动图委员会.超声心动图诊断心肌病临床应用指南[J].中华超声影像学杂志，2020，29（10）：829-845.

[42] 中华医学会超声医学分会妇产超声学组.胎儿主动脉缩窄超声检查中国专家共识（2022版）[J].中华超声影像学杂志，2022，31（3）：203-207.

[43] 中华医学会心血管病学分会心力衰竭学组.转甲状腺素蛋白心脏淀粉样变诊断与治疗专家共识[J].中华心血管病杂志，2021，49（4）：324-332.

[44] 中华医学会心血管病学分会心血管影像学组，北京医学会心血管病学会影像学组.中国成人心脏瓣膜病超声心动图规范化检查专家共识[J].中国循环杂志，2021，36（2）：109-125.

[45] 周旲，符伟国.Stanford B型主动脉夹层诊断和治疗中国专家共识（2022版）[J].中国实用外科杂志，2022，42（4）：370-379，387.

[46] 周永昌，郭万学.超声医学[M].6版.北京：人民军医出版社，2011.

[47] 朱天刚，靳文英，张梅，等.心脏超声增强剂临床应用规范专家共识[J].中华医学超声杂志：2019，16（10）：731-734.

[48] 朱振辉.超声心动图评估主动脉瓣狭窄：2017年EACVI/ASE临床建议更新解读[J].中国循环杂志，2017，32（z2）：173-178.

[49] BAUMGARTNER H，FALK V，BAX JJ，et al. 2017 ESC/EACTS Guidelines for the management of valvular heart disease[J]. Eur Heart J. 2017；38（36）：2739-2791.

[50] BELLA J N，WACHTELL K，PALMIERI V，et al. Relation of left ventricular geometry and function to systemic hemodynamics in hyperlension；The LIFE Study[J].J Hypertens，2001，19（1）：

127-134.

[51] AMANO J，KONO T，WADA Y，et al. Cardiac myxoma：its origin and tumor characteristics[J]. Ann Thorac Cardiovasc Surg，2003，9（4）：215-221.

[52] JARVIS S，NELSON-PIERCY C. Cardiac diseases complicating pregnancy[J]. Anaesth Intensive Care Med，2010，11（8）：305-309.

[53] BAUMGARTNER H，HUNG J，BERMEJO J，et al. Echocardiographic assessment of valve stenosis：EAE/ASE recommendations for clinical practice[J].Eur J Echocardiogr，2009，10（1）：1-25.

[54] BUCK T，BÖSCHE L，PLICHT B. Echtzeit-3-D-Echokardiographie zur Schweregradbeurteilung von Herzklappenvitien：Einfluss auf aktuelle Leitlinien [Real-time 3D echocardiography for estimation of severity in valvular heart disease：Impact on current guidelines] [J]. Herz，2017，42（3）：241-254.

[55] BULLUCK H，MAESTRINI V，ROSMINI S，et al. Myocardial T1 mapping[J].Circ J，2015，79：487-494.

[56] HAN X，ZHU W. Evaluation of myocardial perfusion and systolic function in patients with coronary heart disease by myocardial contrast echocardiography and 2-dimensional speckle tracking imaging[J]. Zhong Nan Da，2021，46（11）：1233-1240.

[57] FRAGAKIS N，GIAZITZOGLOU E，KATRITSIS DG. A case of coronary-cameral fistulae involving all three major coronary arteries[J]. Circulation，2015，131（12）：e380-e381.

[58] GANAU A，DEVEREUX R B，ROMAN M J，et al. Patterns of left ventricular hypertrophy and geometric remodeling in essential hypertension [J]. J Am Coll Cardiol，1992，19（7）：1550-1558.

[59] GOUDAR S P，SHAH S S，SHIRALI G S. Echocardiography of coarctation of the aorta，aortic arch hypoplasia，and arch interruption：strategies for evaluation of the aortic arch[J]. Cardiol Young，2016，26（8）：1553-1562.

[60] HAUDE M. Management of valvular heart disease：ESC/EACTS guidelines 2017[J]. Herz.2017，42（8）：715-720.

[61] HUYNH K T，TRUONG V T，NGO T N M，et al. The clinical characteristics of coronary artery fistula anomalies in children and

adults：a 24-year experience[J]. Congenit Heart Dis，2019，14
（5）：772-777.

[62] KADAPPU K K，THOMAS L.Tissue Doppler imaging in
echocardiography：value and limitations[J]. Heart Lung Circ，
2015，24（3）：224-233.

[63] LANCELLOTTI P，TRIBOUILLOY C，HAGENDORFF A，
et al.European Association of Echocardiography recommendations
for the assessment of valvular regurgitation. Part 1：aortic and
pulmonary regurgitation （native valve disease）[J]. Eur J
Echocardiogr，2010，11（3）：223-44.

[64] ISSELBACHER E M，PREVENTZA O，HAMILTON BLACK J，
et al. 2022 ACC/AHA guideline for the diagnosis and management of
aortic disease：A report of the American Heart Association/American
College of Cardiology Joint Committee on Clinical Practice
Guidelines[J]. The Journal of thoracic and cardiovascular surgery，
2023，166（5）：e182-e331.

[65] NISHIMURA R A，OTTO C M，BONOW R O，et al.2017 AHA/
ACC Focused Update of the 2014 AHA/ACC Guideline for the
Management of Patients With Valvular?Heart Disease：A Report
of the American College of Cardiology/American Heart Association
Task Force on Clinical Practice Guidelines[J]. J Am Coll Cardiol，
2017，70（2）：252-289.

[66] PANDIAN N G，KIM J K，ARIAS-GODINEZ J A，et al.
Recommendations for the Use of Echocardiography in the Evaluation
of Rheumatic Heart Disease：A Report from the American Society
of Echocardiography[J]. J Am Soc Echocardiogr. 2023，36（1）：
3-28.

[67] POTERUCHA T J，KOCHAV JONATHAN，O'Connor Daniel
S，etal. Cardiac Tumors：Clinical Presentation，Diagnosis，and
Management [J] .Curr Treat Options Oncol，2019，20：66.

[68] TURVEY L，AUGUSTINE D，ROBINSON S，et al. Transthoracic
echocardiography of hypertrophic cardiomyopathy in adults：a
practical guideline from the British Society of Echocardiography[J].
Echo Res Pract，2021，8（1）：G61-G68.

[69] WU Q，JIN Y，ZHOU L，et al. A dissecting aneurysm of
interventricular septum resulting from congenital coronary artery

fistula[J]. J Clin Ultrasound，2019，47（1）：55-58.

[70] XIE J J，LI H，SUN L W，et al. Evaluation of unroofed coronary sinus syndrome using cardiovascular CT angiography：an observation study [J]. AJR Am J Roentgenol，2018，211（2）：314-320.